ألف سـؤال وجـواب

في علم الأعشاب

تأليـــف

أ.د. جابر بن سالم القحطاني

WWW. djaber. info

العبيكان
Obeikan

ⓒ مكتبة العبيكان، ١٤٢٩هـ

فهرسة مكتبة الملك فهد الوطنية أثناء النشر

القحطاني، جابر سالم

ألف سؤال وجواب في علم الأعشاب./ جابر سالم القحطاني. - الرياض، ١٤٢٩هـ

٨٤٣ ص؛ ٥,٦١ * ٤٢ سم.

١ـ النباتات الطبية ٢. الطب البديل أ. العنوان

ديوي ٥٨١,٦٣٤ ٢٤٥ / ١٤٢٩

رقم الإيداع: ٢٤٥ / ١٤٢٩

الطبعة الأولى

١٤٢٩هـ / ٢٠٠٨م

الناشر العبيكان Obeikan للنشر

الرياض - شارع العليا العام - جنوب برج المملكة

هاتف ٢٩٣٧٥٧٤ - ٢٩٣٧٥٨١/ فاكس ٢٩٣٧٥٨٨

ص.ب ٦٧٦٢٢ الرمز ١١٥١٧

التوزيع: مكتبة العبيكان Obeikan

الرياض - العليا - تقاطع طريق الملك فهد مع العروبة

هاتف ٤١٦٠٠١٨ - ٤٦٥٤٤٢٤/ فاكس ٤٦٥٠١٢٩

ص.ب ٦٢٨٠٧ الرمز ١١٥٩٥

بسم الله الرحمن الرحيم

الإهداء

إلى

زوجتي الغالية

أم عمرو

المحتوى

مقدمة

على مر أكثر من عشر سنوات، وأسئلة لا تحصى ترد إلي من مختلف الفئات،ومن مختلف البلدان حول معرفة الأمراض وعلاجها،سواء بالمواد الكيميائية المشيدة أو بالمشتقات النباتية والحيوانية والمعدنية. أسئلة من الرجال والنساء والمراهقين. أسئلة تهتم بالغذاء كداء ودواء. وأخرى تهتم بمزيلات السموم من جسم الإنسان، وجمال المرأة، والنحافة، والسمنة، ودوران الدم، وأمراض الصدر، والمشكلات النسائية، والجلدية، والهضمية، ومشكلات الجنس والتناسل، وكذلك مشكلات الجهاز النفسي والعقلي، والفيروسات، ومشكلات الغدد، ومشكلات الجهاز العضلي والعصبي، ومشكلات الجهاز التنفسي، ومشكلات الجهاز العظمي والمفاصل، وأمراض الأطفال، وأمراض الجهاز البولي، وأمراض السرطان، وأمراض ضغط الدم والكولسترول، والدهون الثلاثية، وتكسر صفيحات الدم، وسكر البول، وخلاف ذلك، وأسئلة كثيرة متناثرة حول تعريف بعض الأعشاب. وعدد كبير عن الوصفات العشبية المقننة وغير المقنن. ونظراً لأهمية هذه الأسئلة وشموليتها، فقد كان الهدف من تأليف هذا الكتاب هو جمع هذه الأسئلة وأجوبتها في كتاب شامل؛ لتكون بمنزلة مرجع لمن أراد أن يبحث عن أي معلومة حول صحة الإنسان للرجوع إليه.

أرجو الله أن ينفع به، وأن يوفقنا والقراء الكرام إلى سواء السبيل.

المؤلف

أ. د. جابر بن سالم القحطاني

أستاذ علم العقاقير

رئيس لجنة تسجيل الأدوية العشبية والمستحضرات الصحية

وعضو الهيئة الاستشارية الدائمة للمركز الوطني

للطب البديل والتكاملي بوزارة الصحة

المشكلات النسائية

١ - ما هي أفضل مدرات الحليب، والتي لا تؤثر على صحة المرأة المرضع؟

• أفضل المدرات للحليب من أصل طبيعي هي الحلبة، فهي مدرة للحليب وغير مضرة بصحة المرأة ويمكن استخدامها سفاً على هيئة مسحوق بمتوسط ملء ملعقة متوسطة ثلاث مرات في اليوم ويشرب بعدها كوب حليب أو ماء ويمكن إضافة المسحوق إلى ملء كوب ماء أو حليب وتحريكه جيداً وشربه أو يمكن إضافة الحلبة إلى ملء كوب ماء وتركها مغطاة لمدة اثنتي عشرة ساعة ثم تحريكها وشربها. والمشكلة في الحلبة رائحتها التي تظهر مع العرق وخاصة في الصيف عندما يشتد الحر ويظهر العرق.

٢ - هل هناك أعشاب تشد المهبل وتقلل الرطوبة الزائدة لدى المرأة؟

• نبات «عباءة السيدة» يضيق المهبل ويقلل رطوبته، وذلك بأخذ ملء ملعقة متوسطة من مسحوق النبات، تنقع في كوب ماء مغلي لمدة ١٥ دقيقة ثم تصفى وتشرب بمعدل ثلاث مرات يوميا ولمدة شهر.

٣ - هل الرشاد والمحلب يقومان بشد المهبل وتقليل الرطوبة إذا أخذت أكلاً؟

• نعم، ولكن يجب عدم الإكثار من الرشاد، ويمكن استخدام المحلب وحده.

٤ - هناك أعشاب وتحاميل (كبو) بخور نسائي تبيعها امرأة، فهل هناك طريقة لمعرفة هذه الأعشاب؟

• أنصح بعدم استخدامها على الإطلاق، نظرا لخطورتها.

٥ - سيدة متزوجة ولديها أطفال وتسأل فيما إذا كان بإمكانها الغسل بالعفص يومياً؟

• بإمكانها الغسل بالعفص مرة واحدة فقط يومياً.

٦ - أعاني من التهابات مهبلية، هل هناك أعشاب لهذه الالتهابات؟

• يجب أن تعرضي نفسك على إخصائي، وفيما يتعلق بالأعشاب التي تستعمل للالتهابات المهبلية فيمكن استعمال أوراق وأزهار أكليل الجبل، وذلك بأخذ ملعقة صغيرة من مسحوق النبات وإضافتها إلى ملء كوب من الماء المغلي وتحريكها جيداً ثم تصفيتها، ويغسل المهبل على هيئة «دُش» مهبلي مرة واحدة في اليوم، أو يمكن أن يُستخدم

بديلا لذلك لحاء البلوط أو الأوراق الطازجة للكرفس. ولا يستخدم الدش المهبلي للفتيات البكارى.

٧ - ما هي أحسن عشبة للإفرازات المهبلية البيضاء؟

- استعمال مغلي أزهار البابونج الدافئ غسولاً على شكل دش مهبلي عقب الاستيقاظ من النوم صباحاً، وأخرى قبل النوم. والطريقة أخذ أربع ملاعق كبيرة من أزهار البابونج الذي يباع لدى العطارين وتوضع في حوالي كوبين ماء ثم توضع في قدر على النار حتى يغلي، ثم يزاح من فوق النار ويترك ١٠ دقائق ثم يصفى ويعمل منه دش مهبلي، ولا يستعمل ذلك للبنت البكر.

٨ - أعاني من إفرازات مهبلية، وقد استعملت أدوية كثيرة، ولكنها لم تُجدِ، فهل هناك ما يوقف مثل هذه السوائل؟

- نعم هناك حل لهذه المشكلة وهو أخذ ١٠٠ جرام من بذور البقدونس ويضاف إلى لتر ماء ويوضع على النار ويترك يغلي لمدة ١٥ دقيقة ثم يصفى بواسطة قطعة قماش خفيفة أو شاش ويستعمل فاتراً بشكل حقنة مهبلية مرة واحدة إلى مرتين في اليوم ويستمر فعل ذلك حتى تتوقف السوائل ولا تستعمل هذه الحقنة لغير المتزوجات من البكارى، كما يمكن أخذ قبضة اليد من أوراق اليوكالبتوس، وتضاف إلى لتر ماء ويوضع على النار لمدة عشر دقائق ثم يصفى ويستعمل فاتراً كدش مهبلي مرة واحدة كل يوم ويكرر حتى الشفاء، هذه الوصفة لا تستخدم لمن لم يسبق لها الزواج.

٩ - هل المطهرات النسائية التي تستخدمها النساء في الوضوء للالتهابات لها أضرار؟

- أنصح بعدم المغالاة في استخدام تلك المطهرات، ويجب مراجعة المختص لمعرفة سبب تلك الالتهابات.

١٠ - ما هي أفضل الأعشاب التي تستخدمها المرأة في النفاس؟

- إذا كان المقصود بعد الولادة، أي بعد الوضع فهناك أعشاب جيدة للمرأة وهي في الوقت نفسه مدرة للحليب ومن أهمها قشر البن الذي يباع في أغلب الأماكن التي تبيع القهوة، وهو يحمص ويعمل تماماً كما تعمل القهوة ويشرب منه ما بين كوبين إلى ثلاثة أكواب بعد كل وجبة. ويمكن استخدام السنوت (الشمر) فهو يزيل

المغص ويزيل الغازات وملطف، ويعمل كما يعمل الشاي، مقدار ملعقة كبيرة لملء كوب ماء مغلي. والحلبة جيدة جداً، حيث تنقع ملء ملعقة كبيرة في ملء كوب ماء عادي لمدة ثماني ساعات، ثم يحرك المزيج ويشرب مرة واحدة في اليوم ويفضل ذلك عند النوم.

١١ - يوجد لدى العطارين أعشاب المردود للنفساء، فهل هي جيدة؟

- المردود الذي يباع لدى العطارين من أخطر المواد على النفاس، وقد لا تظهر الأعراض إلا بعد شهور وربما سنوات، فعلى النفساء تجنب مثل هذا النوع من الأعشاب.

١٢ - امرأة حامل في شهرين وصرفت لها الطبيبة حمض الفوليك، وتقول: هل منه ضرر وما فائدته للجنين؟

- حمض الفوليك مهم جداً للطفل، حيث يحد من عدوى الأنابيب العصبية للطفل ويحد من سنسنة العمود الفقري، كما أنه مضاد لفقر الدم (الأنيميا) ولذلك فهو يساعد في تكون الدم لدى الطفل، وحمض الفوليك عبارة عن فيتامين وهو أحد فيتامينات «ب» المركبة ويعرف بفيتامين B٩، وعليه يجب استخدامه تحت إرشادات الطبيب وليس له ضرر.

١٣ - هل قهوة الشعير الموجودة في الأسواق مضرة بالحمل؟ وهل هي مفيدة عموماً؟

- القهوة المحضرة من الشعير مفيدة، وليس لها ضرر على الحمل، ولكن أنصحك بشراء شعير جيد من الذين يبيعون الغلال وهو خاص بالأكل وتقومين أنت بتحميصه، حتى يصير بنياً ثم تستعملينه كما تستعمل القهوة؛ لأن الشعير المحمص الجاهز لا تدرين عن نوعيته، فقد يكون من الشعير الذي يعطى للأغنام.

١٤ - هل شرب الشاي الأخضر يؤثر على الحامل والجنين؟

- الشاي الأخضر لا يؤثر على الحامل، ولا على الجنين لكن في حدود الشرب المعقول مثلاً ثلاثة إلى أربعة أكواب في اليوم هذا يكفي.

١٥ - ما الأعشاب التي تساعد على إزالة الأملاح من الجسم في أثناء الحمل، دون التأثير على الأم والجنين؟

- الأعشاب التي تساعد على إزالة الأملاح من الجسم هي السفرجل (ثماره الناضجة) تؤكل كما يؤكل التفاح وكذلك التمر.

١٦ - هل الهرمونات التي تعطى للنساء فيما بعد سن اليأس مضرة؟ حيث إن دراسة أمريكية حذرت من هذه الهرمونات. فهل هذا صحيح أم لا؟

• نعم ما قيل وما كتب في الجرائد صحيح وموثق علميا.

١٧ - ما سبب النزيف البسيط بعد انتهاء الدورة الشهرية؟ وهل هناك أدوية عشبية توقف هذا النزيف؟

• النزيف في غير أوقات الحيض قد يكون علامات لسرطان الرحم، أما النزيف بعد العادة الشهرية، فربما كان سببه التهابات ومن هذه الالتهابات الحمى الروماتزمية أو اضطراب في الغدد الصماء وهذه المؤشرات تسبب كثرة أو غزارة الحيض والعلاج لمثل حالتك هو أن تأخذي أجزاء متساوية من مسحوق قشور الرمان ومسحوق العفص، ثم تمزجيهما مزجاً جيداً وبعد ذلك تعجنينهما بعصير أوراق الريحان الطازج؛ حتى يكون عجينة رخوة متجانسة ثم تلفين قطعة نظيفة جداً من الشاش على شكل الأصبع وتغمسينها في العجينة؛ حتى تتشبع تماماً ثم تدخلينها على هيئة لبوس مهبلي مرة في الصباح وأخرى في المساء والمدة الزمنية لبقائها في المهبل ساعة كاملة.

بالإضافة إلى ذلك استعملي مغلي السحلب،وذلك بأخذ ملعقتي شاي من مسحوق السحلب ووضعهما في كأس ثم يصب عليه الماء المغلي ويحرك جيداً ثم يشرب مرة واحدة عند النوم، بالإضافة لذلك اشربي بين الوجبات الثلاث مغلي البابونج،وذلك بأخذ ملعقة كبيرة من أزهار البابونج وإضافتها إلى ملء كوب ماء مغلي وتغطيته لمدة عشر دقائق ثم يصفى ويشرب بمعدل ثلاث مرات في اليوم بين الوجبات.

١٨ - زوجتي تريد استعمال خلطة بعد الولادة، تتكون من الزعتر والمرمية والرشاد والمرة والشب وإكليل الجبل، حيث تخلط جميعاً وتسفها سفاً بمعدل ملعقة صغيرة ثلاث مرات في اليوم ولمدة أربعين يوماً. فهل هذه الخلطة آمنة أم لا؟

• لم تذكر فيما إذا كانت زوجتك تعاني من أي مشكلات هضمية، ولماذا تستخدم هذه الخلطة؟ وعلى أي حال هذه الخلطة بها بعض المواد الجيدة للجهاز الهضمي، ولكن يمكن أن الهدف من استخدامها ليس لهذا الغرض ولكن لأغراض نسائية أخرى وأنصحها بعدم استخدامها بأي حال من الأحوال ويمكن أن يستعمل عوضاً عنها السنوت أو اليانسون كمضاد لمغص الولادة. وكذلك يمكن استعمال قشر القهوة كمشروب يومي بدلاً عن الشاي أو القهوة، فهو جيد لصحتها وكذلك لإدرار الحليب.

١٩ - ابنتي كانت حاملاً في الشهر الثالث، ونصحتها إحدى الجارات باستخدام وصفة عشبية غير معروف محتوياتها، وذلك من أجل تثبيت المشيمة على ما تقول وعند استخدام تلك الخلطة أسقطت مولودها في اليوم نفسه الذي استخدمت فيه الوصفة، وكانت تنتظر هذا المولود حيث كان أول مولود لها بعد ٨ سنوات من الزواج. رجاء انصح النساء بعدم استخدام هذه الوصفة، وما مكوناتها؟

- لا علم لي بمكونات الوصفة؛ لأنني لم أرها وأما استخدام الأدوية العشبية للمرأة الحامل والمرضع على حد سواء ففيه خطورة كبيرة على المرأة المستخدمة لها، حيث إن كثيراً من الوصفات العشبية تسبب الإجهاض، وعليه فإنني أكرر النصح بعدم استخدام أي وصفة عشبية في أثناء مدة الحمل وعليها مراجعة المختص. وإذا كانت المرأة الحامل لا تعاني من أي مشكلات فلماذا تستخدم مثل هذه الوصفات. كما أنني أنصح بعدم الانصياع إلى نصائح الأقارب والجيران والأصدقاء باستعمال أي دواء كيميائي أو عشبي؛ لأن الذي يصلح لفلان قد لا يصلح لآخر، وفيه خطورة كبيرة على صحتكم.

٢٠ - سيدة تقول العادة الشهرية لديها غير منتظمة وفي كل شهر تأتي في موعد مختلف وهي تتعذب وتسأل فيما إذا كانت هناك عشبة تنظم العادة؟

- يجب استشارة الطبيبة لمعرفة السبب. ويوجد عشبة تحت اسم (عشبة النساء الزرقاء) وتعرف علمياً باسم Blue Cohosh وهي تستعمل كمضادة للتشنج وتنظم الحيض ويمكن وجودها في محلات الأغذية التكميلية، وقد تكون من أفضل الأدوية العشبية في هذا الصدد بإذن الله تعالى. كما يمكن استخدام الحلبة العادية بأخذ ملعقة سفاً أو خلطها مع كوب حليب أو ماء وشربها مرة واحدة في اليوم.

٢١ - سيدة تحمل وولادتها دائماً بعملية قيصرية. فهل هناك حل؟

- لا يوجد حل آخر واستشاريو النساء والولادة هم الأعرف.

٢٢ - هل الشبه والعشرق عندما تستعملها الأم المرضع تؤثر على الرضيع؟

- ليس لهذه المواد تأثير على الرضيع، ولكن لها تأثير على الجنين إذا كانت الأم تستعملها وهي حامل. أما الرضيع، فلا ضرر بإذن الله.

٢٣ - ماهي الأعشاب التي يمكن استخدامها لسن اليأس؟

- أفضل شيء هو الشيح حيث يؤخذ مقدار ملعقة كبيرة وتوضع في ملء كوب ماء مغلي وتترك لمدة عشر دقائق ثم يُصفى ويُشرب مرتين في اليوم.كما يجب الإكثار من الأصناف الآتية، وهي: الموز والمشمش والجزر والكرز والكستناء والبلح والملفوف والتين والبندق والتفاح والبرتقال.

٢٤ - هل شرب الشاي الأخضر يؤثر على مفعول حبوب الحمل بالنسبة للمرأة؟

- شرب الشاي الأخضر لا يؤثر على مفعول حبوب الحمل.

٢٥ - زوجتي حامل في الشهر السابع، وعندها ألم شديد في الظهر، ومغص شديد باستمرار مع نزول إفرازات بنية ولقد نصحتها الدكتورة المشرفة عليها بالتنويم، فهل هذا صحيح وضروري؟

- ما قالته الدكتورة صحيح ١٠٠٪ فاتبعوا إرشاداتها ونصائحها، متمنياً لها الصحة والولادة المتيسرة بإذن الله.

٢٦ - بنت تبلغ من العمر ١٨ سنة، وتعاني من ألم شديد عند حدوث الدورة الشهرية ابتداء من بدايتها حتى نهايتها وتقول: إن الدورة غير منتظمة وسؤالها: هل الدورة غير المنتظمة أمر طبيعي، وهل يوجد علاج لهذه الحالة؟

- يجب مراجعة إخصائية نساء وهذا مهم جداً من أجل معرفة سبب عدم انتظام الدورة، أما فيما يتعلق بالآلام المصاحبة للدورة، فهو يحدث لدى معظم البنات ويوجد له علاج مثل أقراص بسكوبان التي تباع في الصيدليات ومن الأعشاب الزنجبيل، حيث يؤخذ من مسحوقه ملعقة صغيرة وتوضع في كوب ماء مغلي ويترك لمدة عشر دقائق ثم يشرب، وكذلك أوراق نبات توت العليق، حيث يؤخذ من مسحوق الأوراق ملعقة صغيرة وتوضع في ملء كوب ماء مغلي وتترك لمدة عشر دقائق ثم تصفى وتشرب، هاتان الوصفتان جيدتان لإزالة المغص.كما أنه يوجد مستحضر عشبي يباع لدى محلات الأغذية الصحية والتكميلية يعرف باسم كافا كافا (KAVA KAVA) وعليه طريقة الاستعمال.

٢٧ - ماهي الأعشاب الضرورية بعد الولادة التي تشد البطن وتنظف البطن؟

- التمر والسنوت وقشر القهوة والمحلب.

٢٨ - هل القرفة تنظف البطن والمرة تشد البطن؟

- لا يوجد في المراجع العلمية ما يثبت أن القرفة تنظف البطن والمرة تشد البطن، ولكن القرفة جيدة لإزالة غازات المعدة ومهضمة والمرة مطهرة.

٢٩ - كيف تستعمل الأرطا والعفص وقشور سيقان الطلح، حيث إن هذه المواد تستعمل بعد الولادة للتضييق؟

- بالنسبة للأرطا والعفص، فهي تؤخذ على هيئة غسول يؤخذ حفنة اليد وتغلى مع كوبين من الماء لمدة ٥ دقائق ثم تبرد وتصفى ويغسل بها الفرج بمعدل مرتين في اليوم صباحاً ومساء، أما بالنسبة لقشور الطلح فتتبخرين بها بخوراً، تضعينها فوق الجمر ثم تبخرين الفرج بها بمعدل مرتين في اليوم وتبدئين العمل بهذه الوصفات بعد الولادة بأسبوعين.

٣٠ - أنا حامل في الشهر الثالث ولدي حصوة في الكلية اليسرى، وقد نصحت باستخدام بذور الخلة فهل لها مضار؟ وما طريقة استعمالها؟

- لا أنصحك باستخدام أي دواء عشبي خلال مدة الحمل وبعد الولادة يمكنك استخدام بذور الخلة الطبية لتوسيع الحالب من أجل إنزال الحصوة والحقيقة أنه يجب استعمال عشب آخر مهم جداً مع بذرة الخلة؛ لتكون الفاعلية مأمونة، فعليك بعد الولادة استخدام مغلي بذور الخلة الطبية مع أوراق البوكو بكميات متساوية وتستعمل بمعدل ثلاث مرات يوميا.

٣١ - ما هو الغذاء الذي يجب أن تتناوله الحامل خلال مدة الحمل من الشهر الأول حتى التاسع؟

- أفضل غذاء هو الإكثار من الخضروات والفواكه والأسماك والبقوليات بأنواعها والحليب والتقليل من النشويات والسكريات، كما يفضل أكل بعض ثمرات من التمر يومياً وفي الأشهر الأولى من الحمل يجب تناول حديد مع حمض الفوليك وفيتامين «ج» ويمكن استشارة الطبيب في استعمال بعض من مستحضرات الكالسيوم وقبل الشهر التاسع يفضل الإكثار من أكل التمر للحامل التي لا تعاني من مرض السكر.

٣٢ -زوجتي وهي حامل تأكل الحبة السوداء بشراهة فهل من ضرر؟وما أضرار الحبة السوداء وفوائدها وحدود استخدامها؟

- عملت دراسات علمية على الحبة السوداء، ووجد أن الجرعة الفعالة هي الجرعة الصغيرة جداً أي حوالي ٧ حبات مرة واحدة في اليوم تؤخذ مع ملعقة عسل طبيعي وتلاك بالأسنان ثم تبلع مرة واحدة على الريق. وهي مقوية لجهاز المناعة ومرض الربو. وحبة البركة منشطة للرحم وقد تسقط المرأة حملها إذا تمادت في استخدام الحبة السوداء.

٣٣ - ا تأثير المرة والحبة السوداء والرشاد على المرأة الحامل؟

- لا أنصح باستخدام المرة والحبة السوداء والرشاد من قبل المرأة الحامل، وبالأخص في الأشهر الأولى من الحمل، حيث إن هذه الخلطة تنشط الرحم ويمكن استخدامها في المراحل الأخيرة من الحمل.

٣٤ - سائلة تقول: إنها حامل وتعاني من حساسية خارجية في الجلد عبارة عن حكة واحمرار وانتفاخ وتسأل فيما إذا كان بالإمكان استعمال زيت حبة البركة، وهل له أضرار سواء إذا شرب أو إذا استخدم خارجياً؟

- من ناحية الحساسية فيجب معرفة الأسباب، فقد تكون نتيجة تعاطي طعام ما، أو نتيجة حساسية ضد الغبار أو حبوب اللقاح أو القش أو ربما إذا كنت تعانين من ارتفاع في سكر الدم أو بعض الالتهابات الكبدية، ولذلك لا أنصح بأي شيء يستعمل داخلياً وأنت حامل، وأما من ناحية زيت حبة البركة فأنصحك باستخدامه خارجياً إن كان على هيئة مرهم أو كريم.

٣٥ - ائلة تقول: أريد شيئاً لتخفيف آلام الدورة الشهرية، كما تقول: هل الأدوية التي تؤخذ لتقديم الدورة الشهرية عن موعدها ضار أم لا؟

- يمكنك استعمال مفروم البقدونس، وذلك بأخذ ملعقة كبيرة من مفروم البقدونس المغسول والمنظف جيداً ووضعه في كوب ثم يصب عليه الماء المغلي ويقلب جيداً ويغطى لمدة عشر دقائق، ثم يشرب بمعدل مرتين في اليوم، وذلك لتخفيف آلام الحيض. كما يمكن استخدام أزهار الأذريون، حيث يؤخذ ملء ملعقة صغيرة من

الأزهار الجافة وتغمر في ملء كوب ماء مغلي ويترك حتى يبرد ثم يؤخذ منه ملء ملعقة أكل كل ساعتين حتى ينتهي. وتوجد أقراص صغيرة من أصل نباتي تباع في الصيدليات اسمها بسكوبان، وهي مضادة لمغص العادة الشهرية.

٣٦ - ل الأدوية التي تؤخذ لتقديم الدورة الشهرية عن موعدها ضارة؟
- بالنسبة للأدوية التي تقدم الدورة الشهرية عن ميعادها، فمن الأفضل التأكد من ذلك لدى الإخصائية. وأنا لا أنصح باستخدامها.

٣٧ - سيدة تبلغ من العمر ٤٢ سنة وتشكو من ارتفاع في هرمون الحليب بشكل كبير، فهل هناك علاج بالأعشاب؟
- أفضل الأعشاب المرمية، حيث تحتوي على مركب الثيوجون المولد للإستروجين وهو المسؤول جزئياً عن تأثير المرمية الهرموني، لاسيما في خفض إنتاج حليب الثدي والطريقة أن تؤخذ ملء ملعقة من أوراق المرمية وتوضع في ملء كوب ماء سبق غليه ثم يترك لمدة عشر دقائق ثم يصفى ويشرب ثلاث مرات في اليوم.

٣٨ - سيدة تسأل فيما إذا كان بإمكانها استخدام الفاليريان، حيث إنها تعاني من الاكتئاب؟ وهل هو يؤثر على الرضيع، حيث إنها ترضع مولودها؟
- بإمكانك استخدام الفاليريان، فهو آمن ولا خوف على الطفل منه.

٣٩ - ا الفرق بين استخدام الحلبة العادية وحلبة الخيل للنفساء؟ وأيهما أفضل للجسم وهل تؤكل وهل هناك أعشاب مقوية؟
- الفرق بين الحلبة العادية وحلبة الخيل أنهما يختلفان في النوع والمحتويات والتأثير وأنصح بعدم استخدام حلبة الخيل؛ لأنها توصف لحالات مخصصة للظهر وليست غذائية ويجب عدم استخدامها من قبل النفساء، أما الحلبة العادية فهي غذائية ودوائية حيث تستخدم كمقوية وكمسمنة ومدرة للحليب ومخفضة للسكر ومخفضة للضغط وجيدة للقولون وقد قيل في الحلبة (لو علم الناس بما في الفريكة (الحلبة) من فوائد لا شتروها بوزنها ذهباً)، والحلبة العادية تؤكل إما مطبوخة أو منقوعة مع ماء لمدة ساعة ثم تحرك مع الماء وتشرب أو تؤخذ على هيئة سفوف ويشرب بعدها ماء أو حليب خفيف الدسم ويوجد من الحلبة مستحضر يباع في محلات التغذية الصحية التكميلية ويوجد من الحلبة حلبة منبتة تباع في الأسواق الكبيرة. أما من ناحية الأعشاب المقوية فجميع الحبوب والخضار والفواكه مقوية.

٤٠ - عاني من التصاق في المبايض، وقد ذهبت إلى معالج شعبي صاحب عطارة في الرياض وأعطاني علاجاً عبارة عن خليط من مساحيق لاحظت فيه طعم الحلبة ورائحتها وقال: استخدميه لمدة شهر واستخدمته فعلاً، لكن بعد عشرة أيام من استخدامه ظهر على جسمي طفح بلون أحمر يتحول بعد ذلك إلى حبوب تفرز ماءً وأعاني من الحكة الشديدة، لقد توقفت عن استعمال هذه الخلطة، والسؤال: هل يمكن أن يكون هذا الطفح الجلدي من جراء هذه الخلطة برجاء الإفادة وماذا أعمل؟

• لا أدري لماذا الذهاب إلى أناس ليس لديهم أي أساس من العلم وكيف بهذا العطار معرفة المبايض وأمراض المبايض، بالإضافة إلى الخلطة العشبية التي صرفها لك؟ من حضرها ومن أشرف عليها؟ إنه هو، وهو يجهل التداخلات الكيميائية، فقد يحدث عند خلط هذه الأعشاب تكوّن مركبات جديدة قد يكون لها أضرار خطيرة، وعليه حصل ما حصل لديك، أرجو الذهاب إلى استشاري أمراض جلدية فهو الذي لديه علاج الطفح الذي حصل لديك، أما فيما يتعلق بالمبايض فيجب مراجعة استشاري متخصص في هذا المجال وأرجو أن يكون هذا درساً لك بعدم الذهاب إلى المشعوذين.

٤١ - يدة تعاني من اضطراب في الدورة الشهرية، وقد راجعت عدة عيادات وصرف لها كثير من الأدوية وبدون فائدة وتسأل فيما إذا كان هناك دواء عشبي لعلها تجد فيه الحل؟

• هل راجعت مستشفيات أم مستوصفات؛ لأنني لا أثق ببعض المستوصفات، حيث إن بعضاً من الأطباء فيها غير متخصصين، ولذلك أنصحك بالفحص لدى استشاريين في مستشفى حكومي أو في أحد المستشفيات الكبيرة الخاصة، وأنا أنصح باستخدام عشب تحت اسم Black Cohosh وهو يباع في محلات الأغذية التكميلية، وهو مفيد لحالتك.

٤٢ - سيدة تقول: إنها تستخدم أعشاب العودة إلى الطب البديل والتداوي بالأعشاب مثل أعشاب ابن النفيس للدورة الشهرية ومردود النفاس وتقول: هل هذه الوصفات سليمة أم لا؟

- أي وصفة عشبية لا تحمل المكونات التي تتكون منها هذه الوصفة ولا تحمل نسبة المادة الفعالة من كل مكون عشبي لهذه الوصفة ولا تحمل تحذيرات بالنسبة للحوامل والمرضعات والأطفال الصغار وتاريخ الصنع وانتهاء الصلاحية ولا تحمل رقم تسجيل وزارة الصحة السعودية باطلة ولا تصلح للاستخدام الآدمي، وقد تسبب تلفاً للكبد أو فشلاً كلوياً أو العقم أو تلف البنكرياس وخلاف ذلك، فأنصحك بعدم استخدام مثل هذه الوصفات غير المقننة.

٤٣ - سيدة تقول: إنه توجد معالجة شعبية تقول: إنها تستطيع فك التصاقات المبايض، وأي مشكلات تعوق الحمل، وذلك بواسطة التدليك وتقول: إنها درست في ألمانيا ولديها شهادة، فهل تعرف عن مدى صحة ما قالته؟ وهل الطريقة التي تستخدمها لتدليك السيدات صحيحة أم لا؟، مع العلم أنها تأخذ مبالغ باهظة من النساء اللاتي يراجعنها.

- لا أعرف أن هناك متخصصة في التدليك حاصلة على شهادة من ألمانيا، ولو كان الأمر كذلك لعرفت عن طريق وزارة الصحة التي تمنح تصاريح بممارسة مثل هذه المهنة، ويبدو أن كل من لم يجد عملاً، فإنه يقتحم مهنة المعالجة ويقوم بالترويج لها، حتى تجد أو يجد له قاعدة صلبة من المرضى وينتشر صيته وهو في الحقيقة جاهل في أمور التطبيب وكثير منهم يدعي أن لديه شهادة من هنا أو هناك وقد كثر عدد هؤلاء المعالجين من رجال ونساء، إن المعالجة بالتدليك وخاصة لدى النساء تحتاج إلى خبرة ومهارة ودراسة جيدة، حيث إن عدم فهم أسلوب التدليك ربما يسبب مشكلة للمريضة، وبالتالي تتكون لديها عاهة مستديمة في المبايض فاحذروا، واذهبوا إلى الاستشاريين والاستشاريات، وهم خير من يقوم بعلاج التصاقات المبايض.

٤٤ - لدي بنت في الثامنة عشرة من عمرها ولم تأتها الدورة الشهرية، فما السبب؟ وهل هناك أدوية عشبية لعلاج حالتها؟ الأطباء يقولون: سوف تأتيها العادة، وسوف تنتظم بعد الزواج، فهل هذا صحيح؟

• هناك سبب لعدم مجيء الدورة لابنتك وهو أن أي خلل في الغدة النخامية يمكن أن يؤثر على الغدة الدرقية وهذا فعلاً يسبب عدم خروج الدورة الشهرية وسؤالي هل ابنتك تعاني من أي مشكلات في الغدة الدرقية أو الغدة النخامية، فإذا عرف السبب عرف العلاج، ولا أستطيع أن أنصحك باستخدام أي دواء عشبي لا بنتك إلا بعد التحليل، أما من يقول: إن العادة سوف تنتظم بعد الزواج، فلربما كان ذلك صحيحاً إذا لم يكن السبب من مشكلات مرضية في الغدة الدرقية أو النخامية.

٤٥ - هل هناك ضرر من استخدام مسحوق الشب الأبيض كغسول مهبلي ومانع للحمل مرة في الأسبوع؟

• أنصح بعدم استخدام الشب كغسول؛ لأن له أعراضاً جانبية.

٤٦ - ما رأيك في عشبة كف مريم للتحريض على الولادة؟ كما نرجو الإفادة عن بعض الأعشاب الأخرى التي تساعد على الولادة.

• عشبة كف مريم هي من النباتات الوطنية التي تستخدم لتسهيل الولادة، وهي مأمونة جداً وهي على هيئة كف اليد والتي تسمى كف العذراء أو يد فاطمه. وتؤخذ في حالة عسر الولادة فقط وتستعمل عند الشعور بالطلق، حيث تسحق نصف حبة واحدة وتنقع في ملء كوب ماء بارد لمدة ٤ ساعات، ثم يصفى ويشرب الماء مرة واحدة فقط. أما الأعشاب الأخرى التي تساعد على الولادة، فهي توت العليق وعنب الحجال.

٤٧ - سيدة تقول عن إحدى صديقاتها نصحتها، بعد أن اشتكت لها من معاناتها في عدم الإنجاب بالذهاب إلى طبيبة شعبية في جنوب الرياض، فذهبت إليها ووجدت عيادة في فيلا ومنظمة مثلها مثل أي عيادة طبية وتعمل في هذه العيادة امرأة تدعي أنها درست الطب البديل وعمرها حوالي ٣٠ سنة ويعمل معها خمس شابات سعوديات وسؤالي: هل هذه العيادة مصرح لها من وزارة الصحة السعودية أم لا؟

* لقد تطور الاحتيال على المرضى وليست هذه المعالجة الوحيدة التي تقول: إنها حصلت على شهادة في الطب البديل، والتي تدعي أنها صيدلانية وغيرهن الكثير ممن امتهن المعالجة ومعالجة جنوب الرياض لا يوجد لديها أي ترخيص، فوزارة الصحة لم تمنح إلى حد هذه الساعة أي ترخيص لأي طبيب أو طبيبة يحمل شهادة في الطب البديل وإذا كنت ترغبين في مزيد من المعلومات عن هؤلاء المعالجين الشعبيين، فاذهبي إلى شعبة الطب البديل بوزارة الصحة وستجدين الإجابة الشافية وأحب أن أنصحك والنصح أيضاً موجه إلى المواطنين والمقيمين بمراجعة المستشفيات المقننة والمصرح لها بمعالجة المرضى والقادرة على تشخيص المرض وصرف العلاج المناسب.

٤٨ - ل يوجد علاج لوقف النـزيف الغزير في الدورة الشهرية؟

* لوقف النزيف الغزير في الدورة يمكن أخذ ملء ملعقة من مسحوق السحلب وتضاف إلى ملء كوب ماء أو حليب ساخن وتحريكها جيدا وشربها مثل الشاي ليلا قبل النوم.

٤٩ - سيدة تقول: إنها ذهبت إلى المعالج الشعبي محمد الهاشمي في عيادته في العين في الإمارات، حيث إنها تعاني من الإجهاض المتكرر وقد أخذ منها ٢٠٠٠ ريال وأعطاها عدة خلطات واستعملتها وقالت: إنها سببت لها حرقاناً شديداً وألماً في البطن وتسأل ماذا تفعل؟

* لقد صدر قرار وزارة الصحة بشأن أدوية الهاشمي ونشر هذا القرار في جميع الصحف السعودية، وهو عدم استخدام أدوية الهاشمي؛ لأنها مغشوشة وغير مقننة ولا ينطبق عليها أي معيار من معايير قانونية الدواء، وقد حدث ما حدث لك وأرجو عدم استخدامها

٥٠ - ا هو علاج الإجهاض المتكرر؟

* أرجو عند الحمل أن يكثر من أكل السفرجل، فهو من الأمور الجيدة لتثبيت الحمل.

٥١ - ناك معالجة شعبية تقوم بتحضير خلطات تساعدها في ذلك خادمتها وهذه الخلطات جميعها خاصة بأمراض العقم ومشكلات المبايض والأرحام وعليها إقبال منقطع النظير وأسعار هذه الخلطات لا تقل عن ألف ريال. ويبدو أن هذه المعالجة لا تعرف حتى القراءة.. وسؤالي: ألا يوجد في الدولة

نظام لهذه الممارسات الخطيرة لاسيما أنني أعرف إحدى صديقاتي التي استخدمت إحدى وصفات هذه المعالجة لتكيسات المبيض وبعد مدة استؤصل المبيض لظهور أورام عليه. والسؤال الثاني:هل يمكن لمثل هذه المرأة الأمية معرفة الأشياء الدقيقة الخاصة بمشكلات المرأة؟

• لا يوجد نظام معين تجاه مثل هذه الممارسات والمسؤولين عن الصحة تاركون الحبل على الغارب لمن أراد أن يعالج، وليست هذه المعالجة الوحيدة في الرياض فهناك الكثيرات من أشكالها وهناك مئات منهن في مختلف أحياء الرياض وجميعهن دجالات.. ولكن الأمل كبير في هيئة الغذاء والدواء السعودية التي بدأت عملها ولو أنني أشك في استطاعتها تغيير ما أفسده الدهر. وليس هناك أي حماية للمريض من مثل هؤلاء العابثين بصحة المواطن.

٥٢ - هناك معالجة شعبية في أحد أحياء الرياض يذهب إليها كثير من الشابات اللاتي لم يتزوجن وقد علمت من مصدر موثوق أن هذه المعالجة تصرف علاجاً لإعادة غشاء البكارة، فهل يوجد فعلاً أدوية عشبية يمكن استخدامها لرد غشاء البكارة؟

• هناك امرأة وزوجها في الولايات المتحدة الأمريكية قد أعلنا عن طريق الإنترنت قبل مدة أن لديهما وصفة لرد غشاء البكارة، ووصفة لتطويل الرجل القصير ليصبح طويلاً وذكرا في الإنترنت أنهما يرغبان بوكيل أو وكيلة لبيع هذه الوصفات وهي دجل في دجل ويمكن أن هذه المعالجة أخذت منهم حق الامتياز وتلعب على البنات. حسبنا الله ونعم الوكيل، لا يوجد شيء يرد غشاء البكارة ولا يوجد شيء لتطويل الرجل القصير ليصبح طويلاً، هذا في الحقيقة نصب واحتيال والمعالجة الشعبية أكثر نصباً واحتيالا، لأنها تنصب على أبناء جلدتها ويجب أن تبلغي عنها؛ لأن في ذلك خطورة كبيرة، حسبنا الله ونعم الوكيل.

٥٣ - هل توجد أعشاب لجمود اللبن في الثدي؟

• نعم يوجد علاج لتجمد اللبن في الثدي، وذلك باستخدام بذور السمسم، حيث تدق وتخلط بسمن بقري ويضمد به الثدي المنعقد فيه اللبن فيحلله، كما يمكن أن يذاب شمع يطلى به على الثدي ضماداً، فإنه ينفع في عدم تجمد اللبن في الثدي.

٥٤ - هناك أعشاب مكونة من خلطة تستخدمها المرأة بعد النفاس، وتتكون من حلبة وحبة سوداء ورشاد وكمون ويانسون وماش وكزبرة وعشبة الحواتج الموجودة لدى العطارين، حيث تخلط هذه المواد بمقادير متساوية ماعدا الرشاد فيكون أقل ويضاف لها سكر نبات وتطحن وتوضع على المرق بعد نضجه وعلى الأكل عامة مثل المرقوق ويؤخذ أيضاً منها ملعقة على كأس حليب كل صباح وقبل النوم. فهل لها أضرار؟

- المواد التي ذكرت أعلاه بالإضافة إلى عشبة الحواتج تكمن خطورتها على الطفل الذي سيرضع من حليب الأم، حيث إن هذه المواد سوف تفرز مع الحليب ويتعاطاها الطفل الرضيع، وهنا يكمن الخطر، ولذا أنصح بعدم استخدامها إطلاقاً.

٥٥ - ناك عند العطار أعشاب خاصة للنفساء تدعي ((الحواتج الحلالة)) وهذه الخلطة مكونه من عدة أعشاب. هل تقرون هذه الخلطة وهل لها أضرار جانبية؟ وإذا كنتم لا تقرونها فما هو الشيء المفيد بعد الولادة؟

- الخلطات التي تسمى المردود أو الحواتج الحلالة والتي تباع لدى العطارين هي من أخطر الأشياء على المرأة بعد الولادة وخطيرة على الرضيع، ولذا يجب عدم استخدامها. والشيء المفيد بعد الولادة التغذية الجيدة والإكثار من التمر وشرب قشر القهوة وكذلك الحلبة والشمر ولا أنصح بغير ذلك، فالحلبة وقشر القهوة يدران الحليب للطفل والشمر طارد للغازات.

٥٦ - نا سيدة أبلغ من العمر ٣٠ عاماً ولدي طفل واحد عمره ٤ سنوات، وأعاني من تذبذب في هرمون الحليب وضعف شديد جداً في المبايض. وذكر لي أن المرمية منشطة. إذا كانت كذلك فكيف أستعملها مع ملاحظة أنني لا أحب طعمها ولكن إذا كان فيها منفعة لي فسوف أشربها؛ لأنني أريد إنجاب طفل آخر.

- يمكنك استخدام ملعقة صغيرة من المرمية مع ملعقة صغيرة من الحلبة ووضعها على ملء كوب ماء مغلي وتترك لمدة ١٥ دقيقة ثم تصفى وتشرب بمعدل مرة واحدة في اليوم، ولمدة ٢٠ يوماً فقط.

٥٧ - أريد استعمال أعشاب خاصة للمرأة تؤخذ بعد الولادة، وهي موجودة عند جميع العطارات وتسمى (المردود) أو (اللهوم) وأنا لا أعرف إن كانت ضارة أو نافعة. وهل تضر المولود، خصوصاً أنه يرضع طبيعيًا؟ وما هي المكونات الموجودة فيها؟

• المردود أو اللهوم الموجود لدى محلات العطارة التي تباع للنفساء من أخطر المواد على المرأة بعد الولادة وعلى رضيعها، فأنصحك بعدم استخدامها إطلاقاً.

٥٨ - أنا سيدة عمري ٤٣عاما ولدي ٦ أطفال كلهم بعمليات قيصرية. وبعد الطفل السادس عملت ربطاً للأنابيب؛ لأنه بعد إنجابي للطفل الخامس بسنة تقريباً(أي قبل الربط) أي منذ عشر سنوات تقريباً حصلت لي لخبطة في الدورة الشهرية.. وذلك بدل أن تأتيني ٦ أيام فقط على عادتي أصبحت كل شهر، وحتى الآن تأتيني ٦ أو٧ أيام ثم تتوقف ساعات أو ليلة تقريباً ثم تنزل من جديد بكمية أقل لمدة أسبوع آخر أو أكثر بقليل أو أقل، مع العلم أن الدورة تأتيني في وقتها من كل شهر غالبا. وخلال هذه المدة عالجت نفسي كثيراً وعملت فحوصات كثيرة، ولكن دون جدوى وكلها سليمة.. ومنذ ٥ أو ٦ سنوات أصبحت في بدايتها تنزل نزفا شديداً ولمدة ٣ أيام ثم ٣ أيام بصورة عادية ثم أسبوع آخر كما ذكرت. ومنذ أربعين يوما ذهبت للاستشارية النسائية وأخبرتني أنه لابد من عمل عملية تنظيف للرحم وأخذ عينة لتحليلها، ومن ثم أخذ العلاج المناسب، وعملت العملية ولكن نتيجة الفحوصات سليمة. وقالت لي الدكتورة: إن ذلك قد يكون ناتجاً عن ضعف عضلات الرحم من العمليات القيصرية.. وأعطتني هرموناً لتنظيم الدورة ولتخفيف النزيف ولكن دون فائدة، دورتي كما هي وكأني لم أفعل شيئاً.. بل إن النزيف في المرة الأخيرة ازداد عليّ مع وجود مغص شديد في البطن وألم في الظهر ماذا أفعل؟

• يمكنك استخدام ملء ملعقة من مسحوق السحلب على ملء كوب حليب ساخن وتُحرّك وتُشرب كما يشرب الشاي مرتين في اليوم.

٥٩ - هل التمارين الرياضية الخاصة بشد عضلات البطن تفيدني في تقوية عضلات الرحم؟

- نعم تفيدك.

٦٠ - ل (كوب حبة سوداء + ملعقة رشاد) مفيد في مدة النفاس، وفي الصباح تؤكل مع التمر والرشاد؟

- لا أنصحك باستعمال ما ذكرتِ،ولكن يمكن استعمال سبع حبات من الحبة السوداء مع ملعقة عسل وتمضغ جيدا ثم تبلع ويمكن أكل التمر يوميا وملعقة واحدة من الرشاد يوميا.

٦١ - ا فائدة منقوع الأرطاء للنفاس وكيف يستعمل؟

- مسحوق الأرطاء مقبض، وقد سبق ذكر استعماله.

٦٢ - ل منقوع الزعتر يفتح الرحم؟ وكيف طريقة استخدامه؟

- منقوع الزعتر لا يفتح الرحم.

٦٣ - لدي مشكلة عدم انتظام الدورة الشهرية، وقد راجعت طبيبة نسائية وبعد عمل التحاليل اللازمة والأشعة الصوتية أخبرتني أني أعاني من ارتفاع بسيط في نسبة هرمون الحليب ووصفت لي دواء استخدمته لمدة شهر تقريباً ومن خلال الأشعة اتضح أن لدي كيس ماء فوق المبيض الأيمن وأليافاً حول الرحم وأخبرتني بضرورة عمل جراحة سريعة لإزالة ذلك، ولكني خائفة من وقتها إلى الآن، خاصة أني لست متزوجة. أتمنى أن تساعدني بعد الله في هذه المشكلة.

- إذا كانت العملية ليست من خلال فتحة الفرج فتوكلي على الله واعمليها.

٦٤ - سيدة تقول: إن امرأة نصحتها باستخدام خلطة بعد الولادة لتحسين جسمها وتقول: أخذت هذه الخلطة التي هي على هيئة مجمع مواد عشبية مسحوقة، وطريقة الاستخدام السف مع شرب قليل من الماء بعد تناولها. وبعد أربعة أيام بالضبط شعرت بالحصر، أي أنها لم تستطع الذهاب إلى

الحمام لإخراج الماء كالعادة، وعانت حتى أخذوها إلى الإسعاف، وانتهت مشكلة الحصر البولي، إلا أنها بدأت بعدها تعاني من حكة شديدة في الفرج وطفح جلدي بجانب الفرج وراجعت المستشفى، فقالوا: ربما تكون ملوثة وأعطوني بعض الأدوية، فأرجو الإفادة عن تلك الوصفة؟

• لقد كنت بأمان الله وعافيته حتى استخدمت تلك الخلطة المجهولة ولقيت ما لقيت، أرجو الاستمرار مع علاج المستشفى فهو الآمن، حيث إنه صنع بطريقة علمية مقننة واتركي مثل هذه الخلطات المجهولة التي لا تعرفين عنها شيئاً، أما إذا أردتِ معرفة مكوناتها، فأرجو إرسالها إلى قسم العقاقير كلية الصيدلة.
وأرجو من الأخوات عدم العبث بصحتهن باستعمال مثل تلك الوصفات، وألاّ يغامرن بصحتهن وعدم الالتفات إلى أي وصفة مجهولة.

٦٥ - هل هناك علاج لكبر البطن بعد الولادة؟ حيث إني لا أستخدم شيئاً لشد البطن؛ لأني قد عملت عملية من حوالي ٦ سنوات وعندي ألم بالظهر وعملت أشعة وظهر فيها انزلاق في الظهر، ويقول الدكتور: إنه بسيط، ولكن نصحني بعدم حمل أشياء ثقيلة، فهل أستطيع أن أعمل تمارين شد البطن أم أن ذلك فيه خطر عليّ؟ وهل هناك علاج غير التمارين لتخفيف ترهلات البطن؟

• أفضل طريقة هي استعمال دهان مكون من كميات متساوية من زيت الزيتون والخروع وتعملين مساجاً بالزيت المخلوط لمدة عشر دقائق مستمرة مرة كل يوم.

المشكلات الجلدية

٦٦ - ماهي الثعلبة وما هو العلاج الطبي المناسب لها؟

- العلاج المناسب من المواد الطبيعية هو استخدام الثوم، حيث تؤخذ فصوص الثوم وتقطع إلى جزأين، ثم تدهن الثعلبة بالماء الذي يخرج من فصوص الثوم، وذلك مرتين في اليوم، مع ملاحظة عدم ترك أي شيء من أنسجة الثوم على الثعلبة فقط ماء الثوم، وبإذن الله يشفى المريض بعد الاستعمال لمدة عشرين يوما.

٦٧ - سائل يقول: إن قريباً له أصيب ببقعة في منتصف هامة الرأس وتساقط شعره في تلك البقعة وكبرت تلك البقعة وراجع عددا من الأطباء، فشخصوها على أنها ثعلبة ونصحه طبيب بدلكها بالثوم والبقدونس، فيرجو نصحه هل الثوم علاج للثعلبة؟

- يمكنك استخدام الثوم، وذلك بأن تقطع فص الثوم إلى قطعتين ثم تحضر قطعة صوف خشنة وتحك منطقة الثعلبة بقطعة الصوف، ثم تتبع بماء الثوم الذي يخرج من قطع الفصوص، حتى يكتمل دهان جميع البقعة وذلك مرتين يومياً مرة في الصباح ومرة في المساء وحذار أن تهرس الثوم وتضعه فوق البقعة؛ لأن الثوم بهذه الطريقة يـقرح المكان المصاب. ويمكن استعمال العلاج بالثوم لمدة أسبوعين فقط وسوف ينمو الشعر كما كان. كما يمكنك استخدام الخل (خل التفاح) بمعدل دهان البقعة بالخل ست مرات في اليوم، وتبدأ المرة الأولى في الصباح عند النهوض من النوم، والمرة الأخيرة قبل النوم في المساء. كما يمكن استخدام البصل، حيث يفرم ثم يعصر ماؤه ويدهن به مكان البقعة مرتين يوميا ولمدة أسبوعين وهذه أيضا طريقة جيدة لكن الثوم هو الأفضل.

٦٨ - لدي أخت منغولية عمرها ٢٠ عاما، وتشتكي من وجود ثعلبة في رأسها وبمساحات كبيرة ومتفرقة ووصف لها مرهمان، هما:

Dermovate Cream 25g، Di*rolen Cream 0.05%. كما وصفت طبيبة أخرى معدن الزنك، وكذلك الكورتيزون. فهل هناك علاج عشبي لهذه الحالة؟

- توجد تركيبة مؤلفة من الفيتامينات والأحماض الأمينية والمعادن والأنزيمات ومضادات الأكسدة تنتج تحت اسم MSB *lus ويمكن الاتصال على هذه الأرقام الهاتفية في أوتاوة، أو نتاريو كندا ٩٠٦٥ - ٨٢٠ - ٦١٣ ، ٢٢٢٦ - ٨٢٩ - ٦١٣ حيث يرسلون لك هذا العلاج.

٦٩ - لدي ناسور ووجدت شخصاً مقيماً أمام باب مسجد في حي الازدهار يبيع عسلا وزعترا وزيت زيتون ووصفات طبية عشبية لعلاج كثير من الأمراض، وعندما شاهدت ما يبيع من أعشاب سألته فيما إذا كان لديه وصفة للناسور ضمن خلطاته، فقال: نعم يوجد لدي مرهم محضر من أعشاب تقضي على الناسور، فطلبت منه إعطائي، فقال: لا يوجد لدي حالياً لكن سأحضره غداً مثل هذا الوقت، وفعلاً أحضره في اليوم المقبل، ودفعت له ٤٠٠ ريال مقابل علبة صغيرة مثل علبة الفكس، ولكن كنت مبسوطاً؛ لأنني وجدت شيئاً لعلاج الناسور وأعطاني طريقة الاستعمال. وبدأت استعماله وبعد يوم بدأت تخرج منه مواد لم أستطع معها الجلوس في أي مكان، ثم بدأ التورم وبدأت لا أستطيع الجلوس وأوقفت استعماله. أرجو نصحي ماذا أفعل مع أنني أعاني كثيراً بعد استعمالي هذا العلاج؟

• كان بودي أنك استشرتني قبل الشراء، والحقيقة أن هناك مرتزقة حضروا إلى هذا البلد المعطاء لجمع أكبر قدر من المال، حتى لو كان في ذلك هلاك الناس. انظر إلى هذا المتجول الذي ربما كل يوم يجلس أمام مسجد ما يمارس الدجل على الناس مثلما مارسه عليك، وأعطاك شيئاً مجهولاً قد يكون وبالاً لا علاجاً. أرجو متابعة مرضك مع المستشفى، واحذر كل ما هو مجهول.

٧٠ - أعاني من الناسور الشرجي من مدة طويلة وعمري ٢٧ عاماً وأرغب وصفة بالأعشاب الطبية لعلاجه.

• خذ عروق نبات يسمى الخواجوا من عند العطارين وتسحقه سحقاً ناعماً، ثم تأخذ الكمية نفسها من الحلبة وتسحقها سحقاً ناعماً ثم تمزج ملء ملعقة من كل منهما وتمزجهما مع ملء ملعقة زيت زيتون ليكون عجينة، فإذا كان الناسور كله خارج فتحة الشرج فضع عليه جزءًا من هذه العجينة وغطّها بلاصق حتى المساء ثم غَيِّر عليه من جديد، وإذا كان الناسور داخل فتحة الشرج، فلا بد من أن تكون العجينة صلبة نوعاً ما واعمل منها تحميلة، وأدخلها داخل فتحة الشرج وكرر ذلك في المساء وأرجو لك الشفاء.

٧١ - ما هو علاج الأكياس الدهنية في الإبط وغيرها؟
• علاج الأكياس الدهنية هو الجراحة.

٧٢ - أعاني من البهاق، وقد استعملت أدوية كثيرة إلا أني لم أجد فائدة تذكر، ثم نصحوني باستخدام عكبر النحل البروبوليس، فهل الاستمرار في استعماله له مضار على الجسم؟ وهل لاستعمال العسل النقي أضرار أيضاً إذا استمر الشخص في استعماله يومياً؟
• لا خوف من الاستمرار في استخدام البروبوليس والعسل، كما يمكنك استخدام زيت البرغموت الطبيعي دهاناً بجانب البروبوليس والعسل وأسأل الله أن يمن عليك بالشفاء العاجل.

٧٣ - شخص اشترى ثلاثة أنواع من الأدوية من محلات عبدالرحمن حراز من القاهرة، وهي خاصة بعلاج البهاق، وهي في قارورة سائلة ومرهم وكبسولات ويرغب معرفة رأينا في هذه الأدوية؟
• لقد سبق، وأن اطلعنا على هذه الأدوية ومحتوياتها وتعتبر من الأدوية المألوفة والمأمونة، ويمكن استخدامها دون تردد.

٧٤ - توجد أنواع من العسل الخاص لعلاج البهاق، وله نشرات توزع على المشترين، وأصحاب العسل يقولون: إنهم أخذوا إذناً من وزارة الصحة، فمامدى صحة ذلك؟
• بالنسبة لأنواع العسل الذي يستعمل للبهاق، والذي يعلن عنه فهو غير صحيح ولا يحتوي على إنزيمات لعلاج البهاق، وبالأخص مثلما ذكرت النشرة وأحذر المستهلكين من الانجراف وراء مثل تلك الوصفات. كما أنني أعرف أن وزارة الصحة لم تعط أذناً على الإطلاق لأن هذه الوصفة غير مقننة ووزارة الصحة بريئة من مثل تلك الدعايات والوصفات.

٧٥ - تروج حالياً وصفة للبهاق تحت مسمى الوزان والبهاق، وتعتبر من أغلى الوصفات، فهل تفيد هذه الوصفة لعلاج البهاق، وما هي مكوناتها؟

- هذه الوصفة مجهولة الهوية، ولا يوجد لها أي تأثير على البهاق، أما مكوناتها فهي كما ذكرت مجهولة الهوية وليس فيها أي مركب نباتي وقد يكون فيها مركبات حيوانية، ولكن تظل وصفة غير صالحة تماماً، وربما تحدث مضاعفات شديدة قد لا تحمد عقباها، وقد لا تظهر الأعراض إلا بعد سنة أو أكثر، فيجب عدم استعمالها.

- ٦ ظهر علاج جديد في الصيدليات صناعة أردنية، لعلاج البهاق فما مدى فعالية ذلك؟

- لا أعرف عن ذلك العلاج شيئاً، ولكن إذا كان ذلك العلاج يباع في الصيدليات، ويحمل رقم تسجيل الإدارة العامة للرخص الطبية والصيدلية بوزارة الصحة السعودية، فهو مقنن ويمكن استعماله.

٧٧ - سائل يقول: إن لديه ابنة عمرها ١٢ سنة، ولديها بهاق وأصيبت بذلك من مدة ٦ سنوات وحاول كل العلاجات ولكن دون جدوى، ويسأل فيما إذا كان هناك أمل في الأعشاب بعد الله؟

- يجب عرض الطفلة على إخصائي أمراض جلدية، فهو أقدر شخص يفيد عن نوع البهاق الذي لديها، وإذا كان هذا النوع من النوع الخفيف واللون الأبيض، فيمكن استعمال ملعقتين من عصير الثوم + ملعقتين خل + نصف ملعقة كبريت أصفر، وتمزج جيداً ثم توضع على منطقة معينة من البهاق، وذلك بمعدل ثلاث إلى أربع مرات في اليوم، فإذا تحسنت المنطقةالتي استعملت عليها هذه الوصفة فيجرب في المناطق الأخرى التي يوجد فيها البهاق.

٧٨ - لدي بهاق وانتشر بشكل ملحوظ في الأشهر الأربعة الماضية، وخاصة في الأيدي. وقد قرأت أن عطارا لديه كريم يستعمل ثلاث مرات في اليوم، فهل يمكن استعمال ذلك أم لا؟

- مستحضرات العطار الذي ذكرت، أو غيره من العطارين غير مقننة وغير مبينة على دراسات علمية، وقد يكون له فائدة ولكن ربما يكون له مضار، و له عواقب وخيمة، وإذا كان الكريم يحمل معلومات عن مكوناته العشبية أو الحيوانية، فيمكن إفادتك عنها، أما إذا كان مجهول الهوية، فأنصحك بعدم استخدامه.

٧٩ - هناك وصفة لعلاج البرص والبهاق، وهي تتكون من الآتي:

١ - من ١٥ - ٠ نقطة بروبوليس في ملعقة صغيرة، وتشرب في الصباح بوضعها تحت اللسان ثم بلعها على الريق.

٢ - يضاف إلى كوب ماء دافئ ثلاث ملاعق من العسل، يضاف إلى ذلك حبة ليمون ابن زهير، ويشرب المزيج بعد صلاة الفجر، وقبل الإفطار بحوالي نصف ساعة.

٣ - تعرض المناطق المصابة لأشعة الشمس خلال ساعة من طلوع الشمس، ويجب أن يكون العشاء قبل الساعة السابعة مساءً، وبعد ذلك يكتفى بأكل فواكه. وبعد مرور ستة أشهر تبدأ آثار حول منبت الشعر وتبدأ البشرة تتسع بشكل واضح، وفي خلال ١٢ شهراً يتم الشفاء الكامل بإذن الله، وفي أثناء العلاج تظهر بعض العوارض المعوية مثل المغص، أو زيادة الحموضة في المعدة لمدة محدودة، ويجب تحمل هذه العوارض. فهل هذه الوصفة صحيحة، ولا تحمل أخطاراً؟

• لا ضرر من استعمال هذه الوصفة، حيث إن المواد الداخلة فيها لا تضر، ولكن أشك في شفائها للبرص، أما البهاق فيمكن ذلك.

٨٠ - ابني مصاب بالبهاق في جميع أجزاء جسمه على شكل بقع منذ ١٥ سنة، والآن عمره ٢١ سنة جربت معه علاجات عدة، ولكن دون فائدة. هل أجد علاجاً من الطب البديل؟

• جرب الإبر الصينية ما دام أن الأدوية الخاصة بالبهاق لم تُجدِ نفعاً.

٨١ - أعاني من ألم في القدم اليسرى تحت الكعب وعند الكشف قالوا لي: إنه مسمار قدم. فما هو مسمار القدم، وما أسبابه، وما هي أعراضه، وكيف يتم علاجه؟

• إذا كان في كعبك شيء بارز يشبه قاعدة المسمار في الكعب، فعلاجه أن يقطع رأسه، ثم يصب عليه سائل مرارة شاة أو عنـز، وهذه بإذن الله تشفيه وهي مجربة. أما

إذا كنت تعاني من ألم في الكعب إذا ضغطت عليه عند المشي، ويكون كثيرا عندما تستيقظ من النوم وعند المشي يبدأ يخف الألم، فلعله من الأفضل أن تجري تحليلاً لحمض اليوريك (تحليل دم) وإذا اتضح أن عندك ارتفاعاً في هذا الحمض، فسوف يعطيك الطبيب العلاج المناسب، أما إذا لم يكن الحمض مرتفعا، فلربما كان هناك شد في أوتار الرجل، وعندها يمكن تعطى حقنة في القدم والمختص هو الذي سيهيئ لك ذلك مع دعواتي لك بالشفاء العاجل.

٨٢ - ماهو علاج مسمار اللحم في الرجل؟

- العلاج هو قطع رأس المسمار، ثم وضع عجينة من مسحوق الحبة السوداء المخلوط مع العسل، وتغطى بلاصق وتغير اللبخة كل ٢٤ ساعة.

٨٣ - مريضة بالروماتويد وتأخذ الكورتيزون، وتعاني من ظهور حبوب في الوجه تكون حمراء، وأحياناً رؤوسها بيضاء وسوداء وتتهيج مرة وتخف مرة أخرى وتقول هل هناك علاج طبيعي وسهل لها وكذلك مقشر؟

- من الأفضل لمرض الروماتويد اتباع إرشادات المختص، وأما الحبوب التي تظهر مرة وتختفي مرة أخرى فربما يكون لها علاقة بنوع الغذاء وليس من الكورتيزون.

٨٤ - أعاني من تشققات في أطراف أصابع اليد، لدرجة أنها تنزف أحياناً بالدم، هل هناك شيء مفيد بالأعشاب؟

- يمكنك استخدام مغلي الحلبة، أي تأخذ ملعقتين كبيرتين من مسحوق الحلبة وتغليه لمدة دقيقتين مع كوبين من الماء ثم تصفيه وتغسل أصابعك بمعدل ثلاث مرات في اليوم، حتى الشفاء بإذن الله.

٨٥ - هناك عطار يعالج ويخلط خلطات أشكالاً وألواناً، فعنده المسمنات والمنحفات وعلاج الصدفية والحساسية، وقد نصحتني جارتي باستعمال وصفة للصدفية ابتعتها من عنده، وقد فرحت للعثور على ضالتي، حيث إن عندي صدفية واشتريتها من عنده من المعيقلية واستعملتها، ولكن فوجئت بظهور بثور غريبة لها رؤوس سوداء شوهت منظر يدي، وقد ذهبت إليه، وقلت: هذه الوصفة سببت لي هذه المشكلة، فقال: ليست من عندي هذه الوصفة، وأنكرني، فماذا أفعل؟

* لقد قلنا مراراً وتكراراً: اتقوا شر من لا يحسنون صنعاً، هؤلاء لا يعرفون شيئاً عن المجاميع الكيميائية في النباتات، ولا عن التداخلات الدوائية، وهذا هو السبب لحدوث ما يحدث لك ولغيرك من مثل تلك الخلطات المغشوشة والمجهولة الهوية، أنصحك بمراجعة طبيب أمراض جلدية، وإخباره بما حدث لك، ولعله يجد لك العلاج الملائم بإذن الله وأرجو أن يكون هذا درساً لك ولأ مثالك.

٨٦ - سائل يقول: كان لديه صدفية وسمع عن معالج شعبي خارج المملكة وذهب إليه وأعطاه ثلاثة أنواع من الخلطات واستعملها وحصل على نتائج، لكن إذا أوقف الاستعمال عادت عليه الصدفية وبشراسة، علماً أنه عندما اشترى تلك الخلطات ذكر له المعالج أن الصدفية سوف تذهب، ولن تعود بعد أسبوعين، ويقول: لقد استعملتها لمدة سبعة أسابيع، وبدأت تزداد وتنتشر في مواقع أخرى لم يكن بها شيء من قبل، ماذا يفعل؟

* لقد سبق وأن وردتنا تلك الخلطات بغرض التحليل ووجدنا أنها تحتوي على هيدروكوريتزون وبكمية كبيرة وهذا السبب في أنك عند استعماله تزول الصدفية وعند التوقف تعود مرة أخرى.

والهيدروكوريتزون خلطه مع أعشاب جريمة كبيرة وخطر كبير، حيث إن الهيدروكورتيزون لا يستعمل إلا باستشارة طبية وبشكل دقيق ومراقبة، ومع الأسف المعالجون الشعبيون لا يقدرون مدى خطورة مثل هذه المواد على المرضى، وأكبر همهم هو قبض المال وآخر ما يفكرون فيه هو صحة المريض، أنصحك بعدم استخدام هذه الخلطات، وأحب أن أضيف إلى أن الصدفية لا يوجد لها علاج ناجح حتى الوقت الحاضر، وعليك بمراجعة إخصائي أمراض جلدية،فهو أقدر على فهم طريقة علاجك.

٨٧ - سيدة تقول: إنها اشترت مرهما للصدفية من عطار، وهـذا المرهم ذو لون أصفر زاه، وهو غال جداً وهذا العطار له دعايات وقد استخدمت هذا المرهم، و فعلاً خفت الصدفية إلا أنه ظهرت مشكلات أخرى تمثلت في انتفاخ بعض المناطق التي كانت تدهن بهذا المرهم، وتطور الأمر إلى خروج دمامل كبيرة،

وعندما راجعت المستشفى قالوا: إن هذه خراريج وليست دمامل وإن هذه الخراريج غريبة الشكل، وربما تتحول إلى سرطانات. والسائلة تقول: هل تعرف شيئاً عن هذا المرهم وكيف يسمح لهذا العطار ببيع مثل هذه المراهم أو المستحضرات الخطيرة، وما دور وزارة الصحة في ذلك؟

• أنصحك وأنصح القارئ الكريم بعدم استخدام أي مستحضر، سواء أكان مرهماً أو خلطة عشبية أو حبوباً أو مسحوقاً دون أن يكون عليه أي معلومات متكاملة، ودون أن يكون مسجلاً في وزارة الصحة. لقد حللنا هذا المرهم ووجدناه يحتوي على هيدروكورتيزون وكانثريدين والأخير من المركبات المنفطة المشهورة ويمتص عن طريق الجلد وفيه خطورة على مستعمليه، ويجب متابعة حالتك مع الاستشاريين، وأما فيما يتعلق بدور وزارة الصحة فدورها مقصور على المستحضرات التي ترد إليها من مصانع مقننة تشرف عليها وينطبق على المستحضرات التي تعني بها الوزارة المعايير العلمية لقواعد التسجيل، وليست مسؤولة عن مستحضرات العطارين الذين يقومون بتحضيرها في عشش أو خيام وخلاف ذلك.

٨٨ - سائل مصاب بالصدفية يقول: إنه وجد علاج عند العطارين يقضي على الصدفية بشكل نهائي. وكانت قيمة علبة صغيرة ٤٠٠ريـال، وقد اشترى هذه العلبة واستعملها ولاحظ أنها تخففها، ولكن إذا توقف عن الاستعمال زادت الآلام بشدة. فهل هذا العلاج فيه مشكلة؟

• لقد سبق أن وردت إلينا مثل هذه العينة، وهي عبارة عن علبة صغيرة رمادية اللون بها مرهم، وبعد التحليل اتضح أنها تحتوي على هيدروكورتيزون، أي أنها مغشوشة بالكوركتيزون، فإذا كانت أوصاف العلبة التي لديك مشابهة لوصف العلبة المذكورة فهي تحوي هيدروكورتيزون ويجب عدم استخدامها. وإذا كانت مخالفة لذلك، فأرسلها لكلية الصيدلة لتحليلها.

٨٩ - ماهي وصفة الأكزيما؟

• تؤخذ كميات متساوية (ملعقة أكل) من كل من عصير البصل ومسحوق الزعتر البري وزيت الخروع وتخلط جيدا، ثم تغسل الأكزيما بخل مخفف بالماء، ثم يوضع الخليط عليها بمعدل مرة واحدة في اليوم.

٩٠ - أعاني من الصدفية منذ سنوات وتعالجت كثيراً باستخدام مراهم كثيرة ولكن بدون فائدة، وكانت البداية في منطقة صغيرة في الركبة اليمنى، ثم انتقلت لليسرى، وزادت حتى غطت ما يقارب ثلاثة أرباع الركبتين وبشكل متعب، والآن منذ ما يقارب السنة انتقلت إلى منطقة تحت الأظافر في القدمين واليدين، وكذلك في المنطقة الحساسة (التناسلية) توقفت منذ مدة عن استخدام أي أدوية سوى محاولة ترطيب المناطق المصابة قدر الإمكان، ولكن تأثيرها الجسدي والنفسي متعب جدا. فهل هناك علاج؟

- أنصحك باستخدام علاج الوخز بالإبر الصينية.

٩١ - ابني يعاني من الحزاز في الرأس، فهل هناك علاج بالأعشاب أم لا؟

- يمكنك طلاء موضع الحزاز بالقطران فإنه مفيد، كما يمكنك غلي الحلبة، وذلك بمعدل ملعقة على ملء كوب ماء، ويغلي لمدة ٣ دقائق ثم يغسل الحزاز بماء الحلبة.

٩٢ - أنا فتاة أبلغ من العمر٢٣سنة، كنت أعاني من الحزاز (مرض جلدي) في اليدين والساقين، ولكنه توقف عن الانتشار ولله الحمد، ولكني مازلت أعاني من وجود الآثار التي بقيت بعده، وأريدك أن تساعدني بإعطائي أي وصفة تزيل هذه الآثار، علماً بأن هذه الآثار موجودة منذ ثلاث سنوات، وقد استخدمت التقشير الكيميائي وبعض الكريمات والوصفات المبيضة ولكن بدون جدوى، فهل سيفيدني استخدام الليزر؟

- استخدام الليزر هو الحل الأمثل.

٩٣ - أعاني من تشقق الكعبين، لدرجة الإدماء وأرغب في العلاج؟

- يبدو أنك من الأشخاص المحبين للبس النعال بدلاً من الحذاء، وإذا كنت ترغب في اختفاء هذه الشقوق نهائياً فعليك بلبس الحذاء مع الشراب بدلاً من النعال، بالإضافة إلى استعمال الحلبة، وذلك بأخذ ملء ملعقة متوسطة من مسحوق الحلبة وتمزج مع نصف كوب ماء شرب، وتشربها بمعدل مرتين في اليوم، كذلك تقوم بغسل التشققات بمغلي الحلبة، حيث تأخذ ملء ملعقة من مسحوق الحلبة، وتغليها مع كوب ماء لمدة خمس دقائق، ثم تبرد المغلي وتغسل التشققات بهذا الماء مرة واحدة كل يوم.

٩٤ - هل هناك علاج فعال للثآليل، حيث إني أصبت بثآلول في رجل واحدة قبل أربع سنوات، وقمت بكيه كياً حاراً وعميقاً عند إخصائية أمراض جلدية وبعد ثمانية أشهر أصيبت الرجل نفسها بعدة ثآليل واستخدمت كريماً لمدة ٦ شهور ولم ألاحظ أي نتيجة.

• استعملي عجينة مكونة من الحبة السوداء، حيث تسحقين كمية معينة وتخلطينها مع عسل نقي، لتكون على هيئة عجينة ثم ضعي هذه العجينة على الثآليل وضعي فوقها لاصقاً وغيري هذه الخلطة كل ٢٤ ساعة، واستمري على ذلك لمدة ١٥يوماً وبعدها سوف تتساقط الثآليل الواحدة تلو الأخرى بإذن الله.

٩٥ - أصيب ابني بما يشبه الثآلول وأخذته إلى المستشفى، وقالوا: نزيله بالكي وأزالوه بالكي، إلا أنه بعد شهر ظهر مرة ثانية وظهرت بجواره بعض الحبوب التي تفرز سائلا مائي اللون وراجعت المستشفى مرة أخرى، فقالوا: نزيله جراحياً وأزالوه وأعطونا علاجا له وللحبوب المجاورة له واختفى، إلا أنه بعد ثلاثة أشهر ظهر مكانه مثل الدمل ويخرج منه صديد ودم، ولم يشف إطلاقاً وعندما راجعت المستشفى قالوا: إن هذه الحالة غريبة ولا نستطيع عمل شيء. أرجو مساعدتي إذا كان لديك وصفة عشبية لمثل هذه الحالة؟

• فعلاً حالة غريبة، ولكن الرسول صلى الله عليه وسلم يقول: «**ما من داء إلا وله دواء، عرفه من عرفه وجهله من جهله**»، فأنصحك باستخدام مزيج مكون من حبة البركة والحلبة وعروق الخواجوا وكلها متوافرة لدى أي عطار وتسحقينها وتأخذين من كل واحدة ملعقة صغيرة وتمزجينها معاً، مع ملء ملعقة عسل كبيرة ثم توضع على الجرح مرة في الصباح وأخرى في المساء حتى الشفاء بإذن الله.

٩٦ - ابنتي تعاني من مرض جلدي يسمى النملة، وقد استخدمت مراهم وخلاف ذلك ولم يُجدِ ذلك شيئاً، فهل هناك علاج بالأعشاب لهذا المرض؟

• يمكنكَ أخذ تين نيئ ثم يوضع على مواقع النملة، فإنه جيد لذلك، كما يمكنك خلط مسحوق اللوز المر مع العسل واستعماله ضماداً، فإنه جيد أيضاً، ولمنع النملة من الانتشار يمكنك استخدام الملح مع الخل ونبات الزوفا حيث يستخدم ضماداً، فإنه يحد من انتشارها.

٩٧ - سائل يقول: إنه اشترى من متجول بسيارته مرهما أبيض اللون،له رائحة نفاذة يقول: إنه يشفي البهاق والصدفية، وقد عرف هذا المتجول عن طريق صديق له أعطاه رقم جواله، واتصل به وتواعدا في مكان بحي البديعة، حيث دفع له قيمة المرهم، وقدره ٦٠٠ ريال واستعمله وبدأ التحسن في أول الأمر إلا أنه بدأ يشعر بتورمات في الأماكن التي يضع عليها المرهم، وبطفح جلدي غريب. فهل يستمر في استخدامه أم يتوقف عنه؟

• الله سبحانه وتعالى قد منحك عقلاً تفكر به. كيف تترك المستشفيات والأدوية المقننة والمدروسة وتذهب إلى متجول في الشارع لا تدري من أين أتى، ولا تدري ما هي هذه المادة التي ابتعتها واستعملتها، فهي بدون شك خطيرة، وأعتقد أنها تحتوي على كورتزون، فأرجو إيقافها وراجع مختصا في الأمراض الجلدية وبلغ عن مثل هذا المحتال إن استطعت.

٩٨ - هل هناك علاج فعال لمنع زيادة التعرق تحت الإبطين، حيث إني استخدمت عدة أدوية ومضادات من الطبيب، ولا فائدة كما أني عملت تحاليل شاملة والنتيجة جيدة والحمدلله، فأريد جزاكم الله خيراً علاجاً فعالاً ومؤثراً وشكراً.

• بإمكانك أخذ ٥٠ جراماً من الكنباث، وهو يباع لدى العطارين وإضافته إلى مقدار ١٠٠ ملليلتر كحول إثيلي سبيرتو يمكن الحصول عليه من الصيدليات وتغطين الوعاء وتتركينه في الشمس لمدة ١٥ يوماً وتحركينه بين الحين والآخر، ثم بعد ذلك تصفينه في قارورة نظيفة وتستخدمينه دهانا بمعدل مرة واحدة في اليوم.

٩٩ - أعاني من حبوب الشباب، وقد حاولت علاجها إلا أني لم أجد نتيجة تذكر، فهل هناك علاج بالأعشاب أم لا؟ وهل هناك نوع خاص من الأكل يجب الامتناع عنه؟

• لم تذكر كم عمرك، حيث إن حب الشباب يكثر في الشباب ما بين ١٢ - ٥ سنة، وسببه كثرة الدهن على الجلد وزيادة نشاط الهورمونات، والعلاج هو غسل الوجه عدة مرات في اليوم بالماء والصابون لإزالة الدهون وعدم إخراج الصديد من حب

الشباب إطلاقاً وعدم لمسه وتناول كبسولتين إلى ثلاثٍ من خميرة البيرة التي تباع في الصيدليات مع كل وجبة وكذلك قرص واحد يومياً مع الأكل من معدن الكروم، وكذلك قرص واحد من معدن الزنك، وهما يوجدان على هيئة مستحضرات مقننة تباع في محلات الأغذية التكميلية، وحاول عدم تناول المواد الآتية: الزبدة والقشدة والكاكاو والشوكولاتة والشاي والدهن والبيض والسمك والأطعمة المقلية والأطعمة الحارة أو الحريفة والسمن واللحم والمشروبات الغازية.

١٠٠ - فتاة تبلغ من العمر عشرين عاماً ويظهر فيها حب شباب وتزداد في مدة وتقل في مدة وخاصة في منطقة الخدود، وبالأخص الخد الأيمن، وكذلك في الأرداف واستعملت أدوية كثيرة ولكن لا فائدة فما هو الحل؟

• يمكن أن تكون الفتاة بحاجة إلى بعض الفيتامينات وخاصة فيتامين «ب» ويمكن استخدام التوت الطازج بعد هرسه على هيئة عجينة ويوضع على هيئة قناع على الوجه لمدة ٢٠ إلى ٣٠ دقيقة ثم يزال بعد ذلك بالماء الدافئ ويغسل الوجه بعده بماء الورد، وتكرر هذه العملية كل ثلاثة أيام. كما يمكن استعمال مغلي التمر هندي، حيث تؤخذ حفنة من التمر هندي وتغلى فيما مقداره كوب ونصف الكوب من الماء ثم يطلى به الوجه ويغسل بالماء الفاتر ثم بماء الورد. وتكرر العملية كل ثلاثة أيام والله هو الشافي.

١٠١ - فتاة تبلغ من العمر ١٨عاماً ينتشر في وجهها حبوب الشباب تترك بعدها أثراً أحمر اللون، علما بأن الحبوب بدأت بالظهور من حوالي ٦ أشهر، ومازالت مستمرة في الظهور، فهل توجد وصفة عشبية تناسب حالتها؟

• انظري إجابة السؤال السابق.

١٠٢ - لقد ذكرت في مرات عديدة خلطة لآثار حبوب الشباب، وهي حلبة وقشر الرمان وعسل. أريد أن أسأل عن المدة التي أضعها على وجهي، هل عشر دقائق أو أكثر.

• يمكنك وضعها لمدة ساعة مرة واحدة في اليوم حتى تذهب الآثار.

١٠٣ - عندي مشكلة في وجهي ورقبتي وهي ظهور خط أحمر وينشف ويتقشر وجفاف شديد يترك أثراً وذهبت إلى الطبيب أحمد العيسى، وقلت له المشكلة وأعطاني مرهماً هو أيلوكوم واستخدمت المرهم، وبعد أيام عدة يظهر مرة أخرى. مارأيك؟

• استخدم مسحوق الحلبة مع الفازلين اعمله على شكل مرهم وادهن الأماكن المصابة مرة في الصباح وأخرى في المساء.

١٠٤ - أرجو من الله ثم منك أن تساعدني في مشكلتي لم أجد لها حلاً عند أي طبيب، وأتمنى أن أجدها عندك.. أنا أعاني من أكياس تشبه حب الشباب وليست حب شباب وليس لها رأس ولينة وبارزة عن سطح الجسم. ذهبت إلى استشاريين كثيرين، وقالوا: إنه مرض نادر واسمه (فون كلينك هاوزن) أو قريب من هذا الاسم.. حاولت أزالته مرتين بالليزر، لكنه بعد مرور مدة رجع مثل الأول.

• أخي السائل، جرب الوخز بالإبر الصينية.

١٠٥ - أعاني منذ حوالي ثلاثة أشهر من فطريات في أصابع اليدين وباطنها وكذلك القدمين مصحوبة بحكة شديدة، علماً بأني استخدمت علاجاً طبياً لمدة شهر ونصف تقريباً ولكن دون جدوى، وأرغب في النصح. وما هي الأعشاب أو المشتقات الحيوانية التي يمكن استخدامها؟

• كنت أتمنى معرفة فيما إذا كان هناك سبب لبداية حدوث هذه الفطريات وعلى أي حال يمكنك استخدام كبسولات الثوم ثلاث مرات في اليوم مع الطعام وهذه الكبسولات تباع في الصيدليات، وفي محلات الأغذية التكميلية، بالإضافة إلى ذلك يمكنك هرس الثوم وخلطه مع عسل طبيعي ووضعه على المناطق المصابة بمعدل مرتين في اليوم صباحاً ومساء، بالإضافة إلى زيت شجرة الشاي المعروفة علمياً باسم Melaeuca alternifolia وشجرة الشاي هذه ليست نبات الشاي الذي نشربه، إنما هي نوع آخر وهي من أفضل الأشياء لعلاج فطريات القدمين واليدين، كما أنصحك بتناول غذاء مكون من ٦٠ - ٠٪ من الأطعمة غير المطبوخة

وتناول الكثير من الخضروات الطازجة وكميات معتدلة جداً من السمك المشوي ولا تتناول أي أطعمة تحتوي على السكر.

١٠٦ - هل هناك علاج للفطريات التي تصيب أظافر اليدين؟

- لعلاج الفطريات التي تصيب أظافر اليد تدهن بعصير الليمون دهناً جيداً يومياً صباحاً ومساءً ولمدة أسبوع ولا تغسل اليدين بعد الاستعمال إلا بعد ساعة.

١٠٧ - ابنتي البالغة من العمر ٢٢عاماً تعاني من الذئبة الحمراء وأخذت كثير من العلاجات ولم تجدِ، فهل هناك أدوية عشبية لعلاج المرض؟

- يوجد علاج، وهو هرمون الغدة الكظرية(Dehdroe*iandrosterone) ففي إحدى الدراسات تم إعطاء المريضات بالذئبة الحمراء ٢٠٠ ملليجرام من هذا الهرمون لمدة تتراوح مابين ثلاثة إلى ستة أشهر، وقد أظهرت النتائج تحسناً كبيراً في كل الأعراض الإكلينيكية ويعتبر علاجاً فعالاً وآمنا في الوقت نفسه للذئبة الحمراء، ويوجد مستحضر من هذا الهرمون يباع في محلات الأغذية التكميلية يعرف باسم DHEA ولكن يجب مشاورة الطبيب المشرف على علاج ابنتك.

١٠٨ - أعاني من تشققات في الشفتين ولم أجد لها علاجاً، هل هناك علاج لهذه الحالة بالأعشاب؟

- يمكنك استعمال عجينة الحلبة، أي تأخذين ملء ملعقة من مسحوق الحلبة وتخلطينه مع قليل من الماء، ثم توضع العجينة على الشفتين المتشققتين مرة واحدة عند النوم، حتى الشفاء بإذن الله. كما يمكنك أن تأخذي مُصْطَكي وتذيبينه في زيت السمسم على النار ثم تطلين به الشفاه، حيث إنه نافع جدا للتشقق، كما أن مطبوخ ماء الشعير يفيد دهاناً لذلك.

١٠٩ - يتردد لدى باعة المساويك أنه إذا خمر المسواك في ماء لمدة يوم أو أكثر ثم غسل به الشخص الذي يعاني من الحكة، فإنه يشفى، هل هذا صحيح؟

- لا يوجد في المراجع العلمية ما يفيد أو يثبت أن منقوع المسواك (الأراك) في الماء لمدة يوم أو أكثر يشفي حكة الجلد ولكن ربما يكون ذلك صحيحاً ويمكن تجربته.

١١٠ - ما الفرق بين الشري والأرتيكاريا والحساسية؟

- الحساسية تشمل الشري والأرتيكاريا فكلها حساسية. الشري هي طفح جلدي مع حكة تحدث في الجلد وتسمى بالأرتيكاريا. والحساسية هي استجابة أو تفاعل غير عادي لجهاز المناعة في الجسم أو أحد أعضائه مع مؤثرات أو مواد خارجية تنتج عنها مجموعه من الأعراض تختلف باختلاف العضو المتحسس، وقد تكون خارجية على الجلد أو داخلية في الجهاز الهضمي أو التنفسي. قد تنتج الحساسية عن بعض الأطعمة وحبوب اللقاح والأعشاب أو جلوتين القمح والمبيدات الحشرية والمواد الكيميائية أو من العطور والبخور والأسماك.

١١١ - سائل يقول: إن لديه تقرحات في ظهره؛ لأنه طريح الفراش ويرغب في معرفة فيما إذا كان هناك علاج بالأعشاب لهذه التقرحات.

- التقرحات الموجودة لديك تعرف بتقرحات الفراش، وعليك عدم النوم على ظهرك لمدة طويلة والعلاج هو أخذ جذور نبات الخواجوا وهو يباع لدى العطارين وهو ذو لون بنفسجي وسحقه جيدا، ثم يؤخذ مقدار من المسحوق حسب التقرحات وتمزج مع زيت زيتون ويعجن، حتى يصير مثل المرهم ثم يوضع على القروح مرة في الصباح وأخرى في المساء.

١١٢ - سائل يقول: له عم حصل في ظهره تقرح سريري، وهذا الجرح كبير ويوجد لديه مرض السكر وقد أخذ علاجات كثيرة من المستشفى، ولكن دون فائدة ويطلب المساعدة، لاسيما أن الأطباء يقولون: إن الجرح به جرثومة.

- أرجو لعمك الشفاء، على أي حال توجد وصفة يمكنك استخدامها وهي ملء كوب من مسحوق الأرطة وملء كوب من مسحوق العفص وملء كوب من الصبر ونصف كوب من الشب الأبيض وملء كوب من جذر الخواجوا ونصف كوب من العنزوت ويخلط الجميع بعد السحق الناعم، ثم يوضع في علبة محكمة الغطاء ويطهر الجرح جيداً بمطهر، ثم يؤخذ من المسحوق المذكور ما يكفي لتعبئة الجرح ويغير على الجرح كل ٢٤ساعة من هذا المسحوق، حيث ينظف الجرح في كل مرة بالديتول المخفف بالماء ويحشى بالمسحوق، والله هو الشافي.

١١٣ - لدي حكة شديدة في جميع أجزاء الجسم ولم أترك علاجاً إلا واستعملته، هل يوجد علاج بالأعشاب؟

• تؤخذ كمية من الشعير وتطبخ بخل نظيف مركز وسمن بلدي ويدهن به الجسم، أو يمكن أخذ أوراق الدفلة وأزهارها وتطبخ بزيت ويدهن به الجسم حتى تخف الحكة.

التجميل

١١٤ - ما هو العلاج المناسب لقشرة الرأس من المواد الطبيعية؟

- المواد الطبيعية التي تخفف القشرة هي خليط متجانس من ملء فنجان قهوة من زيت الزيتون ونصف فنجان زيت خروع، وعشر نقاط من عصارة الصبر. تدهن فروة الرأس بهذا المزيج مرة كل مساء عند النوم وتغسل في الصباح الباكر وتكرر كل ثلاثة أيام حتى زوال القشرة بإذن الله.

١١٥ - ما هو أفضل الشامبوهات للقضاء على القشرة؟

- أفضل الشامبوهات للقضاء على القشرة أي شامبو يحتوي على عصارة الصبار Aloe - era والفلفل الأحمر والسدر .

١١٦ - هل يوجد علاج عشبي للصلع الوراثي؟

- لا يوجد علاج للصلع الوراثي.

١١٧ - سائلة تسأل عن تساقط الشعر وجفافه وتقصيف أطرافه، مما جعله يبدو خفيفا جداً، كما تقول: إنها تعاني من فقر الدم، فهل لذلك تأثير على الشعر كما ذكرت أنها تعاني من اسوداد حول الرقبة والكوعين وترغب في النصيحة؟

- يبدو أنك تعانين من نقص في أنواع الفيتامينات؛ لأن الأعراض التي لديك تدل على ذلك، لاسيما إذا كنت لا تتغذين على الخضر والفواكه. ويمكن استعمال مستحضر مكمل يحتوي على المواد السابقة يسمى Maxi Hair يباع في محلات الأغذية الصحية، حيث تؤخذ حبة في الصباح وأخرى في المساء، وقد يكون تساقط الشعر بعد الولادة أو بعد الإصابة بحمى، وفي هذه الحالة سوف يعود الشعر إلى طبيعته دون استخدام أي علاج بعد مدة وجيزة من انتهاء الحمى أو بعد الولادة.

١١٨ - شعري يتساقط، بالرغم من غسيل الشعر بالشامبو (نيزورال) وغيره من الشامبوهات، ولا تفيد أرجو إرشادي في تساقط الشعر.

- كثرة استخدام الشامبوهات وتغييرها تضر بالشعر. أعتقد أنه يلزمك بعض الفيتامينات والمعادن، عليك بفيتامين «ب» المركب وكذلك الزنك والحديد ويمكن

شراؤه من أي صيدلية. وأفضل علاج لتساقط الشعر هو أن تعرض نفسك على إخصائي أمراض جلدية لمعرفة السبب. ويمكنك استخدام عصير البصل، حيث تفرك به فروة الرأس مرة في اليوم، ولا توجد شامبوهات لعلاج تساقط الشعر، فكل الشامبوهات أردأ من بعضها،إلا أني أنصحك باستخدام ما ذكر في السؤال رقم ١١٥.

١١٩ - هناك امرأة تركب خلطات للشعر، ولكن بعد استعمالها تساقط الشعر لدرجة لابد من لبس الباروكة، فبماذا تنصح؟

- يجب التبليغ عن تلك المرأة التي تستنزف أموال الناس. وأنصح بعدم استخدام أي وصفة مجهولة. وإن شاء الله يعود الشعر بإذن الله.

١٢٠ - أنا شاب أعاني من تساقط الشعر، وخاصة في مقدمة الرأس وأريد معرفة السبب، وهل حلاقة الشعر بالموس تقويه وتزيد من كثافته؟ وما هو العلاج؟

- إذا كان أبوك أو جدك يعانيان من الصلع، فبدون شك أنك ورثت ذلك منهم، وبالأخص إذا كان عمرك قد ناهز الثلاثين عاماً أو حتى أقل من ذلك، أما إذا لم يكن وراثياً فثق أنه سيعود بدون حلاقة بالموس وبدون علاج، ونصيحتي الاستمرار على شامبو معين دون التغيير، وأود الإحاطة بأن الغترة والطاقية والعقال ليس لها تأثير على سقوط الشعر.

١٢١ - هل هناك وصفة عشبية مأمونة الجانب لتساقط الشعر؟

- نعم توجد وصفة لسقوط الشعر وهي كميات متساوية من مساحيق قصب الذريرة والحناء والكثيراء وتخلط مع كميات متساوية من زيت الخروع وزيت الآس وزيت الورد وزيت الحنظل وتدهن بالخليط فروة الرأس مرتين في اليوم.

١٢٢ - هل من أعراض لحبوب الزنك إذا استعملت مدة طويلة لتساقط الشعر، وكم تأخذ الحبة في اليوم وما منافعها؟

- بالنسبة لحبوب الزنك الخاصة بالشعر، فتؤخذ حبة واحدة فقط يومياً ولمدة شهر.

١٢٣ - سائل يقول: إنه سمع عن الكثيراء لتساقط الشعر، ما مقدارها وكيفية خلطها واستخدامها؟ والمدة اللازمة حتى تتم الاستفادة من هذه المادة، وإذا كانت المريضة تستخدم علاج بخاخ التساقط ٣٪ وكذلك شامبو خاصاً بالتساقط، وهي تراجع حالياً مستشفى الملك خالد الجامعي، علماً بأن لديها كسل الغدة الدرقية وتستخدم الثايروكسين ٥٪ فهل تنفعها الكثيراء؟

* أولاً لا بد أن نعرف سبب تساقط الشعر قبل استعمال أي خلطة؛ لأن الخلطات الموجودة ضد تساقط الشعر لا تجدي إذا لم يعالج السبب فسبب تساقط الشعر يعود إلى أشياء كثيرة يكون، إما بسبب نقص بعض المعادن مثل الزنك والحديد وكذلك بعض الفيتامينات مثل فيتامينات (ب) أو يكون نتيجة كسل الغدة الدرقية أو نتيجة لمرض من الأمراض مثل الحمى أو بعد الولادة. الكثيراء هي صمغ نباتي وتوجد لدى العطارين على شكل شرائح بيضاء إلى مصفرة نوعاً ما، وإذا أضيف لها الماء تحولت إلى مادة تشبه الجيلي، وطريقة استعمالها هي إذابة حوالي ملعقتين كبيرتين من صمغ الكثيراء في حوالي لتر من الماء ثم توضع على فروة الرأس وتترك لمدة ساعة ثم تشطف بالماء ويكرر ذلك كل يومين ولمدة ١٥ يوماً، هذا إذا كان السبب ناتجاً عن نقص المعادن والفيتامينات، أما إذا كان السبب نقص المعادن والفيتامينات فيوجد مستحضر صيدلاني يباع في الصيدليات يسمى Hair - AL تستخدم حبة واحدة فقط يومياً.

ملاحظة: لا يوجد كما يدعي بعض العطارين شيء اسمه زيت الكثيراء إطلاقاً، وهذا تلاعب من العطارين. أما الأخت التي يوجد لديها كسل في الغدة الدرقية فسبب تساقط الشعر هو كسل الغدة، وعند شفائها يعود الشعر إلى طبيعته بإذن الله.

١٢٤ - ما هي خلطة تساقط الشعر المكونة من الجرجير وأشياء أخرى؟

* خلطة تساقط الشعر هي ملء فنجان عصير جرجير طازج، مع ملء فنجان صغير سبيرتو، وإذا لم يتيسر ذلك فملء فنجان عصير بصل ويخلط جيداً مع عصير الجرجير وتفرك به فروة الرأس ليلاً عند النوم.

١٢٥ - هناك طبيبة شعبية تعطي وصفات عشبية ضد تساقط الشعر، وعندما استعملته بدأ لون الشعر يتغير وظهرت قشرة كثيرة لم يسبق أن عانيت منها، فهل هناك من نصائح؟

• المعالجون الشعبيون عادة لا يفهمون طبيعة الأعشاب ومدى تأثير محتوياتها الكيميائية على جسم الإنسان، ولا توجد لدى الكثير منهن أي خبرة في تشخيص المرض ولا العلاج المناسب. والمفروض أن يفكر الإنسان جيداً قبل الذهاب إلى هذه المعالجة التي قد لا تعرف حتى فك الحروف وتقوم بابتزاز المرضى، نصيحتي لك عدم استخدام مثل هذه الخلطات، وراجعي طبيب أمراض جلدية لعله يساعدك فيما أنت فيه.

١٢٦ - هل يمكن استعمال الميكسوديل لإنبات الشعر على طول الوقت؟ وهل ينبت الشعر؟ وهل يناسب الذين يعانون من ارتفاع ضغط الدم، أوهل يتعارض مع أدوية ضغط الدم؟ وما هي آثاره الجانبية؟

• لا أعتقد أن الميكسوديل ينفع لإنبات الشعر المتساقط، وخاصة الناتج عن الوراثة. ويمكن اللجوء إلى زراعة الشعر في مثل هذه الحالة.

١٢٧ - هل يوجد علاج عشبي لإعادة إنبات الشعر أو التقليل من سقوطه، وخاصة في مقدمة الرأس؟

• أولا يجب التأكد من عدم الإصابة بالغدة الدرقية، فلو كان هناك مرض في الغدة الدرقية يجب معالجته أولا وهو سبب تساقط الشعر. أما إذا لم يكن هناك مشكلة في الغدة الدرقية فيمكن استخدام الزيت الثلاثي الذي سبق الحديث عنه.

١٢٨ - ما العلاج الأفضل لتقصف الشعر؟

• أولاً يجب استشارة إخصائي للتأكد من أنه لا يوجد لديك نقص في الفيتامينات، وبالإمكان استخدام خلطة من مواد متساوية من الحناء والجرجير والبابونج، وإضافة ملعقتين كبيرتين من زيت الخروع، ثم يخضب به الشعر ويترك عليه لمدة ساعتين، وذلك بمعدل مرة واحدة في اليوم.

١٢٩ - هناك ثلاثة أعشاب تسمى السابلة،والماسكة،وساق الحمام تستخدم لتنعيم الشعر وزيادة لمعانه،بحيث تطحن بمعدل ملعقة من هذه الأعشاب الثلاثة،وتضاف إلى زيت الصبار أو الخروع. فهل لها أضرار؟

* لم أسمع بعشب السابلة والماسكة وأما ساق الحمام وعصارة الصبار وزيت الخروع فهي معروفة ولا ضرر من استعمالها،ولكنها لا تستخدم للتنعيم ولزيادة اللمعان ولكنها تستخدم ضد تساقط الشعر والقشرة وحيث إن العشبتين الأولى والثانية غير معروفة، فإني لا أنصحك باستخدام تلك الأعشاب.

١٣٠ - هناك خلطة للشعر مكونة من السابلة والماسكة وساق الحمام وتوضع مع زيت النارجين بمقدار ملعقتين مطحونتين من كل عشبة وتغلي على النار غلية واحدة ثم تبرد وتوضع على الشعر، فهل لها أضرار؟

* لم أسمع من قبل عن عشبة السابلة والماسكة، أما ساق الحمام فهو معروف وحبذا لو وضح أكثر عن النوعين السابقين، أو إرسال عينات منهما؛ لنعرف نوعهما؛ لنعطي الإفادة الصحيحة. ساق الحمام مع زيت النارجين ليس له ضرر.

١٣١ - هل صحيح أن نبات الرجلة تفرم مع قليل من الماء، ثم يضاف لها زيت الخروع من أجل كثافة الشعر؟

* لا يوجد في المراجع العلمية ما يفيد أن الرجلة تستعمل لهذا الغرض، أما بالنسبة لزيت الخروع، فيوجد ما يشير إلى ذلك وهو يستعمل عادة مع زيت الزيتون والصبار لمنع تساقط الشعر وزيادته.

١٣٢ - كثير من النساء استخدمن الكثيراء للشعر، وفعلاً نعَّمه وطوَّله وغزَّره، لكن بعض النساء ذكرن أنه يسبب مرض السرطان، فما صحة ذلك؟

* لا يوجد بالمراجع العلمية ما يدعم أن استعمال الكثيراء يحدث السرطان، وليس له أساس من الصحة.

١٣٣- هل للكثيراء فوائد للشعر؟ خصوصا أن النساء يتداولن وصفة للشعر من الكثيراء، حيث يقمن بنقعها في الماء لمدة ٢٤ ساعة ثم خلطها بالخلاطة ثم توضع على الشعر، فما مدى مصداقية هذه الوصفة؟ وماهي أضرارها؟ وكيف يمكن معرفة النوعية الجيدة من الكثيراء؟ وما هي النسبة المحددة لابن البيطار؟

- الكثيراء هي عبارة عن مادة صمغية تستخرج من نبات القتاد،ولا يوجد في المراجع العلمية ماينص على فائدتها للشعر،ولكن في الطب القديم والطب الشعبي تستخدم الكثيراء،ولا خوف من استعمالها والطريقة المتداولة صحيحة. أما النوعية الجيدة من الكثيراء فهي الرقائق أو الشرائح الشفافة البيضاء والنقية من أي شوائب أو ألوان. وليس للكثيراء نسبة محددة. وخاصة للشعر أما إذا كانت تستعمل داخليا،فلها جرعات ونسب محددة يجب عدم التمادي فيها.

١٣٤ - هل صحيح أن عصير الجرجير يزيد من غزارة الشعر؟

- لا يوجد في المراجع العلمية ما يشير إلى أن الجرجير يزيد غزارة الشعر ولكن إذا كانت أي امرأة قد جربته ونجح معها فإن الجرجير لا توجد له أضرار جانبية ويمكن استخدامه.

١٣٥ - هل هناك وصفات تزيد غزارة الشعر؟

- لا يوجد وصفات تزيد من غزارة الشعر؛ لأن بصيلات الشعر،الموجودة بالرأس هي البصيلات نفسها، ولا تزيد ولكن يمكن أن تنقص هذه البصيلات بنقص بعض الفيتامينات والمعادن وهذا ما يعرف بتساقط الشعر،وعليه فإنه يستشار إخصائي أمراض جلدية عن تساقط الشعر؛ لعله يصف بعض الفيتامينات التي يسبب نقصها تساقط الشعر.

١٣٦ - هل هناك أعشاب أو زيوت لتغذية الشعر الجاف؟

- يمكن استخدام مغلي البابونج، حوالي حفنة من الأزهار تغلي في لترين ماء لمدة ربع ساعة، ثم يبرد ويصفى وتخلط معه ملعقة عصير بصل ويغسل به الشعر وتفرك فروة الرأس ثم بعد ذلك يدهن الشعر بزيت زيتون مرة واحدة في اليوم.

١٣٧ - أمي تستخدم فيتامينات للشعر اسمها (MAXI - AIR) وعمرها يقارب ٤٠ سنة تقريباً. فهل على أمي أي ضرر من هذا الفيتامين؟ أفيدونا جزاكم الله خيراً.

- لا ضرر من استخدام ماكسي هير.

١٣٨ - أنا فتاه عمري ٢٨سنة وشعري دهني جداً، لدرجة أنه يظهر على بعد مسافة بعيدة، وأيضا به قشرة مع العلم جربت العديد من أنواع الشامبو الخاص بالقشرة. فهل هناك عشبه أو أنواع فيتامينات حبوب يمكن أن تزيد من غزارة الشعر وتخفف القشرة أو تزيلها.

- بإمكانك استخدام بياض البيض البني وتطلين الشعر به وتركه عليه لمدة نصف ساعة ثم تغسلينه.

١٣٩ - ما هي أفضل أنواع الزيوت؟ علماً بأن شعري دهني.

- أفضل أنواع الزيوت للشعر هو زيت جوز الهند.

١٤٠ - هل زيت النخاع التونسي يمنع تساقط الشعر؟ وما علاجه؟

- زيت النخاع التونسي لا يمنع تساقط الشعر والذي يمنع تساقط الشعر هو زيت الخروع نصف فنجان وزيت الزيتون فنجان وعصارة ورق الصبار عشرين نقطة تمزج جيداً وتفرك بها فروة الرأس عند النوم مرة واحدة في اليوم ويكرر الاستعمال حتى تزول الأعراض.

١٤١ - ما الصبغة الطبيعية التي تحول الشعر الأبيض إلى أسود، وتكون خالية من المواد الكيميائية؟

- من ناحية صبغات الشـعر الطبيعية التي تصبغ الشـعر الأبيض إلى أسود يوجد نوعان فقط وهما أوراق الوسمة وأوراق الكتم، حيث يسحق أي منها ويعمل مثل الحناء ويخضب به الشعر، فيحول اللون الأبيض إلى أسود.

١٤٢ - ماهي أجود الأنواع الخاصة بصبغات الشعر، ولا يوجد بها مواد كيميائية ضارة؟

- ذكر في السؤال السابق.

١٤٣ - ما هي أفضل مادة عشبية تستعمل مع الحناء لصبغ الشعر الأشيب باللون البني الغامق؟

- أفضل عشبة تخلط مع الحناء هي الكتم، أو الوسمة.

١٤٤ - هل هناك حناء نبات ملون للشعر وهل هو مضمون وأين يمكن أن يوجد؟

- الحناء الذي ذكر في الأحاديث وفي الطب النبوي هو الحناء العادي الذي يحمر لون الشعر والذي ينمو بكثرة في منطقة جازان وفي جدة وفي الرياض والجزء المستخدم منه الورق وهو أفضل شيء، حيث يشترى ويسحق في المنزل ويستعمل.. أما مساحيق الحناء الموجودة في الأسواق فهي غير مضمونة، حيث يضاف لها بعض المواد الكيميائية، وهي تسبب حساسية شديدة للجلد وحكة شديدة وحتى عند استعماله لتخضيب اليدين يعطي حكة شديدة. كما توجد مواد طبيعية لصبغ الشيب الأبيض إلى أسود مثل الوسمة وهي أوراق توجد لدى العطارين واستخدامها مثل استخدام الحناء.

١٤٥- هل لصبغات الشعر أي خطورة على الجلد من حيث إنها تسبب أمراضاً خبيثة؟

- الصبغات المصنوعة كيميائياً ربما تسبب بعض الأمراض الجلدية على الاستعمال الطويل والمستمر، أما الصبغات الطبيعية مثل الحناء والكتم والوسمة، فلا تسبب أي أضرار.

١٤٦- ماهي استعمالات ورق الآس، وبالأخص استعماله للشعر؟ وما فائدته في تلوين الشعر البني أو الأسود؟

- ورق الاس يستخدم لأغراض كثيرة فهي تحبس الإسهال والعرق والنزيف وإذا دلك بها البدن عند الاستحمام كانت مقوية للجسم منشطة للرطوبات تحت الجلد.وفيما يخص الشعر، فإنه يقويه ويسوده ويطوله وكذلك يحد من تساقطه والطريقة أن تسحق الأوراق وتعجن مثل الحناء ويخضب به الشعر ويمسك لمدة ساعة ثم يغسل بالماء والشامبو، وذلك مرة كل أسبوع.

١٤٧- هل صحيح أن زيت نبات الأرقطيون منبت للشعر ومقو؟ لأن عندي تساقطاً في الشعر، وأصبح قليلاً جداً، حتى إن الشعر الجديد ضعيف ويتساقط بسهولة ونموه ضعيف؟ آمل النصيحة في مساعدتي في هذه المشكلة ولك جزيل الشكر.

- من الأفضل استخدام مستحضر عشبي ضد تساقط الشعر اسمه Hair - AL يباع في الصيدليات بمعدل قرص واحد في اليوم وزيت الأرقطيون غير منبت للشعر.

١٤٨- ما فائدة المحلب وكيف يستعمل للشعر؟

- المحلب له فوائد عديدة فهو فاتح للشهية، مقو للحواس ويمنع الخفقان وضيق النفس ومسكن جيد للسعال والكحة والنزلة الصدرية، كما يستخدم لعلاج عسر الهضم وينقي المعدة. وإذا خلط مع اللوز والسكر يزيد في الوزن ولعلاج آلام الظهر والخاصرة وفقر الدم، أما عن كيف يستعمل للشعر فيسحق سحقاً ناعماً، ثم يُخض مع كمية من الماء حتى يصبح عجينة رخوة جداً ثم يمزج به شعر الرأس ويغطى الشعر بمنديل أو شيلة، حيث يعطي رائحة جيدة للشعر ويطريه ويقوي فروة الرأس وقد ضرب بـه المثل فتوصف المرأة ذات الرائحة الزكية بقولهم: «جلدها مخروز على محلب».

١٤٩- أنا شاب عشريني، ولكني للأسف لا أملك شعر الذقن والشنب الكثيف.. قالوا: إن زيت الحشيش ينفع، ولكن كسب مني العطارون، ومازلت ناعم الخدين.. فهل هناك من طريقة لتكثيف شعر الذقن والشارب؟

- يمكن أن تكون قلة الشعر لديك وراثية، فمهما أخذت من علاج فلن يفيدك. احفظ نقودك واحمد الله على ذلك.

١٥٠- سائل عمره ٢٧ سنة ولديه مشكلة وهي أن شعر الشارب لا يكاد يظهر، وكذلك الحال مع اللحية، وسمع أن هناك بعض الأدوية العشبية لدى العطارين وغيرهم التي تحتوي على حد قولهم على زيت الحشيش، ويقولون: إنه في غضون شهر يظهر شعر الوجه، ولكنه يقول: إنه يعرف أشخاصاً جربوه وحصل لديهم تساقط، ويقول: ما رأيي في زيت الحشيش؟

- لا يوجد أي عشب في الدنيا ينبت الشعر إذا كان الشعر وراثياً؛ لأن كثيراً من الناس يكون لديهم شعر الشارب واللحية قليلاً جداً هذا يعود إلى الوراثة ولا شيء يعالج ذلك؛ لأنه لا توجد أساساً بصيلات.. العطارون أو المعالجون الشعبيون الذين

يدعون أن هناك خلطات عشبية تفيد في ذلك هم دجالون ويضحكون على المستهلك، إذا كان الشعر يتساقط من الشارب أو من اللحية، فنعم هناك علاج لذلك ولكن أعتقد أن هذا الشيء لا يوجد لديك وأن الشيء الذي عندك هو وراثي. زيت الحشيش هو زيت بذر الحشيش، فهو الذي يستخدم دهاناً للشعر، ولكن ليس للتساقط.

١٥١- سيدة تقول: إنها قرأت في إحدى المجلات الخليجية خلطة لإزالة الشعر وهي مكونة من ثلاث مواد تؤخذ من كل منها ملعقتان كبيرتان وتغلي كل ملعقتين في ملء كوب ماء، ثم بعد ذلك تمزج الأكواب الثلاثة مع بعض وتوضع في الثلاجة وعند الاستعمال يؤخذ جزء بسيط منه ويسخن ثم يدلك بـه الوجه أو المكان المرغوب إزالة الشعر منه ويدلك المكان لمدة نصف ساعة ولمدة عشر أيام حيث يختفي الشعر. فهل هذه الوصفة صحية أم لا، وهل فيها خطورة على المرأة الحامل أم لا، وهل هناك احتمال نمو الشعر داخل الجلد؟

- لم تحدد الأخت السائلة نوع المواد الثلاثة ولذلك لا أستطيع أن أفيدك حتى أعرف المواد المكونة للخلطة، فأرجو إرسالها للتحليل، ومن ثم يمكنني الإجابة على أسئلتك.

١٥٢- توصف بعض الدلالات معجوناً لإزالة الشعر ويطلبون مبلغاً كبيراً، ولكن بعد تجربته ثبت أنه فعلاً أزال الشعر، لكنه سبب حرقاناً وحكّة في المواقع نفسها التي أزيل منها الشعر، ثم ظهرت حبوب صغيرة ذات رؤوس سوداء مصحوبة بألم. ماذا تنصح؟

- غير معروف كيفية تحضير هذا المعجون وكذلك محتوياته. قد يحوي كورتيزون، والنصيحة مراجعة إخصائي أمراض جلدية وعدم ترك الموضوع أو إهماله وإحضار المعجون لإخصائي الأمراض الجلدية.

١٥٣- سائلة تسأل عن استخدام مرارة الماعز مع النشادر لإزالة الشعر من جميع أنحاء الجسم، وخاصة للنساء؟

- الأخت السائلة، هذه الوصفة موجودة في أحد كتب الطب القديمة، ويقال: إنها تمنع إنبات الشعر والطريقة أن يحلق الشعر تماماً ثم توضع عليه هذه الخلطة فيمنع إنبات الشعر مرة ثانية. ولا يوجد ضرر منها إذا كان استخدامها لمرة واحدة فقط بإذن الله تعالى.

١٥٤- هناك وصفة تروج حالياً للتخلص من الشعر في الجسم، ويذكرون أن مخترعها سعودي فهل لديك خلفية عن هذه الوصفة وهل هي آمنة؟

- لا يوجد لدي خلفية عن تلك الوصفة، ومن ناحية أمانها فلا أستطيع الإجابة على ذلك؛ لأنني لم أرها ولكن نظراً لكثرة الوصفات التي تحمل ادعاءات. وإن أردت نصيحتي فابتعدي عن مثل تلك الوصفات إلا إذا كان المستحضر مسجلاً من قبل الإدارة العامة للرخص الطبية والصيدلية بوزارة الصحة السعودية ولا بد أن يحمل المستحضر رقم التسجيل.

١٥٥- اشتريت وصفة تباع من قبل مخترع سعودي يعمل في أحد المستشفيات، هذه الوصفة تزيل الشعر وبعد استخدامها زال معظم الشعر إلا أن هناك شعراً لم يتأثر ولكن هذه ليست المشكلة، إنما المشكلة هي ظهور بقع حمراء واضحة جداً وعندما ذهبت إلى المستشفى قالوا: ربما تكون هذه البقع بداية سرطان ونصحوني بالمداومة على إجراء الفحص والآن ما هو الحل؟ وبماذا تنصحني؟

- هل العلاج مسجل في وزارة الصحة السعودية أم لا؟ فإذا كان مسجلاً، فأعتقد أن السبب قد لا يكون من العلاج وإذا كان غير مسجل فالسبب منه ١٠٠٪ وأنصحك بمتابعة المستشفى ولعل هذا يكون إنذاراً لك ولسواك الذين يستخدمون وصفات غير مسجلة وغير مقننة.

١٥٦- كيف يمكن إزالة اسوداد الفخذين؟

- فيما يتعلق بسواد الفخذين تحرق أوراق الآس ثم يؤخذ الرماد ويعجن بماء وتدهن به الأفخاذ المسودة مرة واحدة في اليوم ولعدة أيام.

١٥٧- هناك مبيض للبشرة عن طريق الإعلان الذي ينشر من خلال إحدى القنوات الفضائية، حيث يعلن عن كريم خاص للبشرة، ثم توضع أرقام هواتف لطلبه، حيث لا يباع إلا عن طريق الهاتف. نرجو النصح والإرشاد.

- المفروض عدم استخدام أي شيء يباع عن طريق الهاتف؛ لأن هناك صيدليات ومحلات خاصة بمثل هذه المواد والتي كان من المفروض أن يباع بها مثل هذا المستحضر إذا كان أساساً مصرحاً باستعماله، وعليه فإنني أنصح أي قارئ وأي

مستهلك بعدم استعمال مثل هذا المستحضر؛ خشية أن يحدث ما لا تحمد عقباه، وخاصة في الوجه الذي هو أساس الجمال.

١٥٨- هناك خلطات تروج بين النساء لتبييض البشرة، فهل لهذه الخلطات أضرار؟ خصوصاً أنها تتكون من خليط من الكريمات وكذلك كريم الحساسية؟

- يجب عدم استخدام هذه الخلطة التي قد تسبب مشكلات جلدية مثل السرطانات أو الإلتهابات. وعادة الأعراض لمثل هذه الخلطات لا تظهر إلا بعد مدة قد تصل إلى سنوات عدة من استعمالها. وأحذر النساء من استخدام مثل هذه الخلطات، وما أجمل البشرة التي منحنا إياها الخالق، مهما كانت فهي جميلة.

١٥٩- سائلة تقول: إن هناك خلطة من كريمات عدة لتبييض البشرة تتداولها السيدات تسمى (خلطة الدكتور جابر للتبييض). فهل هذه الخلطة صحيح باسمكم؟

- هذه الخلطة لا أعرف عنها أي شيء ولا تمت لي بصلة وأنا أحذر من أنه لا توجد باسمي أي خلطة سواء للتبييض أو غيرها، وإنما بعض المرتزقة يستخدمون اسمي للترويج لخلطاتهم من أجل الكسب المادي غير المشروع.

١٦٠- فتاة استخدمت نوعا من الصبغة لبشرتها وتأثرت البشرة، حيث اسودت وصارت مثل الكلف، وذلك من مدة ٣ أشهر. فهل هناك علاج؟

- هذا نتيجة استعمال مواد مجهولة الهوية،والحمدلله أن الضرر كان سواداً ولم يكن شيئاً آخر، ويمكن استخدام مسحوق الكركم خلطا مع الفازلين ودهن الموقع مرة واحدة في اليوم، وستزول بإذن الله.

١٦١- هناك صيدلية يعمل فيها فلبيني يبيع كريمات يعملها بنفسه، وهذه الكريمات تعمل كمبيضة للبشرة ويبيعها بأسعار باهظة ولا يوجد عليها أي تعليمات، فهل هي آمنة؟

- لقد وردتنا هذه العينة من أشخاص كثيرين وحللناها ووجدناها تحتوي على ١٥٪ من مادة الهيدروكينون وهي تبيض البشرة، إلا أن هذه النسبة عالية جداً وغير مسموح بها وأقل ما يسمح به هو ١,٩٪، فالمفروض أن يقبض على مثل هذا الشيطان ويعاقب ويرحل من البلد؛ لكي لا يعبث بالمستهلكين.

١٦٢- سيدة تعاني من مشكلات في البشرة، وقد راجعت مراكز تجميلية عدة ومستوصفات لتجميل البشرة وأعطيت كريمات وتكبدت خسائر مادية كبيرة دون فائدة، فهل هناك خلطة للبشرة؟

• لم تذكري بالضبط ماذا كنت تعانين منه، هل هناك كلف أو نمش أو الاثنان معاً، أو تريدين تفتيح البشرة، إذا كانت المشكلة هي الكلف والنمش فيمكن استعمال عجينة مكونة من مسحوق جوزة الطيب والماء على هيئة عجينة توضع على مناطق الكلف والنمش، فإن لم يتيسر ذلك فيمكن استخدام مزيج من عصير البصل والخل بكميات متساوية ودهن الأماكن بهذا المزيج بمعدل مرة في الصباح وأخرى في المساء، أما إذا كان المطلوب تفتيح البشرة فيوجد في الصيدليات ثلاثة أنواع من الكريمات كلها جيدة ومسجلة في وزارة الصحة وبإمكانك استخدام أي منها.

١٦٣- سيدة تقول: إن بشرتها في تقلب مستمر، وخاصة بعد أن استخدمت كريماً يروج لدى بعض محلات الكوافيرات وتطلب الحل، حيث أصبحت في حالة نفسية سيئة وقد راجعت بعض عيادات الأمراض الجلدية وأعطوها بعض الكريمات ولكن الحال تسوء أكثر وأكثر لدرجة وجود بعض التقرحات؟

• لقد حذرنا كثيراً عن أي وصفة مجهولة. أنصحك بمتابعة علاجك مع استشاري أمراض جلدية.

١٦٤- هل يوجد علاج للهالات السوداء حول العين؟

• للهالات السوداء يمكن أخذ كركم ويسحق ناعماً ثم تعمل منه عجينة مع الفازلين، ويوضع على مواقع الهالات بمعدل مرتين يومياً.

١٦٥- ما هي الأعشاب التي تزيل الكلف والنمش؟

• قشر جذور نبات الحنظل إذا سحقت ودلك بها موقع النمش والكلف أزالها، كما يمكن استخدام ورق التوت الغض أو اليابس إذا خلط مسحوقه بالعسل وضمد به مواقع الكلف والنمش أزالها.

١٦٦- يوجد على أنحاء سطح الجسم نقط بنية صغيرة تسمى بالنمش. هل يوجد لديك حل؟

• يمكن استعمال معجون مكون من جوزة الطيب + زيت اللوز الحلو، يوضع على النمش مرة في الصباح ومرة في المساء. كما يمكن استخدام عصير الليمون دهاناً مرة في الصباح ومرة في المساء.

١٦٧- هل هناك وصفة عشبية آمنة لتصفية البشرة وتحسين لونها، خصوصاً إذا كان توجد فيها بعض النقط؟

- نعم هناك وصفة آمنة لتصفية البشرة وخالية من أي مواد كيميائية وهي تحضير عجينة طازجة تحضر عند الاستعمال فقط وتتكون من مزيج متساوٍ من الكركم وحبة البركة والكثيراء والزعتر والمصطكى والليمون وزيت الخروع ودقيق ذرة وعسل وتستعمل هذه العجينة مباشرة دون تأخير كقناع على الوجه وتمكث على الوجه عشرين دقيقة ثم تغسل بالماء الدافئ ويجفف الوجه ثم يرش بماء الورد، وذلك بمعدل مرة واحدة في اليوم.

١٦٨- هل هناك أعشاب تصفي البشرة وتفتح لون الجلد؟

- لتصفية لون البشرة يخلط الخيار مع ثمار الأفوكاتو وتوضع على الوجه، فذلك يزيل الكلف والتجعدات وآثار الحروق ويعطي بشرة جيدة.

١٦٩- كيف يمكن استرجاع لون اللثة التي أصبحت سوداء؟

- فيما يتعلق بسواد اللثة، فأرجو مراجعة استشاري أمراض اللثة لمعرفة الأسباب أولاً، ثم على ضوء ذلك يتم العلاج.

١٧٠- يوجد لدى العطارين وصفة للبنات في سن السابعة عشرة وهذه الوصفة عبارة عن خلطة يقولون: إنها تعطي جسماً مفصلا للفتاة، حيث تبرز أجزاء الجسم بشكل لافت للانتباه، وهذه الخلطة تباع بخمس مئة ريال، فما رأيك فيها؟

- خلق الله سبحانه - عز وجل - المرأة وتكفل بجمال جسمها وتكفل أيضاً بزواجها دون وصفات أو خلطات.. ربما تسبب هذه الخلطة للبنت العقم أو النزيف الرحمي أو سرطاناً أو أي مشكلات أخرى هي في غنى عنها، وأنصح الأمهات بعدم إعطاء بناتهن أي وصفة مسمنة أو مخسسة؛ لأنها قد تؤثر على حياتهن، وقد تسبب لهن مخاطر جسيمة.

١٧١- هناك منتج أنتجته إحدى الشركات باسم *erfect Women وهو منتج جديد ومكبر للصدر، ولقد عرض في إحدى القنوات الفضائية، فهل هذا المنتج يكبر الأثداء؟ وهل هو آمن ولا توجد له مضار مستقبلية؟ وهل هو مرخص طبياً؟

- أنا لم أسمع عن هذا المنتج وكثير من القنوات الفضائية مع الأسف تقوم بالدعاية لكثير من المستحضرات وهي غير مقننة وإذا كان هذا المنتج مرخص من وزارة الصحة السعودية وعليه رقم تسجيل الرخص الطبية فهو مدروس وآمن ويمكن استعماله، ولكن إذا كان خلاف ذلك فأحذر الناس من استعماله؛ لأنه قد يكون فيه ضرر كبير بل قد يؤدي إلى التسرطن، وأحب أن أنوه إلى أن أي دواء عشبي أو خلافه إذا لم يكن يحمل سجل رقم وزارة الصحة التي فسحت بيعه وتداوله، فإنه يعتبر خطراً على مستعمليه.

١٧٢- ماهي جرعة الحلبة المنبتة من أجل تكبير الصدر وهل هذه الوصفة تساهم في امتلاء مجمل الجسم أم يقتصر دورها على منطقة الصدر؟ وهل تتعارض مع حبوب منع الحمل؟

- جرعة الحلبة المنبتة هي ثلث الحزمة المنبتة في الجرعة الواحدة، أي تقسم الحزمة إلى ثلاث جرعات في اليوم، وهي تملأ الجسم نوعاً ما ولكنها تتركز على الصدر، والحلبة لا تتعارض مع حبوب منع الحمل.

١٧٣- هل هناك شيء يكبر الثديين؟

- من الأعشاب الجيدة التي يمكن استخدامها لتكبير الثديين الحلبة التي يوجد بها مركب يعرف باسم (Diosgenin) والذي يستعمل في زيادة هرمون الإستروجين وهـذا الهرمون يزيد من حجم الثديين والطريقة هي صب كوبين من الماء في قدر صغير، ثم يضاف ملء كوب من الحلبة المنبتة، ثم تضاف كمية قليلة من اليانسون أو الريحان أو الشبث والشمر أو البروقوش، ثم يترك المزيج على النار حتى يغلي، ثم يرفع من فوق النار، ويترك حتى يبرد، ثم يضاف عليه عصير ليمون وعسل ويشرب منه كوب إلى كوبين في اليوم.

١٧٤- هل فرك الأسنان بالليمون مع بيكربونات الصوديوم يبيض الأسنان الصفراء؟ وهل هو آمن طبياً وأن كان كذلك، فما مقدار البيكربونات اللازم لذلك؟

* الليمون يضر الأسنان، حيث يُحدث لها تآكلا، أما بيكربونات الصوديوم فيزيل الصفار من الأسنان ولكن على مدى طويل والطريقة أخذ ملء ملعقة من البيكربونات وإذابتها في نصف كوب ماء ثم يتمضمض بها وتفرك بها الأسنان.

١٧٥- هل للبخار أهمية في تنظيف الوجه؟

* إذا كان في الوجه وسخ فهو ينظفه وإذا كنت تقصدين تبييض البشرة أو إزالة البثور أو خلاف ذلك، فالإجابة لا.

١٧٦- هل هناك علاج للبياض العارض في الأظافر وما هو إن وجد وطريقة الاستعمال؟

* يؤخذ قليل من جوز السرو، وقليل من الترمس ويطبخان في خل وتطلى به الأظافر، فإنه بإذن الله يزيل هذا البياض.

المشكلات الهضمية

١٧٧- أعاني من روائح كريهة تظهر من الفم وسببت لي إزعاجاً، لدرجة أني قررت عدم الجلوس مع السيدات وعدم زيارة الجيران أو الأقارب واستخدمت أدوية كثيرة دون فائدة، فما الحل؟

- لابد أن يكون لديك مشكلة في الأسنان أو اللثة أو فتحة البواب التي تؤدي إلى المعدة عن طريق هذه الفتحة إلى الفم وتعطي الرائحة الكريهة ويجب التأكد من ذلك، وعلى أي حال هناك وصفات يمكنك استخدامها لعلها تحل هذه المشكلة، وهي Breath aid مستحضر عشبي يباع في محلات الأغذية الصحية أو odourast كذلك في محلات الأغذية الصحية.

١٧٨- أعاني من رائحة شديدة في الفم وأنا أنظف أسناني وأعالج اللثة ولكن لا فائدة من ذلك، فما السبب؟ وهل يوجد علاج؟

- يبدو أن فتحة المعدة على المريء لا تنقفل جيداً، فقد يكون هناك خلل في تلك الفتحة، حيث تظهر الروائح الكريهة من المعدة إلى المريء ثم إلى الفم وعليه يجب مراجعة المختص.

١٧٩- أعاني من لون الزرقة على أطراف اللسان مع نغزات متفرقة في أطراف اللسان، فما السبب وما هو علاجه؟

- استخدام عجينة رخوة مكونة من ملعقة مسحوق ورق حنا مع ملعقتين خل ويتمضمض بالمعجون لمدة ربع ساعة يومياً لمدة أربعة أيام دون أن يبلع أي شيء من المعجون.

١٨٠- أعاني من حبوب تظهر على اللسان، وأحياناً في أسفل اللسان وهي مؤلمة وأريد وصفة عشبية لتلك الحبوب؟

- هل هي حبوب أم على هيئة تقرحات صغيرة، وهل لها لون معين أرجو عدم إهمالها ومراجعة المختص، ولكن يمكنك استخدام مستخلص المر كمضمضة بمعدل ثلاث مرات في اليوم ودعواتي لك بالشفاء.

١٨١- أخي يعاني من كثرة التقرحات، سواء بالفم (اللثة) أو اللسان وهذه التقرحات مؤلمة ومزعجة، وقد عمل فحوصات كثيرة وكانت النتائج سليمة، فكيف يمكن الوقاية من هذه التقرحات بالأعشاب الطبية وتقليل آلامها؟

- يؤخذ ملء ملعقة من مسحوق الحلبة ويوضع في نصف كوب ماء مغلي ويترك ١٠ دقائق، ثم يصفى ويترك جانباً، ثم يضاف إليه نصف الكمية من ماء الورد، وبعد ذلك يضاف إلى المزيج ملء ملعقة كبيرة من المر النقي ويوضع الخليط على النار ويحرك حتى يذوب المر ثم يبرد وبعد ذلك يتمضمض بذلك لمدة ١٥دقيقة وذلك بمعدل ثلاث مرات في اليوم وبإذن الله ستزول تلك التقرحات.

١٨٢- شاب متزوج وعمره ٣١ سنة يعاني من الفطريات البيضاء داخل الفم والحبوب الحمراء الصغيرة، وذلك منذ أن كان صغيراً ويسأل فيما إذا كان هناك علاج لهذه الفطريات والحبوب؟

- الأفضل مراجعة إخصائي أمراض جلدية، ولكن بإمكانك استخدام مزيج مكون من مسحوق الحناء مع الخل يكون على هيئة عجينة رخوة، توضع داخل الفم وتحرك باللسان في جميع اتجاهات الفم، ولمدة ربع ساعة ثم تلفظ وينظف الفم بعدها بماء دافئ وتكرر العملية يومياً ولمدة أسبوع.

١٨٣- هل هناك عشبه اسمها بذر العرعر وهل هي مفيدة للفهاق وكيف استعمالها؟

- نعم هناك بذور تعرف ببذور العرعر، والعرعر نبات شجري معمر دائم الخضرة ويعطي ثمارا ذات لون بنفسجي ويسميها الناس بذورا، مع أنها ثمار لكن صارت هذه التسمية عرفا وهي تفيد للفهاق ويؤخذ ملء ملعقة صغيرة من مسحوقها ووضعها في كوب، ثم يصب الماء المغلي حتى يمتلئ، ثم يترك لمدة عشر دقائق ويصفى ويشرب مرة واحدة في اليوم.

١٨٤- شخص يعاني من ارتداد الأكل إلى المريء ومن الغازات الدائمة في أعلى المعدة ويريد إرشاده؟

- يمكن أخذ ملء ملعقة من الكراوية مع ملء ملعقة من اليانسون وإضافتها إلى ملء كوب ماء مغلي ويترك لمدة ١٠ دقائق، ثم يشرب الماء مع المواد الموجودة فيه بمعدل مرة بعد الغداء وأخرى بعد العشاء.

١٨٥- أعاني من اتساع فوهة المعدة مما يعمل على ارتداد عصارات المعدة على المريء وهناك امرأة أخبرتني بوصفة تدعي أنها مناسبة جداً لحالتي، وهي تتكون من: الشاي الأخضر مع مرمية وإكليل الجبل وبذور الكتان بكميات متساوية وتقوم بطحنها ثم تأخذ ملء ملعقة من تلك الخلطة وغليها في ملء كوب ماء ويؤخذ منها كوب بعد كل وجبة يومياً، هل لهذه الوصفة أضرار أم يمكن استعمالها؟

- مكونات هذه الوصفة لا يوجد فيها خطورة بإذن الله ويمكنك استعمالها بأمان.

١٨٦- ما هي الأعشاب المناسبة لعلاج عسر الهضم؟

- الأعشاب المناسبة لعسر الهضم البابونج، حيث يستخدم ملء ملعقة من أزهار البابونج على ملء كوب ماء مغلي، ويترك لمدة عشر دقائق ثم يصفى ويشرب بعد الأكل.

١٨٧- هل هناك دواء عشبي لقطع غازات البطن؟

- يمكن استخدام ماء زهر البرتقال وهو موجود لدى العطارين وذلك بمعدل خمس نقط لكل كوب ماء شرب،وذلك بعد الأكل مباشرة. أو يمكن استخدام مغلي مسحوق بذور العرعر،حيث يؤخذ ملء ملعقة صغيرة من مسحوق بذور العرعر وتمزج مع ملء كوب ماء مغلي ويترك المزيج لينقع مدة ١٥دقيقة،ويشرب بمعدل كوب واحد بعد كل وجبة. أو يمكن مضغ غصنين من البقدونس الطازج بعد الأكل مباشرة،وهو جيد لإزالة غازات البطن.

١٨٨- سيدة تقول: إنها تعاني من الغازات بعد الوجبات الغذائية وكذلك حرقان،وتسأل فيما إذا كان هناك علاج لهذه الحالة؟

- أرجو قبل كل شيء عمل تحليل لجرثومة المعدة،فلربما تكون لديك وهي تسبب مشكلات كثيرة من ضمنها الأعراض التي تعانين منها، ولكن يمكنك استعمال ملء ملعقة صغيرة من مسحوق الكراويه توضع على ملء كوب ماء مغلي وتترك تنقع لمدة عشر دقائق ثم تصفى وتشرب قبل الوجبات بخمس دقائق، كما يمكن استخدام ربع كوب قبل الوجبات من عصير الصبر الذي يباع في محلات الأغذية الصحية باسم Aloe - era - uce.

١٨٩- ماهي الأعشاب التي يمكن استخدامها ضد حرارة المعدة وغازات البطن؟

- بالنسبة لغازات البطن وتطبله،فأفضل شيء نبات الجنطيانا،وكذلك نبات القنطريون وتستعمل الأعشاب على هيئة مغلي، حيث يؤخذ ملء ملعقة أكل ويضاف لها نصف لتر ماء ويغلي لمدة عشرين دقيقة ويبرد ويصفى ثم يشرب قبل الطعام.

١٩٠- ما هو الحل في مشكلة عدم التحكم في الانتفاخات الهضمية؟

- يمكن محاولة شرب ملء ملعقة صغيرة من مسحوق اليانسون على ملء كوب ماء مغلي بعد الأكل ويشرب كاملاً.

١٩١- أعاني من مغص في أسفل البطن استمر معي سنين طويلة، واستعملت وصفة النانخة التي كتبت عنها في (عيادة الرياض) وشفيت تماماً، فهل أستمر في استخدامها أم أتوقف؟

- الحمد لله على شفائك من مغصك ويمكنك التوقف، وإذا عاودك المغص يوماً ما فاستخدمها مرة أخرى، ولا أضرار من الاستمرار عليها.

١٩٢- هل استعمال العنب والماء كوصفة علاجية ناجحة لبعض أمراض المعدة، وخصوصا إذا استخدمت لمدة شهر وبدون أن يؤكل معها شيء؟ وهل هذه الوصفة مجربة وناجحة؟

- بالنسبة للعنب مع الماء كعلاج بدون أكل آخر، فلا أعتقد أن هناك دراسات علمية تؤيد هذا الادعاء، كما أن هذه الطريقة لها خطورتها على الأشخاص المصابين بالسكري، أو على الأشخاص الذين لديهم سكري ولم يخضعوا لأي تحليل لمعرفة أن لديهم سكراً، فلو استخدموا هذه الوصفة فقد يكون ذلك خطراً عليهم، وأنا شخصياً لا أؤيد استخدام هذه الوصفة.

١٩٣- ما هي طريقة استخدام بذرة الكتان وفوائدها لسهولة الهضم؟ وما هي المدة المحددة لاستخدامها؟ وهل من كان عمره ١٨ سنة يمكن استخدامها؟

- يؤخذ ملء ملعقة من مسحوق بذر الكتان ويوضع على ملء كوب ماء شرب ويمزج، ثم يشرب مباشرة قبل الأكل مرة في الصباح ومرة في المساء، ثم يتبع بكوب من الماء، ويمكن استخدامه لمدة شهرين، كما أن من كان عمره ١٨ سنة يمكنه استخدامها.

١٩٤- ما هو علاج النزلة المعوية بالأعشاب؟

* يجب مراجعة المختص، وهناك وصفات عشبية لعلاج النزلة المعوية من أهمها ما يلي:

١- قشور البصل، حيث تؤخذ خمس ملاعق كبيرة من قشور البصل وتوضع في وعاء ويضاف لها نصف لتر ماء بارد، ثم توضع على النار وتترك حتى تغلي، ثم ترفع من فوق النار وتترك مغطاة جانباً لمدة عشر دقائق، ثم يصفى ويلاحظ أن لون المغلي مثل لون الشـاي، يقسم هذا المغلي بعد ذلك إلى ثلاثة أجزاء ويـشرب بمعدل أربع مرات في اليوم كل مرة ملء فنجان قهوة صغير.

٢- أوراق الريحان الطازج وأزهاره. يؤخذ ما مقداره خمس ملاعق كبيرة من الريحـان « أوراق وأزهار» وتوضع في قدر صغير، ثم يضـاف لها لتر من الماء البارد وتترك لمدة سـاعتين، ثم توضع بعد ذلك فوق النار حتى تصل إلى درجة الغليان وتترك تغلي لمدة دقيقتين، ثم ترفع من فوق النار وتترك مغطاة جانبا لمدة عشر دقائق، ثم تصفى ويشرب منها مقدار فنجان قهوة صغير وذلك كل ساعتين طول النهار.

١٩٥- كان لدي جرثومة المعدة وصرف لي علاج وبعد سنة أجريت منظاراً وتبين أن فم المعدة مفتوح والأكل يرجع إلى المريء. كما أعاني من تحجر فيما بين أضلاع القفص الصدري بعد الأكل بساعة وصرف لي الطبيب علاج حبة قبل الأكل بنصف ساعة، ولازال الوضع على ما هو عليه دون تحسن، كما يقول الدكتور: إنه يجب النوم بشكل انحداري، حيث يكون الرأس مرتفعاً عن بقية الجسم بمقدار ١٥سم، ولا بد أن يستمر هذا الوضع في النوم طول الحياة. أرغب الإفاده.

* ماذكره الطبيب في كيفية النوم صحيح، ويجب الالتزام بـه حسب ما تستطيع، ولكن توجد إمكانية التدخل الجراحي فيما يخص فتحة المعـدة وتضييقها وتحتاج إلى مراجعة جراح مع تمنياتي لك بالشفاء.

١٩٦- لدي جرثومة المعدة وشخصت من أحد المستوصفات الأهلية وأعطيت علاجاً واستخدمته لمدة ثلاثة أسابيع حسب تعليمات المستوصف وانتهى العلاج ولم أجد أي نتيجة، بل ازدادت الآلام المعدية والحموضة سوءاً، ثم راجعت معالجة شعبية وقامت بتدليكها لمدة أسبوع ولم أستفد، بل شعرت بأن العضلات التي فوق العانة لا أستطيع لمسها من شدة الألم. فهل من مغيث؟

- لقد حذرنا مراراً وتكراراً من الذهاب إلى مثل هذه المستوصفات، فالخبرات الموجودة في بعضها غير مؤهلة، وكذلك أجهزة التحليل لديهم قديمة والعلاج الذي أخذ لجرثومة المعدة حسب ما ذكرت لا يفيد، ثم زودت الطين بلة بذهابك إلى جاهلة أو مشعوذة إن صح التعبير وكان المفروض أن تذهبي إلى مستشفى حكومي أو مستشفى خاص على درجة من التأهيل، وأنصحك بالذهاب إلى إحدى المستشفيات المؤهلة وعمل فحوصات دقيقة؛ ليصرفوا لك العلاج المناسب ولعلهم يصلحون ما أفسدته المعالجة الشعبية.

١٩٧- هناك وصفة للمعدة والقولون بالعسل والأعشاب، فهل الادعاءات الموضوعة على هذه الخلطة صحيحة، وهل يمكن استعمالها؟

- هذه الوصفة خطيرة جداً وأرجو عدم استخدامها، حيث إنها تحتوي على أعشاب مجهولة قد تسبب تلفاً للكبد أو فشلاً كلوياً أو تلفاً للبنكرياس أو عقماً أو سرطاناً وخلاف ذلك، وقد نصحت كثيراً بعدم استخدام أي خلطة مع عسل؛ لأن العسل بعد خلطه بالأعشاب يفقد قيمته الدوائية الأساسية. كما أنه قد تم تحليل العديد من الخلطات المكونة من أعشاب وعسل فوجد أنها تحتوي على بكتيريا وفطريات تضر بالشخص الذي سوف يستعملها ولا يغرك الترخيص الصناعي الذي يوضع على الخلطات، فليس له علاقة بالخلطة التي تباع وتحمل الادعاءات الدوائية، الأهم من ذلك أن يكون على المستحضر سجل وزارة الصحة السعودية؛ لأنها هي المسؤولة عن الدواء وليست وزارة الصناعة وأحذر وأكرر مجدداً بعدم استخدام خلطات العسل مع الأعشاب، ولا تغركم الدعايات المزيفة التي تصدرها بعض المجلات الرخيصة والجرائد التي لايهمها سوى قبض ثمن الإعلان، أما صحة المواطن فإنها ترمي بها عرض الحائط.

١٩٨- أعاني من الحساسية ومن حموضة وأرغب في النصح.

- لا أدري هل لديك جرثومة المعدة المعروفة باسم هيلوباكتر بايرولي؛ لأنها تسبب المشكلات التي لديك. وعلى أي حال، فبالنسبة للحموضة يمكنك استخدام مسحوق العرقسوس بمعدل ملء ملعقة صغيرة على نصف كوب ماء بارد يمزج جيداً ويشرب قبل الوجبة بعشر دقائق، ولكن إذا يوجد لديك ضغط فيجب عدم استخدام هذه الوصفة. الوصفة الثانية هي لب الرمان مع بذوره، حيث تؤخذ رمانة وتزال قشرتها الخارجية ثم توضع باقي الرمانة ببذورها وشحمها في الخلاط وتخلط جيداً ثم تشرب قبل الأكل مرة واحدة في اليوم. ويمكن أن يشرب يومياً عصير مكون من ربع حبة ملفوف تقطع إلى قطع صغيرة وتوضع في الخلاط، ثم يضاف لها تفاحة وجزرة مقطعة إلى قطع صغيرة، ثم نصف كوب ماء ويخلط الجميع في الخلاط ويشرب مباشرة بمعدل مرة واحدة في اليوم قبل الأكل.

١٩٩- أعاني من حرقان وحموضة في المعدة وأرغب في استعمال دم الأخوين، لكن لا أعرف الكمية التي تستخدم؟ وما هي الكثيراء وأين أجدها وكم يستعمل منها مع دم الأخوين؟

- يمكن استخدام نصف ملعقة إلى ملعقة من مسحوق دم الأخوين، وإضافة ربع ملعقة من صمغ الكثيراء، وهي موجودة لدى العطارين، ثم تضاف إلى ملء كوب ماء مغلي ويترك لمدة عشر دقائق ثم يشرب مرة واحدة في اليوم.

٢٠٠- سيدة تعاني من ألم في المعدة وراجعت كثيراً من الأطباء وأعطوها أدوية عدة، ولكن من دون فائدة والألم يظهر من الجزء الأيمن من البطن، كما أعطوها حمية غذائية، ولكن لا فائدة. فبماذا تنصح؟

- أرجو أن تعمل فحصاً لجرثومة المعدة عند أي مستشفى حكومي أو في مستشفى أهلي ذي إمكانات جيدة، حيث إن جرثومة المعدة تشبه الأعراض الموجودة لديها ويمكن علاجها. ويمكنك حالياً استخدام عصير الصبر وهو يباع جاهزاً في محلات الأغذية الصحية حيث تأخذين ربع كوب قبل كل وجبة، كما يمكنك عمل عصير مكون من ربع ملفوفة وتفاحة وجزرة وتنظفينها جميعاً، ثم تقطعينها

إلى قطع صغـيرة وتضعينها في الخلاط ثم تضيفين لها ثلثي كوب ماء وتخلطين بالخلاط، ثم تشربين العصير مباشرة قبل وجبة الغداء يومياً. ابتعدي عن المقليات تماماً واستعملي المسلوق أو المشوي، وابتعدي عن الشاي والقهوة والسكر الأبيض والشكولاتة والفواكه الحمضية والمواد الحارة. وبإمكانك استعمال المخلل عند الشعور بالألم.

٢٠١- سيدة تقول: إنها ذهبت لأحد العطارين في الرياض ممن يقومون بمزج أعشاب مع ماء وزيت، وذكرت للعطار أنها تعاني من آلام في المعدة وحضّر لها تحضيرة وقال: هل تريدينها بدون قراية، فقالت وما الفرق فقال: قيمة العلاج بدون قراية ١٥٠ ريالاً وإذا قرأت عليها تكون القيمة ٢٠٠ ريال، وإذا رغبت أقرأ عليها مرتين فالقيمة ٣٠٠ ريال. فهل تستخدم هذه؟

• يبدو أن هذا العطار يحضر هذه الوصفات ويضفي عليها القراءة من أجل كسب نفسـية المريض وأنا أنصح بعدم شراء أي وصفة يركبها عطار أو طبيب شعبي؛ لأنهم يجهلون المجاميع الكيميائية التي تحتويها الأعشـاب. كما أنهم لا يقدرون الجرعة الدوائية وهناك خطورة كبيرة من اسـتعمال هـذه الوصفات؛ لأنها قد تسـبب الفشـل الكلوي أو تليف الكبد أو السرطنة وقد لا تظهر هذه الأعراض إلا بعد عدة أشـهر أو سنة أو سنتين بعد استعمال العلاج، فاحذروا من هؤلاء المرتزقة. كما أن لعاب هذا المعالج الذي يتفل أو يقرأ على الخلطة قد يكون ملوثاً بأحد الفيروسات.

٢٠٢- سيدة تقول: إنها ذهبت إلى معالجة شعبية لعلاجها من سوء الهضم وأعطتها علاجاً مكوناً من مسحوق وكذلك خلطة عشبية مع عسل وقالت: استخدميها لمدة عشرة أيام. وكانت قيمة هاتين الوصفتين ٦٠٠ ريال وبدأت تستخدمها، إلا أنها في اليوم الرابع شعرت بحرقان شديد في البول وآلام في الظهر في اتجاه الكلى، وتوقفت عن استعمال الدواء، ولكن الآلام شديدة ومستمرة فماذا تفعل؟

• لقد حذرنا كثيراً من عدم الذهاب إلى مثل هؤلاء المعالجين؛ لأنه لا توجد لديهم أي خلفية عما تسببه بعض الأدوية العشبية من مآسٍ، وخاصة أن بعض الأدوية

العشبية لها أضرار جانبية على الكلى والكبد والبنكرياس والعقم ،والمعالجون الشعبيون بشكل عام لا يعرفون هذه الأضرار ويعتقدون أن الأعشاب إذا ما أفادت لم تضر، وهذا اعتقاد خاطئ، والآن وقع الفأس في الرأس فما عليك إلا مراجعة أي مستشفى حكومي وعمل فحوصات شاملة على الكلى والمسالك البولية، وبإذن الله سيجدون الحل المناسب وخذي حذرك من هؤلاء المعالجين.

٢٠٣- أعاني من القيء وأسأل فيما إذا كان هناك وصفة من الأعشاب لعلاج هذه الظاهرة؟

• يمكنك أخذ مصطكى بمعدل ملعقة صغيرة وبضع حبات من الهيل ويدقان مع بعضهما وتوضع على نصف كوب ماء دافئ ويشرب مباشرة فإنه يقطع القيء بإذن الله.

٢٠٤- ما مدى صحة استعمال الخروب ضد القيء وهل له فوائد أخرى؟

• الخروب عبارة عن قرون ثمرية لشجرة كبيرة، وثمار الخروب طعمها حلو وهي صلبة جداً وعادة يجلبها الحجاج معهم عند قدومهم للحج وهي تباع بكثرة في موسم الحج.. والخروب له فوائد عديدة ومن أهم استعمالاته أنه مضاد للقيء، حيث يؤخذ من مسحوق ثمار الخروب بعد إزالة بذرها بمقدار حفنة اليد ثم توضع في وعاء ويضاف له مقدار لتر من الماء (أربعة أكواب) ويترك لمدة ٢٤ ساعة ثم يصفى بعد ذلك ويؤخذ كوب عند الحاجة أو عند الشعور بالقيء. والخروب ملطف ومرطب، فضلا عن أنه قلويّ، فهو يعادل حموضة المعدة وقلويتها ويمتص بعض السموم والإفرازات الضارة الموجودة بالأمعاء، ولهذا فهو يهدئ الحركة الزائدة لفضلات المعدة وهو عادة يضاف إلى المشروبات التي تقدم للأطفال الرضع وبالأخص مع اللبن لتنظيم عملية البراز والإخراج وبالنسبة للكبار فهو مضاد للإسهال والدسنتاريا.

٢٠٥- ما هي الأعشاب المناسبة لعلاج التهابات المعدة أو تقرحاتها؟ وكيف تستعمل؟

• الأعشاب المناسبة لعلاج التهابات المعدة وتقرحاتها هي قشر ثمار الرمان مع العسل، والطريقة أخذ ملعقة صغيرة من مسحوق قشور ثمار الرمان ومزجها بملء ملعقة كبيرة عسل طبيعي وتناولها قبل الوجبات بربع ساعة ولمدة شهر فقط.

٢٠٦- هل هناك وصفات من الأعشاب لقرحة المعدة والاثنا عشر؟

• لقرحة المعدة إذا كنت لا تعاني من ارتفاع في ضغط الدم فيمكنك استعمال جذور عرقسوس، حيث يسحق ويؤخذ منه ملء ملعقة صغيرة تضاف إلى نصف كوب ماء بارد ويمزج جيداً ويشرب قبل الوجبات بعشر دقائق، كما يمكنك استخدام عصير طازج مكون من ربع ملفوفة كبيرة أو نصف ملفوفة صغيرة وتفاحة واحدة وجزرة تقطع إلى قطع صغيرة، ثم يوضع الجميع في خلاط ويضاف لها نصف كوب ماء ثم يفرم الجميع ويشرب كاملاً بمعدل مرة واحدة في اليوم.

٢٠٧- هل العنقة علاج لقرحة المعدة بعد تجفيفها وطحنها؟

• العنقة ليست علاجا للقرحة، وأنصح بعدم استخدامها.

٢٠٨- أين تباع الأدوية العشبية الخاصة بقرحة المعدة والاثنا عشر؟

• هذه الأدوية، وخاصة المقننة منها تباع في محلات الأغذية التكميلية أو في الصيدليات أو في المراكز التجارية. أما الأعشاب الأخرى فيمكن شراؤها من محلات العطارة.

٢٠٩- هل لاستعمال خل التفاح لتخفيف الوزن مضار على تقرحات المعدة؟

• أنصح بعدم استخدام خل التفاح إذا كان الشخص يعاني من التقرحات أو الالتهابات المعدية.

٢١٠- هل العسل علاج مفيد للكبد، وكذلك الحبة السوداء؟

• العسل والحبة السوداء بالنسبة للكبد هما مفيدان، ولكن يجب استخدامهما بحذر والحبة السوداء يجب ألا تزيد عن ٧ - ٠ حبات فقط.

٢١١- هل استعمال الحبة السوداء مضر على الكبد؟

• ليست الحبة السوداء في جرعاتها المقننة مضرة على الكبد، ويجب عدم الإكثار منها وأفضل جرعة لها سبع حبات مع ملعقة عسل يومياً على الريق.

٢١٢- هل اللحوم والأغذية الدسمة مضرة للكبد؟

• نعم اللحوم والأغذية الدسمة مضرة، ويجب الابتعاد عن الأغذية الدسمة لمرضى الكبد.

٢١٣- هل نبات الخرشوف مفيد للكبد؟ وأين يوجد وما طريقة استعماله؟

- نعم نبات الخرشوف مفيد للكبد، وهناك دراسات أثبتت ذلك حيث يقوم الخرشوف والهندباء على حفظ توازن أنزيمات الكبد وتعزز وظائف عمل الكبد. تؤخذ كبسولة ثلاث مرات في اليوم وهو متوافر في محلات الأغذية الصحية.

٢١٤- أعاني من ارتفاع في أنزيمات الكبد وأرغب في وصفة من الأعشاب لذلك؟

- هناك علاجان عشبيان لهما فائدة كبيرة في تعديل أنزيمات الكبد وتحسين وظيفته، وهما إما Dandelion أو Milk Thistle وكلاهما مستحضران عشبيان وهما مسجلان بوزارة الصحة، وأي واحد منهما جيد ويحمل تعليمات الاستعمال.

٢١٥- ما هي أحدث الأدوية العشبية أو الطبية في علاج التهابات الكبد المختلفة؟

- يوجد نبات من نباتات البيئة المحلية السعودية تحت الدراسة في مختبرات كلية الصيدلة والنتائج الأولية لهذا النبات مشجعة جداً نأمل أن نتوصل إلى نتائج مرضية بإذن الله.

٢١٦- متى يكون الشاي الأخضر مضراً؟ وهل كثرته تسبب تليف الكبد؟

- يكون الشاي الأخضر مضراً إذا استخدم بكثرة، حيث إنه يسبب الإمساك، أما هل كثرته تسبب تليف الكبد، فهذا غير صحيح.

٢١٧- أعاني من حصوة المرارة، فهل هناك عشبة لعلاجها؟

- يجب أن يتم التشخيص من قبل المختص ويثبت أن لديك حصوة مرارة. وتوجد وصفة تستعمل بكثرة في أوروبا وبعض البلدان العربية وهي عبارة عن نبات أمبر باريس أو ما يسمى بابر باريس، وهي شائعة حيث تؤخذ أربع ملاعق كبيرة من العشبة المسحوقة، وتوضع في نصف لتر ماء بارد، ثم توضع على النار الهادئة حتى يغلي المزيج ثم ترفع من فوق النار، وتترك لمدة خمس عشرة دقيقة مغطاة، ثم بعد ذلك تصفى جيداً، ويشرب من المغلي ربع كوب ثلاث مرات يوميا بين الوجبات.

٢١٨- هل يوجد علاج لإخراج حصوة المرارة من الأعشاب؟

- من أهم الأدوية العشبية التي يمكن استخدامها لحصوة المرارة هي الكركم والخرشوف والقراص.

٢١٩- هل النعناع يستطيع أن يزيل الحصوة من المرارة؟

- نعم النعناع إذا داوم عليه المصاب بحصوة المرارة، فإنها مع الاستعمال المستمر تتفتت ويشفى منها المريض بإذن الله، وهذا ما تقوله الدراسات.

٢٢٠- مافائدة الشعير والبقدونس في تفتيت حصى المرارة، وإذا كان له مفعول، فما كيفية تناوله وأعداده؟

- الشعير والبقدونس ليس لهما علاقة بتفتت حصى المرارة، ولكن الشعير مدر للبول ويفيد في التهابات الكلى والمثانة ويؤخذ على هيئة مغلي ملعقة كبيرة من البذور وتغلى مع ملء كوب ماء لمدة ربع ساعة، ثم يبرد ويصفى ويشرب ثلاث مرات في اليوم. أما البقدونس فهو ينشط المرارة والمثانة والجرعة هي ملعقة من بذور البقدونس في ملء كوب ماء مغلي، ويشرب صباحاً قبل تناول الطعام.

٢٢١- سائل يقول: إنه يتعب عندما يأكل أي أكلة فيها دسم، حيث يشعر بالصداع والقيء وقد راجع الإخصائي ووصف له علاجا اسمه موتيليم، ويقول: إنه يشعر بأعراض عند استعماله.. ويرغب في معرفة هذا المرض، وما هو علاجه؟

- يجب عمل اختبار لأنزيمات الكبد و للمرارة. ونصيحتي لك أن تترك الأكلات التي تحتوي على دهون ولم تذكر هل الدهون الحيوانية هي التي تؤثر عليك أم الزيوت النباتية؟ أرجو محاولة تجنب الدهون والوجبات التي فيها دهون وتأكد من المرارة ومن إنزيمات الكبد، أما العلاج موتيليم فأرجو الأخذ بنصيحة الطبيب الذي صرف لك هذا العلاج.

٢٢٢- هل هناك علاج لألم فوق السرة يأتي عند الراحة أي عند الخلود إلى النوم أو الاستلقاء للراحة وعند الحركة يخف هذا الألم؟

- يجب عرض الحالة على إخصائي باطنة، فقد يكون من الضروري عمل منظار. ويجب عدم إهمال الحالة، لكن أنصح عندما يأتي هذا الألم أن تسف ملء ملعقة صغيرة من مسحوق النانخة، فلربما كان هناك بعض التقلصات التي تنتهي باستعمال النانخة مع قليل من الماء.

٢٢٣- ما هو علاج مرض القولون؟ وأين يوجد؟

* من الوصفات الشعبية الجيدة للقولون الحلبة، وهي تباع على هيئة مستحضرات مقننة في محلات الأغذية التكميلية، وهي تباع تحت مسمى (Fenugreek). أو أخذ ثلاث ملاعق من مسحوق الحلبة وغليها مع ملء كوب ماء حتى ما يبقى من الماء إلا ربع الكوب ثم تبرد وتصفى وتشرب على الريق مرة واحدة في اليوم.

٢٢٤- أعاني من القولون العصبي وأرغب في وصفة عشبية لحالتي؟

* يؤخذ ملء ملعقة من مسحوق الأرطة الموجودة لدى العطارين وتخلط مع علبة لبن زبادي قليل الدسم، وتؤكل قبل وجبتي الغداء والعشاء. ويجب الامتناع عن شرب الشاي والقهوة واللحوم الدسمة والمقليات.

٢٢٥- سائل يسأل عن عدة وصفات وصفها له طبيب شعبي لعلاج القولون المزمن لديه وقد قال: إنه استعملها لمدة شهر والآن هناك تحسن ملموس إلا أنه عندما راجع المستشفى لعمل تحاليل لأنزيمات الكبد وجدها مرتفعة وقال له الطبيب: يجب أن توقف الأعشاب، ويسأل هل يستمر في استخدام تلك الأعشاب أم لا؟

* لقد كتبنا عدة مرات عن الأدوية العشبية المخلوطة، ولاسيما المخلوطة بواسطة أناس غير مختصين وما قد يترتب عليها من أضرار، أنصحك بعدم استعمالها مادام أن هناك ارتفاعاً في إنزيمات الكبد، وأحب أن أطمئنك بأن الأنزيمات ستعود إلى طبيعتها بشرط عدم العودة لاستعمال تلك الأعشاب، واستمر على العلاج الذي كان يعطى لك من المستشفى.

٢٢٦- هل هناك علاج بالأعشاب للقولون التقرحي أم لا؟

* نحن ندرس تركيبة عشبية حالياً بقسم العقاقير بكلية الصيدلة، وسوف يكون لها تأثير جيد بإذن الله على تقرحات القولون وسوف نعلن النتيجة فور الانتهاء من البحث بإذن الله.

٢٢٧- هناك وصفة لعلاج القولون مكونة من خلطة عشبية مع العسل وتباع في عطارة كبيرة ويقول صاحب هذه العطارة: إن هذه الوصفة تقضي على مرض القولون، فهل هذا صحيح وهل تنصح باستخدامها؟

- هذا العطار لا يعرف أن هناك خمسة أمراض يصاب بها القولون وهي القولون العصبي والقولون التقرحي ومرض كرون والقولون الردبي وقولون أنزيم اللاكتوز. طبعاً هو جاهل بهذه الأمراض، فأي من هذه الأمراض الخمسة تستخدم فيها هذه الوصفة، حيث إن كلاً من هذه الأمراض الخمسة له علاج خاص لا يصلح للمرض الآخر. وعليه فأنصحك وأنصح كل مريض بعدم استخدام مثل هذه الخلطات التي هي مجرد خلطات وهمية مليئة بالبكتيريا والفطريات المعدية.

٢٢٨- الكثير من الأطباء في مستشفى الملك خالد الجامعي، وفي مستشفى الملك فيصل التخصصي قد أقروا بجراحة القولون المتقرح واستئصاله نهائياً وعمل مخزن إذا كان القولون شديد التقرح. ما رأيك؟ وهل هناك حل آخر بديل للاستئصال؟

- أرجو الله أن يمنحك ويمنح كل مريض العافية وأحب أن أؤكد أن الرسول [لا ينطق عن الهوى عندما قال لأصحابه: تداووا يا عباد الله، فما من داء إلا وله دواء عرفه من عرفه وجهله من جهله، ولكن ما دام خيرة الأطباء في المستشفيين المذكورين اللذين يعتبران من أفضل المستشفيات في المملكة قد أقروا الاستئصال وأن معاناتك سوف تنتهي بعد الاستئصال، فأنا أؤيدهم على التدخل الجراحي، وربنا يأخذ بيدك وأيديهم.

٢٢٩- أعاني من انتفاخ البطن وحرقان وعسر الإخراج والهضم والتوتر بسبب القولون، هل هناك علاج لهذه الحالة؟

- لإنتفاخ البطن والحرقة يمكن عمل مغلي من المواد الآتية ملء ملعقة من البابونج + ملء ملعقة من اليانسون ومثلها من المصطكى وربع ملعقة صغيرة من مسحوق الزنجبيل ثم توضع جميعاً في كوب، ويضاف لها ماء مغلي وتحرك ثم تغطى وتترك لمدة ١٥ دقيقة، ثم بعد ذلك تصفى وتشرب قبل الأكل بربع ساعة، وتستعمل هذه الوصفة قبل الوجبات الثلاث.

٢٣٠- هل يوجد علاج لآلام أسفل البطن وانتفاخات أسفل البطن؟

- لآلام أسفل البطن والانتفاخات يؤخذ ملء ملعقة من بذور الكراوية، وتوضع على مقدار كوب ماء وتوضع على النار حتى تغلي لمدة دقيقتين ثم تصفى وتشرب مرة في الصباح ومرة في المساء.

٢٣١- سائل يقول: إنه بعد أن يأكل الوجبات، وبالأخص الإفطار تكون هناك غازات في المعدة تضغط على الأمعاء مما يجعله يذهب إلى الحمام بعد أقل من نصف ساعة من بعد الأكل، ويكون الإخراج عبارة عن غازات، ويسأل ما هو الحل؟

- أخي السائل، لم تخبرني عن نوع الأكل الذي تأكله بالأخص في الصباح وهل مع الأكل الذي تأكله في الصباح بعض الخضار أم لا.. على أي حال جرب شرب كأس من الماء البارد قبل الأكل مباشرة ثم اشرب بعد الأكل نصف كوب من السنوت، وذلك بأخذ ملعقة صغيرة من مسحوق السنوت ووضعه في نصف كوب ماء مغلي وتركه خمس دقائق مغطى ثم يشرب، بإذن الله يزول ما تعاني منه.

٢٣٢- سائل يقول: إنه يعاني من الغازات، لدرجة أنه لا يستطيع الجلوس لمدة طويلة مع الناس، حيث تسبب له إحراجاً، ويسأل فيما إذا كان هناك شيء يقضي على هذه المشكلة.

- لم يذكر السائل فيما إذا كان يعاني من أمراض في القولون أو الأمعاء الدقيقة أو إذا كان لديه حموضة وآلام مثل المغص وخلافه. ولم يذكر نوع الغذاء الذي يتناوله؛ لأن بعض المواد الغذائية تسبب الغازات مثل اللوبيا والفجل والكراث والقُنَّبيط وخلاف ذلك. أنصح باستخدام ملء ملعقة صغيرة من بذور الكراوية، تطبخ مع كوب ماء لمدة ٥ دقائق ثم تبرد وتشرب مباشرة بعد وجبتي الغداء والعشاء.

٢٣٣- هل هناك علاج للأمبيا أو للدسنتاريا من غير الأدوية الكيميائية؟

- لعلاج الأمبيا الدسنتارية يؤخذ الجزء الداخلي بأكمله لرمانة (البذور واللب) ويوضع في خلاط ويضاف له نصف كوب ماء شرب ويخلط ثم يشرب مباشرة يومياً على الريق ولمدة ٥ أيام متوالية.

٢٣٤- مشكلتي، هي أن لدي ألماً في الجهة اليسرى من البطن، وأحيانا في الجهتين من الخلف جهة الظهر، وعند خروج البراز أحس أنه يكون حاراً لدرجة كبيرة وإسهال أحيانا يكون أسود وغازات كثيرة تسبب لي مشكلات. ولا أستطيع السيطرة على البراز يعني لا إراديا. وأحيانا أحس براحة عند الخروج من الحمام، وأحيانا أحس أن الألم لا زال موجوداً - مغص شديد جدا قبل خروج البراز - أحيانا لا أذهب كثيرا إلى دورة المياه وأحيانا يجب أن أكون دائما قرب دورة المياه. بعد الكشف لدى الطبيب شخصه على أنه القولون العصبي. ولم أجد علاج يفيد في هذه المشكلة. استخدمت علاجاً ميباجين ٣ مرات في اليوم قبل الأكل ولا فائدة. فهل هناك طريقة للتأكد من خلالها من أنه قولون عصبي؟ وهل هناك علاج عشبي لهذه المشكلة؟ وكيف أستخدمه وأين أجده؟

- أخي السائل، خذ ملء ملعقة أكل من مسحوق الأرطة واخلطه مع علبة لبن زبادي قليل الدسم وكله قبل الوجبات (الغداء والعشاء فقط) وخذ ملء ملعقة من بذور الكراوية وضعها على ملء كوب ماء وضعه على نار هادئة حتى الغليان ثم اتركه يبرد وصفه واشرب الماء بعد وجبتي الغداء والعشاء. وامتنع تماما عن شرب الشاي والقهوة واللحوم الدسمة والمقليات والحمضيات والشوكولاتة.

٢٣٥- ما هي فوائد عشبة العشرق وهل لها أضرار؟ وهل صحيح أنها تنظف البطن؟

- فوائد العشرق والمعروف بالسنامكي أنه مسهل بجرعات كبيرة وينظف الأمعاء والقولون وملين بجرعات صغيرة والرسول [قال: «**عليكم بالسنا و السنوت**».

٢٣٦- أعاني من إسهال مستمر ولمدة ٨ سنوات وكذلك غثيان وقد عملت فحوصات كثيرة وكانت النتائج سليمة، فهل يوجد علاج عشبي لحالتي؟

- أخي السائل، توجد كبسولات تعرف باسم Bilberry وهي توجد في محلات الأغذية التكميلية، بحيث تؤخذ كبسولتان ثلاث مرات يوميا بعد الوجبات.

٢٣٧- أعاني من إسهال شديد وصرفت لي أدوية عدة ولكن لا فائدة من ذلك وأتعذب كثيراً، حتى إني أعطيت حقنة في المستشفى لإيقافه، ولكن لا فائدة من ذلك، فهل من مغيث؟

* لم توضحي السبب الأول في الإسهال، وهل أجريت تحاليل لمعرفة فيما إذا كان سببه بكتيريا أو دسنتاريا أو خلاف ذلك وما هي الأدوية التي استخدمتها، وكذلك نوع الحقنة التي أعطيت لك في المستشفى، هل هي حقنة في الوريد أو العضل أو حقنة شرجية؟

وعلى أي حال هناك أدوية عشبية جيدة، أولها لب الرمان الحامض مع بذوره حيث تأخذين رمانة وتزيلين القشر الخارجي ثم تضعين اللب بحبوبه في الخلاط وتخلطينه جيداً وتشربينه كاملا مرة واحدة في اليوم أو مرتين في اليومين الأولين، ثم بعد ذلك مرة في اليوم، في أي وقت من اليوم، والوصفة الأخرى عقار عشبي مقنن يباع في محلات الأغذية التكميلية وهو على هيئة كبسولات واسمه بلبري (Billbery) حيث تأخذين حبتين ثلاث مرات في اليوم بعد الوجبات.

٢٣٨- سمعت عن الخروب، وأنه يستعمل ضد الإسهال وفي الحقيقة أنا لا أعرف ما هو الخروب، ولا أعرف أين أجده، وهل صحيح أنه يستخدم ضد الإسهال؟

* الخروب أو الخرنوب هو ثمرة لشجرة كبيرة من الفصيلة البقولية تدعى علمياً Ceratonia Siliqua أوراق هذه الشجرة مركبة وأزهارها خضراء ولها ثمرة طويلة صلبة بنفسجية إلى بنية اللون تحتوي على عدد من البذور ولها طعم حلو. تحتوي الخروب على مواد سكرية بنسبة ٧٠٪ ودهون نشاء وبروتين وفيتامينات وحمض التنك. تستخدم ثمار الخروب لعلاج الإسهال، فكانت في مصر القديمة تمزج مع العصيدة والعسل والشمع كعلاج للإسهال وكذلك تستخدم لعلاج الديدان وطردها وأمراض العين. وتعتبر ثمار الخروب مغذية ومعتدلة وتوجد في محلات العطارة.

٢٣٩- أعاني من إسهال مع دم وأخذت أدوية كثيرة من المستشفيات، ولم أستفد منها، هل هناك أدوية عشبية يمكن استخدامها لذلك المرض؟

• يمكنك أخذ مفروم رمانة كاملة وتناولها مرة واحدة على الريق لمدة ثلاثة أيام، وستجد الفائدة بإذن الله.

٢٤٠- ما الطريقة التي يمكن لامرأة بالغة استعمالها ضد الإمساك، وخاصة من الأدوية الطبيعية؟

• يعتبر السنا من أفضل المواد الطبيعية لعلاج الإمساك، كما يمكن استخدام مجروش بذور الكتان بمعدل ملعقة كبيرة تضاف إلى كوب ماء ويحرك ويشرب بمعدل مرتين في اليوم ويتبع بكوب من الماء كل مرة.

٢٤١- هل يستعمل الشمام ضد الإمساك؟

• الشمام هو البطيخ الأبيض أو الأصفر ويعرف في بعض مناطق المملكة بالخربز وهندوه وجراوه وخلافه ويوجد به ألياف جيدة، لكن يوجد أفضل منه كثيراً، وهو أحد المستحضرين الآتيين: الأول ويعرف باسم (Aloe Vera) والثاني (Cascara sacrada) ويباعان في محلات الأغذية الصحية التكميلية.

٢٤٢- أعاني من الإمساك الشديد ولم أجد حلاً، فهل هناك علاج بالأعشاب الطبيعية؟

• لم تذكر طريقة غذائك ونوعيته، فالغذاء له دور كبير في حدوث الإمساك، أولاً: عليك بالإكثار من أكل الخضار والفواكه وشرب الماء بكمية كبيرة، ولكن ليس مع الأكل وقلل من الدهون ويمكنك استعمال بذور السنامكي، وهي تباع لدى العطارين وهي على هيئة ثمار تشبه الفاصوليا إلا أنها أعرض وأقل طولاً، يؤخذ منها ثلاثة قرون (ثمار) وتوضع في كوب ويضاف لها حبتان من القرنفل (مسمار أو عويدي) وربع ملعقة صغيرة زنجبيل، ثم يملأ الكوب بالماء المغلي، ويعمل ذلك قبل النوم ثم يغطى ويترك مغطى حتى الصباح ثم يصفى ويشرب على الريق ولا يؤكل أي شيء، ولكن بعد ساعتين من شرب الدواء يمكن أن تشرب شايا أو شوربة، هذه الوصفة يمكن استخدامها مرة واحدة في الأسبوع، بالإضافة إلى ذلك يُشرب مقدار ملعقة أكل من زيت بذر الكتان والذي يعرف بالزيت الحار مرتين في الأسبوع،طبعاً في أي وقت ليلاً أو نهاراً ودعواتي لك بالشفاء.

٢٤٣- سائلة تقول: إن زوجها يعاني من الإمساك وهو يحب الشراب وتسمع أنه يسبب تشمع الكبد فهل هذا صحيح؟ وماهو العلاج؟

- فعلا المشروبات الكحولية تسبب تشمع الكبد وتليفه وهذه أهم مخاطر المشروبات الكحولية. كذلك تسبب الإمساك والعلاج هو التوقف عن شربها. ولعلاج آثار الإقلاع يمكن استخدام حقنة القهوة الشرجية التي تقوم بتنبيه الكبد والحوصلة المرارية للتخلص من السموم التي يمكن حينئذ غسلها إلى خارج الجسم. وطريقة عمل الحقنة هي وضع نصف جالون من الماء المقطر بالبخار في قدر، وتضاف له ست ملاعق كبيرة من القهوة المطحونة، مع ملاحظة عدم استخدام القهوة السريعة التحضير أو الخالية من الكافئين. يوضع الخليط على النار، ويترك يغلي لمدة ١٥ دقيقة، ثم يترك ليبرد حتى يصل لدرجة حرارة معقولة. يستعمل فقط ١/٨ جالون من محلول القهوة في المرة الواحدة، ويحفظ الباقي في إناء مغلق في الثلاجة. يوضع ١/٨ جالون في كيس الحقنة الشرجية (تباع في الصيدليات) ويدهن طرف الحقنة بزيت من أجل سهولة إدخالها في فتحة الشرج. تدخل الحقنة في فتحة الشرج والشخص في وضعية السجود، وبعد إفراغ الحقنة يمكنه أن يستلقي على جنبه الأيمن، ويترك السائل في القولون لمدة ١٥ دقيقة قبل الذهاب للحمام لإخراج السائل، قبل ذلك يمكن الوقوف والتجول في الغرفة، حتى الشعور بالحاجة للذهاب للحمام لإخراج السوائل.

٢٤٤- إذا كان هناك نزيف في فتحة الشرج بسبب الإمساك منذ شهرين وقد وصف الطبيب مرهماً، لكن الحالة لم تتحسن منه، فهل هناك نصيحة؟

- يمكن محاولة استعمال زيت بذرة الكتان عن طريق دهان فتحة الشرج بقطنة مشبعة بالزيت مرة واحدة كل يوم حتى الشفاء بإذن الله.

٢٤٥- أعاني من مرض البواسير والإمساك المزمن. هل هناك علاج لهذا المرض؟

- فيما يتعلق بالبواسير هناك وصفات لعلاج البواسير، منها أقماع ثمار الباذنجان، حيث تجمع هذه الأقماع وتجفف جيداً، ثم تسحق وتعمل منها عجينة مع السمن البلدي وتدهن بها البواسير إذا كانت خارجية، أما إذا كانت داخلية فيعمل من العجينة تحاميل وتدخل في فتحة الشرج بمعدل مرة صباحا وأخرى مساء. كما

يمكن استعمال مغلي نبات حشيشة القزاز (تباع لدى العطارين)، حيث تؤخذ حفنة من عشبة القزاز وتوضع على نصف لتر من الماء، ثم توضع على النار حتى بداية الغليان ثم تزاح من فوق النار، ثم يشرب منها ملء فنجان قهوة بمعدل أربع مرات في اليوم ويستمر في الاستعمال حتى الشفاء بإذن الله، أما الإمساك فيمكن استخدام ربع كوب على الريق من عصير أوراق الصبار الذي يباع جاهزاً في محلات الأغذية التكميلية وهو Aloe - era وكذلك ربع كوب عند النوم.

٢٤٦- سائل يعاني من شرخ في الشرج واستعمل عدة علاجات ولم تكن هناك فائدة، إلا أنه أخيرا وصف له علاج تحت اسم (New healer) وتحسنت حالته ويقول: هل له مضار إذا استمر عليه، وما العسل المناسب الذي يمكن استخدامه كمفيد للصحة.

• أنصحك بعمل عملية جراحية للشرخ، فهي أفضل حل، أما بالنسبة للعلاج فلم تذكر هل هو يستعمل داخليا أو خارجيا إذا كان خارجيا عن طريق الشرخ، فلا خوف من ذلك وبإمكانك الاستمرار عليه، أما العسل فيمكن استعمال عسل الغابة السوداء الألماني.

٢٤٧- هل هناك وصفة عشبية لتخفيف التهابات البواسير؟

• يمكن استعمال مغلي مسحوق أوراق السنط (الطلح) بمعدل ملعقة كبيرة على ملء كوب ماء مغلي، ثم يصفى ويشرب بعد عشر دقائق من تحضير المغلي، وذلك بمعدل كوب إلى كوبين في اليوم، أو يمكن استعمال مشروب مغلي السحلب بالطريقة نفسها.

٢٤٨- أعاني من البواسير وأرغب في علاج من الأدوية العشبية، حيث لم أستفد من الأدوية الكيميائية.

• خذ بذور نوى المشمش بعد إزالة قشرتها الخارجية، ثم اسحق قدر ملعقة من هذه البذور، ثم امزجها مع زيت خروع؛ حتى تحصل على مرهم ثم ضع هذا المرهم داخل فتحة الشرج وخارجها، ثم ضع عليه قطعة من القماش على هيئة قطع ملفوفة، ثم ضع فوقها لاصقاً وبعد ذلك البس سروالاً ضيقاً لكي لا تخرج المواد واعمل ذلك مرة واحدة عند النوم وفي الصباح اغسل المنطقة وكرر ذلك في المساء حتى تشفى البواسير بإذن الله، مع ملاحظة تحضير المرهم طازجاً في كل مرة. كما يمكنك استعمال أقماع الباذنجان المذكورة سابقا، أو حشيشة القزاز.

٢٤٩- ماهو ملح البورق؟ وهل هذا الملح يعالج البواسير؟ وهل يحتاج الشخص لعملية بعد استعمال هذا العلاج، وهل له أعراض جانبية؟

- البورق هو التنكار ويستعمل لإزالة البواسير ويستعمل ملطفاً ومنظفاً وغسيلا لتخفيف الحكة، أما عن عمل عملية بعد استعمال البورق، فأقول: إذا زالت البواسير فلا حاجة للعملية والبورق لا يوجد منه أضرار.

٢٥٠- سيدة تعاني من البواسير، وقد صرفت لها تحاميل (بروكتو جيفلنول) ولكنها لم تستفد، وتسأل عن البورق: هل يمكن استخدامه؟ وأين تجده؟ وهل بإمكانها استخدام تحاميل مكونة من مسحوق المرة مع العسل؟

- ملح البورق موجود لدى العطارين ويعرفون طريقة الاستخدام، لكن هناك ما هو أفضل منه وهو الحنظل (الشري) حيث تؤخذ ثمرة الشري الخضراء قبل أن تتحول إلى اللون الأصفر، وتقسم إلى قطع وتؤخذ قطعة ويدهن بها المكان مرتين في اليوم صباحاً ومساء وهي مجربة جداً، وفيما يتعلق بالمر والعسل فهي جيدة ويمكنك استعمالها، كما يوجد نبات مخصص للبواسير، وهو الأذريون الذي يعرف علمياً باسم Calendula Officinale والجزء المستخدم منه الأزهار، حيث يعمل مغلياً من مسحوق الأزهار، وتعمل حقنة شرجية منه.

٢٥١- سيدة أجرت قبل ثلاث سنوات عملية بواسير وشرخ وإرخاء للعضلة وبعد عشرة أيام من إجراء العملية ظهر خراج فوق مكان العملية مباشرة، ثم أجريت عملية الخراج، وبعد ٨ أشهر من إجراء العمليتين أصبحت تشعر بألم في المنطقة نفسها مع خروج دم وذهبت إلى عدد من الاستشاريين، فأشاروا بإجراء عملية مثل العملية السابقة نفسها؛ لأنه لا فائدة من جميع أشكال التحاميل والمراهم، وتقول: إنه قبل شهر ذهبت إلى إخصائي جراحة، فأشار عليها بعدم إجراء العملية لا حتمال حدوث تكسيد في فتحة الشرج نفسها، وتسأل إذا كان هناك ما يفيد لحالتها من الأعشاب؟

- أرجو استخدام أحد الوصفات التي سبق ذكرها لعلاج البواسير والشرخ.

٢٥٢- هل هناك علاج للتليف الذي يحدث بعد عملية البواسير؟

- لا يوجد مع الأسف أي شيء غير التدخل الجراحي.

المشكلات الجنسية والتناسلية

٢٥٣- شاب عمره ١٤ سنة، وظهر له شعر في الإبطين والعانة ويستحي أن يطلب من أهله موساً للحلاقة، فماذا يفعل؟

- بإمكانه شراء موس بنفسه واستخدامه دون أن يراه أحد من أهله، مع العلم أنه لا حياء في مثل تلك الأمور وأهله سيساعدونه.

٢٥٤- شاب لديه شهوة عالية ولا يستطيع الزواج حالياً ويرغب في أعشاب تقلل الشهوة؟

- توجد أدوية عشبية تقلل الشهوة، ولكنها قد تفقدها وأنصح بإشغال النفس بأي شيء وعليه بالصوم فإنه له وجاء.

٢٥٥- هل هناك أعشاب تزيد في عدد الحيوانات المنوية؟

- الأعشاب التي تزيد الحيوانات المنوية هي الصنوبر واللوز والحمص والزبيب الأخضر والبصل والشوفان وورق التوت. ومن أهم النباتات حب العزيز ويعرف أيضاً باسم (حب الزلم) أو (لوز الأرض) والمستخدم من النبات درناته التي تحت الأرض ويعمل من هذه الدرنات قدر قبضة اليد يومياً، حيث يستعمل على هيئة شراب مثله مثل شراب عرقسوس. كذلك هناك الحلبة الخضراء (الحلبة المنبتة) وهي موجودة في الأسواق المركزية الكبيرة، حيث تؤكل كما هي بمقدار ثلاث ملاعق كبيرة مرة واحدة في اليوم. ويمكن عمل خليط من حب الصنوبر + سمسم + عسل نحل نقي (ملعقة كبيرة من الصنوبر + ملعقتين كبيرتين من السمسم (بذور) تهرس ثم تخلط مع عسل نحل أبيض نقي) وتؤكل مرة واحدة في اليوم.

٢٥٦- هل العنبرة أو العنبرمفيد لإنتاج الحيوانات المنوية وكيفية استخدامها؟

- العنبر أو العنبرة مادة ذات رائحة عطرية فواحة يستحصل عليه من الحوت، حيث يقذفه الحوت على هيئة كتل تكون أحياناً بحجم صغير وأحياناً بأحجام كبيرة ولونه أسود أشهب به عروق خضر. وهو يستخدم كمادة منشطة جنسياً، ولكنه لا يزيد إنتاج المني ويستعمل أيضاً للتسمين. كما يدخل في صناعة العطور الثمينة كمادة مثبتة.أما عن استخدامه فيؤخذ كمية صغيرة لا تزيد عمّا بين ٥٠ إلى ١٠٠ ملجم، وتبلع مع كمية قليلة من الماء مرة واحدة في اليوم.

٢٥٧- هل توجد وصفة عشبية خاصة بانعدام الحيوانات المنوية؟

- نعم توجد. راجع الأسئلة السابقة.

٢٥٨- هل يوجد علاج لزيادة هرمون الذكورة؟ وما هو السبب غالباً في هذه الحالة، وماذا يزيد في النشاط الجنسي وتأخير القذف؟

- لعلاج زيادة الحيوانات المنوية وهرمون الذكورة يجب الاتصال بالمختص، كذلك لزيادة النشاط الجنسي وتأخر القذف توجد مواد عشبية، ولكن لا نستطيع أن نوصي بها حتى نعرف المشكلة كاملة.

٢٥٩- أشكو من قلة المني عند القذف، مع العلم أن الانتصاب جيد ولا توجد مشكلة عدا قلة المني، وأحس بالخوف من الزواج؟

- لا تخف من قلة المني وعليك بالغذاء الجيد ويمكنك مراجعة الطبيب المختص.

٢٦٠- هل لحبوب غذاء ملكات النحل والجنسنج دور في مساعدة الأزواج الذين ليست لديهم إمكانية في ممارسة الجماع أكثر من مرة في اليوم؟ وهل لهذه الوصفة دور في الانتصاب وهل لها أضرار جانبية؟

- غذاء ملكات النحل والجنسنج لها دور، ولكن ليس كما يتناقله بعض الناس والاستمرار على استعمالها لأكثر من ٨ أسابيع فيه ضرر، وأيضاً عدم التقيد بالجرعات المحدودة له ضرر أيضا.

٢٦١- أعاني من سرعة القذف وذهبت إلى عطار في الرياض يقوم بتركيب مواد عشبية وأخذت منه وصفة بقيمة ٢٠٠ ريال واستعملتها وبعد أسبوع من الاستعمال توقف عندي الانتصاب، فماذا أفعل؟

- كنت في نعمة فضيعتها باستخدام عقار أو وصفة مجهولة أدت إلى ما أدت إليه، أنصحك بمراجعة طبيب مختص في الجهاز التناسلي.

٢٦٢- أعاني من سرعة القذف، وقد نصحني أحد الأصدقاء بالذهاب إلى أحد الأطباء الشعبيين، يذكر أن لديه وصفات لعلاج سرعة القذف وذهبت إليه

وشرحت له حالتي فأعطاني مادة تشبه اللبان وقال: امضغها قبل وقت الجماع بنصف ساعة وفعلت ما أمرني به ولأول مرة أشعر بعدم الانتصاب وخفقان شديد في القلب وصداع ولم أستطع عمل أي شيء وتوقفت عن استعمال تلك الوصفة، فهل لديك خلفية عنها؟

• ومن أين أحصل على معلومات عن وصفة حضرتها يد جاهل بالعلم، والمفروض أن تكون أكثر وعياً فكيف تأخذ تلك الوصفة لشيء حساس مثل الجنس أرجو أن تأخذ درساً من الشيء الذي حصل لك وأرجو التبليغ عن ذلك الطبيب الشعبي؛ ليأخذ جزاءه. كما أرجو أن تصبر فسوف تعود الحالة إلى طبيعتها ولا تكرر استخدام أي شيء مجهول أو أي شيء من طبيب شعبي ما لم يكن مقننا وعليك بمراجعة المختصين في هذا الشأن فسوف يصفون لك العلاج المناسب.

٢٦٣- هل مستحضر سنافي الذي يباع في الصيدليات ضد الضعف الجنسي مأمون الجانب؟

• إذا كانت قدرتك الجنسية تعادل نصف ما كانت عليها وأنت شاب، فأنصحك بعدم استخدامه، أما إذا كانت أضعف من ذلك فيمكن استخدامه ولكن يجب عدم استخدامه إلا تحت إشراف المختص واستشارته.

٢٦٤- هناك علاج للضعف الجنسي يأتي من الإمارات تحت اسم (ساتيبو) وهو على هيئة كبسولات في علبة تحتوي على ثماني كبسولات زرقاء، فهل هي مأمونة الجانب وما هي مكوناتها وهل تصلح للنساء أيضاً؟

• هذا المستحضر ورد من الصين وهو مقو جنسي طبيعي كما يقولون ولا توجد عليه معلومات عن المواد الموجودة في تركيبته وأحد الأشخاص في الإمارات هو الوكيل لهذا المستحضر وهو غالي الثمن وعند تحليله اتضح أنه مغشوش بمادة الفياجرا، أي أنه تماما فياجرا مع بعض الأعشاب. وأنصح بعدم استخدامه والأفضل استخدام الفياجرا أو سنافي تحت إشراف الطبيب.

٢٦٥- سائل يسأل عن دواء يوجد بالأسواق ويقول:إنه طبيعي ١٠٠٪ وإنه منشط قوي للجنس ويزيد الرغبة الجنسية لدى الجنسين، حيث يوجد نوع للرجال وآخر للنساء، وقد أرسل نشرته، فهل استعماله آمن أم لا؟

- لم يذكر تركيبة المستحضر، وقال: إنه طبيعي فقط وقد قرأت المنشور عنه فلم أجد أي مكون نباتي عدا اللاكتوز وعليه فأنا لا أستطيع الإجابة ما لم أعرف المحتوى العشبي لهذا المستحضر، فإذا كانت هناك معلومات غير تلك المدونة في النشرة، فيجب تزويدنا بها، وإذا لا يوجد أي شيء خلاف ذلك فأنصح بعدم استخدامه؛ لأنه قد يكون خطيراً.

٢٦٦- مادة اليوهمبين تباع لزيادة القوة الجنسية عند الرجال، فهل يوجد لها تأثيرعلى الكليتين واحتقان البروستاتا؟

- اليوهمبين قلويد يوجد في جذور الراولفيا الأفريقية، وهو يوصف لتقوية الجنس إلا أن جرعته يجب ألا تؤخذ إلا تحت استشارة طبية، حيث إن استخدامه بالطرق العشوائية يسبب أضراراً كبيرة وقد وضع اليوهمبين في أغلب دول العالم تحت المحذورات.

٢٦٧- من المعروف أن الإصابة بمرض السكري تؤثر على القدرة الجنسية، فهل لو تمت المحافظة على نسبة السكر قريبة جداً من المعدل الطبيعي عن طريق الأقراص المخفضة للسكر والتمارين الرياضية تلغي هذا التأثير؟

- نعم المحافظة على التمارين الرياضية وأخذ العلاج في وقته وبانتظام والمتابعة مع الطبيب لن يكون هناك أي تأثير على الناحية الجنسية على الإطلاق.

٢٦٨- هناك شخص يروج شحم الأسد يستعمل دهاناً كمقوٍ جنسي، فهل هذا صحيح؟

- لم تذكر من أي منطقة في المملكة، ولكن قد وجد في الرياض شخص مقيم من شرق آسيا يروج هذا الشحم، حيث يمر على المراكز الكبيرة وعلى البقالات ويبيع هذا الشحم كمنشط جنسي وأحب التأكيد على عدم صحة ذلك الادعاء وأن هذا الشحم قد لا يكون شحم أسد، فأرجو الابتعاد عن هذه الادعاءات وقد تسبب أضراراً خطيرة.

٢٦٩- سائل يقول: إنه ابتاع وصفة على هيئة خليط عشبي من متجول يقول: إن هذه الخلطة تعالج الضعف الجنسي وهي مأمونة وجيدة، ويقول: إنه استخدمها ولم يشعر بأي شيء إلا أنه بدأ يحس بحرقان شديد في مجرى البول ويرغب في الذهاب إلى الحمام باستمرار وخاف خوفاً شديداً وترك استعمال هذا العلاج. إلا أنه بعد عشرين يوماً طوّعت له نفسه استخدامه مرة أخرى لكي يتأكد فيما إذا كان هو سبب الحرقان أم لا. وبعد ساعة من استعماله شعر بالحرقان ذاته وازدادت الحالة سوءاً وذهب إلى المستشفى وقالوا: إن لديه تسلخات في المجاري البولية وأخذ دواء من المستشفى إلا أنه لازال يعاني حرقاناً مبرحاً وآلاما لا يعلمها إلا الله. أرجو التنويه عن هذا العلاج الخطير ونصح الناس بعدم استعماله.

- هذه نتيجة شراء ما لا تعرفه. أرجو متابعة الحالة مع المستشفى وأرجو إرسال ما تبقى من علاج لديك؛ لنقوم بتحليله وأنصح الناس بعدم استعمال مثل هذه الأدوية التي قد تكون ملوثة ببعض أنواع البكتيريا التي كانت هي السـبب في العدوى البكتيرية لديك في المجاري البولية.

٢٧٠- كنت أعاني من الضعف الجنسي وقد نصحني صديق باستخدام خلطة اشتراها من مروج واستعملت تلك الخلطة وتحسنت حالتي لمدة خمسة أيام، لكني بعد ذلك بدأت أعاني من انتفاخات وتقلصات عندما أستخدم تلك الخلطة، بل وأشعر بالغثيان وعند شعوري بتلك الأضرار تنسد نفسي وأكره الجنس وقد أوقفت استعمال تلك الخلطة وكرهت اليوم الذي جربتها فيه. والآن إنني أعاني من صداع رهيب عندما أوقفت استعمالها وأشعر بميل شديد إلى استعمالها ليس بسبب الجنس، وإنما بسبب أني أشعر أنها تخفف الصداع والقلق الموجود لدي بسب عدم استعمالها، فماذا أفعل؟

- أنصحك بعدم استخدام تلك الخلطة؛ لأنه قد تكون فيها إحدى المواد المخدرة ما دمت تشعر بالرغبة في استعمالها، وأرجو مراجعة المختص وإشعاره بالتفاصيل عن تلك الخلطة والأعراض التي سببتها لك وإذا كان لازال يوجد لديك كمية منها، فأرسلها للتحليل. كما أرجو إذا كنت تعرف بائع تلك الخلطة الإبلاغ عنه؛ لأنه يعبث في الآخرين.

٢٧١- شخص يعاني من ضعف في الجنس، مع أن عمره لا يزيد على الأربعين عاماً وقد ذهب إلى أحد المستوصفات وصرفوا له علاجاً منشطاً للجنس يدعي ساتيبوا واستعمله ووجد فائدة منه إلا أنه بعد مدة بدأ يشعر بآلام في مواقع الكلى وتطور الأمر إلى خروج دم مع البول ويسأل هل السبب هو استعمال تلك الوصفة أم أن هناك سبباً آخر؟

- المستحضر «ساتيبو» ليس مقنناً ولم تسجله الإدارة العامة للرخص الطبية والصيدلة، ومكوناته عبارة عن أعشاب مجهولة مع فياجرا ومع الأسف تحصل عليه بعض المستوصفات من إحدى الدول المجاورة بطريقة ملتوية، وقد تكون الأضرار التي لحقت بك هي ناتجة عن الأعشاب المجهولة، أو ربما يكون لديك حصوات كلوية وعليه أنصحك بإيقاف هذا المستحضر والذهاب إلى مستشفى حكومي وعمل فحوصات مركزة لمعرفة السبب وراء ذلك وأنصحك بعدم الذهاب إلى بعض المستوصفات التي هدفها تجاري بحت.

٢٧٢- عمري ٣٠ سنة ومتزوج وأنجبت ابنة ولم أنجب بعد ذلك، حيث تبين أن الحيوانات المنوية بدأت تتناقص وكذلك المني لزج جداً كما أن لدي دوالي في الخصية وهرمون الذكورة عال. وأنا لا أعاني من أي مرض. فهل هناك علاج؟

- يجب مراجعة المستشفى لصرف علاج ضد هرمون الذكورة وكذلك لزوجة المني، حيث لا يوجد من الأعشاب علاج لهذه الحالة. ويمكنك عمل عملية للدوالي؛ لأن لها علاقة بعدم الإنجاب.

٢٧٣- وصف طبيب شعبي وصفة للعقم وهي مكونة من ملفوف صغير في قطعة قماش وهو عبارة عن عشب وهذه اللفة تؤخذ كاملاً ولكن عند أخذها تسبب آلاماً لا يعلمها إلا الله ويخرج مع البول دم وخيوط بيضاء. وبعد مراجعة المستشفى وسؤال الطبيب عن هذه الوصفة لم يتم العثور على الطبيب. أرجو الإفادة فيما إذا سبق أن وصلت إليكم مثل هذه الوصفة فما هي؟

- لقد وصلتنا هذه الوصفة وهي عبارة عن مسحوق نباتي (ورق ملوخية) مخلوطاً بحشرة تعرف في نجد بحشرة الذرنوح وفي العالم بالحشرة الإسبانية وهذه

الحشرة سامة جداً وتحتوي على مادة كيميائية تعرف بالكانثريدين وهذا المركب إذا أخذ داخلياً مثلما فعلت فإنه يقوم بكشط المسالك البولية والذي يخرج مع البول على هيئة دم وخيوط وهذه الوصفة عانينا منها كثيرا، حيث توصف للأشخاص الذين لديهم عقم وأحياناً تقضي هذه الوصفة على مستعملها، وفي بعض الأحيان ينجون، وأعود وأقول: اتقوا الله في أنفسكم ولا تشتروا ما هو مجهول والذي قد يودي بحياتكم.

٢٧٤- عمري ٤٥عاماً وأعاني من عدم الإنجاب وعدد الحيوانات المنوية تحت المليون وسبق وأن عملت عملية ربط دوالي ولم يتغير شيء. وقد سمعت عنكم وعن وصفة لزيادة عدد الحيوانات المنوية. أرجو من الله، ثم منكم إعطائي هذه الوصفة.

* تحدثنا عن الأعشاب التي تزيد الحيوانات المنوية مسبقا في هذا الكتاب، فارجع إليها.

٢٧٥- أنا شاب أبلغ من العمر ٣٨ سنة وأشتكي من قلة السائل المنوي وقلة الحيوانات المنوية وضعف حركتها وسرعة في القذف مع ضعف وبرود جنسي. فهل علاج اسمه (فيرليتي بلز) الأمريكي الصنع من أعشاب صينية جيد لحالتي؟ وأحب أن أعرف الفيتامين الشامل للجسم عامة.

* أنصحك بعدم استخدام مستحضر حبوب فيرليتي، حيث إنه يحتوي على أعشاب كثيرة بعضها خطير على الكبد والكلى وهذا المستحضر غير مقنن. أما الفيتامينات التي يمكن أن تستخدمها فهي فيتامين «ب» المركب، كما يمكنك استخدام مستحضر جنسيانا وهو متوافر في الصيدليات،منشطاً عاماً للجسم ولكن إذا كنت تعاني من ارتفاع الضغط فلا تستخدمه.

٢٧٦- عمري ٥٥ سنة ولم أنجب وأرغب في الإنجاب، قد تعالجت لمدة ١٨ سنة ولم أوفق وأرغب في بعض الأعشاب أو مراجعة خبير في هذا الموضوع؟ أرغب النصح.

* نصيحتي أن تحمد الله على ما أنت عليه،فربنا سبحانه - عز وجل - يهب لمن يشاء إناثاً، ويهب لمن يشاء الذكور، ويجعل من يشاء عقيماً. وسوف أذكر لك قصة رجل من المنطقة الوسطى لم يرزق بالإنجاب وذهب هنا وهناك ونصحه بعض

الأصدقاء بالذهاب إلى خارج المملكة حيث يوجد شخص يصرف بعض الأعشاب للعقم وذهب وأخذ العشب واستعمله ثم حملت زوجته فأنجبت له ابنا، ثم حملت مرة أخرى وأنجبت له ابنا آخر وفرح كثيراً ثم كبرا وعند بلوغهما سن الخامسة عشرة تمردا عليه وانحرفا إلى السرقة وإلى المعاصي وإلى المخدرات وانقلبت حياته إلى حياة شقاء وعذاب وذهب إلى الشرطة وسألهم بالله أن يخلصوه من هذين العاقين حتى ولو بالقتل، حيث انقلبت حياته الهادئة قبل العلاج إلى حياة تعاسة وشقاء بعد الإنجاب، وقال بالحرف الواحد: قد أراد الله لي الخير حينما لم أنجب وجلبت لنفسي الشقاء والعذاب حينما أنكرت نعمة الله عليّ. وعلى أي حال يمكنك استخدام بعض الأعشاب المذكورة آنفاً في هذا الكتاب.

٢٧٧- هناك وصفة تروج بواسطة الجوال لعلاج العقم وهي مكونة من عسل وبعض الأعشاب، فهل يمكن استخدمها أم لا؟

- هذه الوصفة مغشوشة وحضرت بواسطة مرتزقة والعياذ بالله فقد تكون خطيرة وقد تسبب تلف الكبد أو فشلاً في الكلى أو السرطان وخلاف ذلك فاحذريها، واحذري أي خلطة تباع عن طريق الجوال.

٢٧٨- هناك من يحضر خلطات مكونة من لقاح النخل وجمّاره مع بعض الأعشاب غير الموضحة ويباع من أجل الإخصاب لدى النساء والرجال، فهل هذا صحيح، وهل يمكن أن يسبب مشكلات لاسيما أنه يباع بكميات كبيرة والناس يعتقدون فيه كثيراً؟

- يمكن أن يكون للقاح النخل بعض التأثير في الإخصاب، ولكن الخطورة تكمن في الأعشاب المضافة دون معرفة هويتها، وعليه آمل عدم استخدامها.

٢٧٩- سائل يقول: إنه يرغب تزويده بأسماء أعشاب أو مراهم أو مستحضرات طبية تقلل من الرغبة الجنسية وتتوافر لدى الصيدليات أو محلات العطارة، ولا يكون لها أضرار جانبية على العملية الجنسية حالياً أو مستقبلاً؟

- توجد مستحضرات ومراهم تقلل من الرغبة الجنسية، لكن مخاطرها جسيمة على الناحية الجنسية، وأنت تبحث عن العكس، احمد الله على النعمة.

٢٨٠- هل الكافور يقلل فعلاً من الرغبة الجنسية؟ وما هي المدة التي يستمر فيها تأثير الكافور على الشخص؟ وكيف الطريقة المثلى لاستخدامه؟

- يجب عدم استخدام الكافور لسببين، الأول: هو عدم تخفيضه للجنس كما يدعي بعض الناس، والثاني: إنه يسبب مشكلات في الركب والسيقان ولذلك أنصحك بالزواج إن لم تكن متزوجاً فهذا أفضل شيء لتعديل القوة الزائدة لديك في الناحية الجنسية.

٢٨١- هل القهوة النية تسبب قطع النسل؟ وما هي الأعشاب التي تسبب قطع النسل؟

- القهوة النية لا تسبب قطع النسل على الإطلاق: وأما الأعشاب التي تسبب قطع النسل فهي كثيرة ونظراً لخطورتها فإني أفضل عدم ذكرها، لكي لا يساء استخدامها.

٢٨٢- هل صحيح أن استنشاق أصبع الفكس يسبب العقم لوجود مادة الكافور؟ وإذا كان ذلك صحيحاً، فلماذا يسمح ببيعه في الصيدليات وفي الأماكن الأخرى؟

- فيما يتعلق بأصبع الفكس الذي يستنشق من قبل المزكومين أو خلاف ذلك، فأفيدك أن نسبة مركب الكافور قليلة جداً فهي أحد مكونات الأصبع وليس لها أي تأثير يذكر في حالة العقم فيجب الاطمئنان.

٢٨٣- هل للشاي الأخضر مشكلات سلبية على الجنس؟

- الشاي الأخضر وبالأخص النوع المبروم الصيني له فوائد صحية جمة، من أهمها أنه يمنع حدوث السرطان، بالإضافة إلى أنه يحرق الدهون إذا شرب بعد الوجبات الدسمة ويقلل الوزن إن شرب على الريق، ولكونه يحتوي على الكافيين والثيوفللين والثيوبرومين فهو منشط ويخفف من أزمات الربو وليس له آثار سلبية على النشاط والجنس على الإطلاق.

٢٨٤- ما هي الأعشاب التي تقطع النسل؛ لكي نتجنب استعمالها ونرجو ذكر أسمائها.

- توجد بعض الأعشاب التي تقطع النسل، ولكننا لا نستطيع ذكرها؛ خشية سوء استعمالها.

٢٨٥- هل الاستمرار في ممارسة العادة السرية فيه خطورة أم لا؟

- الممارسة السرية أساساً عمل بغيض، والاستمرار في ممارستها ربما يمنعك من الزواج، ونهاية هذا العمل ستجلب متاعب كثيرة.

٢٨٦- هل التهابات المهبل وإفرازاته تسبب العقم؟

- يجب معرفة السبب الذي أحدث الالتهابات والإفرازات المهبلية. والشخص الذي يفتيك في هذا الموضوع هو الطبيب المختص.

٢٨٧- هل زيت بذرة الكتان يسبب العقم؟ علماً أنني سمعت أنه يحتوي على عدة فوائد جمة، ويحتوي على (الأوميقا ٣) الأحماض الدهنية الأساسية للجسم؟

- زيت بذر الكتان الذي يعرف بالزيت الحار لا يسبب العقم وهو جيد.

٢٨٨- هل للحبق الذي يستعمل مع الشاي، أو غيره مضار صحية، وخصوصاً فيما يتعلق بالعلاقة الزوجية؟

- كثير من الناس يعتقدون أن للنعناع والحبق والمرمية والزعتر وهي جميعاً من فصيلة واحدة تأثيراً على الناحية الجنسية، حيث يعتقدون أن هذه الأعشاب تهبط الجنس. أحب أن أقول هذا غير صحيح، وليس لهذه المقولة ما يبررها من الناحية العلمية.

٢٨٩- هل هناك علاج فعال للبروستاتا؟

- سوبالميتو (Saw *almetto)، من المواد الجيدة لهذا المرض وهو يباع في محلات الأغذية التكميلية، وهو عشب آمن.

٢٩٠- هل هناك ضرر من استخدام كبسولات SAW *AIMETO للشخص المصاب بتضخم البروستاتا ويتعاطى علاج ITRIN؟

- يمكن استخدامه، ولكن من الأفضل أن يناقش ذلك مع الطبيب الذي صرف له العلاج.

٢٩١- سائل عمره ٦٢ سنة يعاني من البروستاتا والسكر والدوالي في الخصية ويقول: إنه يستخدم سوبالميتو ويستفسر فيما إذا كان له أضرار على السكر والدوالي؟ كما يقول: إنه قرأ عن بذور القرع ويود المزيد من التفصيل عن طريقة استعمالها ولون القرع الذي تحدثنا عنه؟

- ليس هناك ضرر من استخدام مستحضر سوبالميتو، أما بذور القرع فهي بذور الدبا الكبيرة المدورة ذات اللون الأبيض أو الأصفر، حيث تؤخذ البذور وتقشر، ثم تهرس ويؤخذ منها ملء ملعقة مرة واحدة في اليوم.

٢٩٢- شاب يبلغ من العمر ٢٩ عاماً أخبره الاستشاري بأنه يعاني من تضخم البروستاتا وصرف له مضادًا حيويًا هو ci*robay واستخدمه لمدة ١٥يوماً، وقد ذكر الطبيب أن التضخم في البروستاتا سوف يزول بعد الزواج. وقد سمعك في إحدى حلقات الإخبارية تذكر وجود مستحضر عشبي يستخدم ضد تضخم البروستاتا، فما هو هذا العلاج العشبي؟

- عادة تضخم البروستاتا نادراً ما تحدث في مثل هذه السن، فهو يحدث لدى المسنين، وأنا أنصحك بعمل اختبار لكشف تضخم البروستاتا في إحدى المستشفيات الحكومية أو في إحدى المستشفيات الخاصة الكبيرة والمؤهلة؛ للتأكد من وجود تضخم فعلاً في البروستاتا، وإذا ثبت ذلك يمكنك استخدام مستحضر عشبي مقنن هو Saw*almeto وأتمنى لك الشفاء.

٢٩٣- أحد المقيمين يروج مسحوقاً مركباً، قيمته غالية يستعمل للتنشيط الجنسي للمرأة، ويستخدم قبل الجماع بنصف ساعة، فهل هذا العلاج مأمون؟

- هذا العلاج خطير جداً؛ لأنه مركب من عدة أعشاب، والذي ركّبه جاهل في أمور التداخلات الكيميائية وما دام أنه مجهول الهوية فكيف يستعمل، فقد يسبب العقم أو قد يسبب التهابات في الرحم أو في المهبل، فأنصح بعدم استخدام هذه الوصفة من قبل الزوجات؛ لما لها من خطورة.

٢٩٤- بعض العطارين يصفون وصفات جنسية للنساء وبعضهن يجازفن بشرائها واستعمالها، ولكن بدون شعور بأي فرق، حتى بعد استعمالها عدة مرات وكل مرة لا تختلف عن سابقتها، فماذا يعني ذلك؟ و بعد خمسة أسابيع من تركها بدأت هناك حكة شديدة في الفرج لدرجة مخجلة، فبماذا تنصح؟.

- من الخطأ شراء وصفة مجهولة لا تعرف مكوناتها. يجب مراجعة المختص وأرجو تبليغ المسؤولين عن هذا العطار.

٢٩٥- هل هناك علاج لتوسُّع المهبل؟ وهل يمكن استخدام المرّ أو غسولات لهذه الحالة؟

- يمكن استخدام لحاء شجر الطلح، بحيث يحرق ويتبخر عليه، أو استخدام منقوع الأرطة أو العفص كغسول يومي، فهذه جيدة ولا أنصح باستعمال المر.

٢٩٦- هل توجد وصفة عشبية لارتخاء جدران المهبل؟

- نعم يوجد بذور الهندي شعير، وهو يختلف عن بذور الشعير المعروف ويوجد لدى العطارين، حيث يسحق ثم تؤخذ كمية منه قدر ملعقة كبيرة في حوالي لتر ماء ويغلى لمدة خمس دقائق ثم يبرد ويصفى ويستعمل على هيئة غسول مهبلي مرة واحدة يومياً.

٢٩٧- سائلة تقول: إنها تعاني من اتساع الرحم وترغب في مادة عشبية تضيقه.

- يمكنك استعمال لبن الفرس، حيث تبلين فيه خرقة وتحتملين بها، فإن ذلك يضيق الرحم، أو يمكن جمع بذر الزبيب وسحقه وتحتملين به فإنه يضيق الرحم.

٢٩٨- هناك وصفة عبارة عن خلطة مكونة من عدد من الأعشاب تزيد على العشرة، وتصرفها طبيبة شعبية لميلان الرحم وتصرف معها وصفة أخرى تؤخذ بعد هذه الوصفة للإنجاب؟ فهل يمكن استعمالها؟

- فيما يتعلق بميلان الرحم، فلا تستطيع هذه الوصفة إعادته إلى ما كان عليه، وهذه الوصفة ركبتها امرأة لا تعرف عن الطب شيئاً فقد تكون لا تقرأ ولا تكتب أيضاً، وتعتبر هذه الوصفة خطرة فأنصح بعدم استخدامها وكذلك الوصفة الأخرى الموصوفة للإنجاب. ويجب مراجعة المستشفى فهو الذي يعطي الحل الصحيح.

٢٩٩- سيدة تقول: هناك معالجة لديها عيادة تقول: إنها مرخصة من وزارة الصحة تعالج بالطب البديل وتصف وصفات للنساء اللاتي يعانين من سيلانات المهبل والوصفة كما تقول مكونة من الأحجار الكريمة مع العسل وتبيعها بمبلغ ٩٠٠٠ ريال، والسؤال هل فعلاً لديها تصريح من وزارة الصحة؟ وهل فعلاً هذه الوصفة تستحق هذا المبلغ الخيالي، برجاء الإجابة؟

* هذه المعالجة ليس لديها تصريح من وزارة الصحة على الإطلاق والوصفة التي تبيعها لعلاج السيلانات المهبلية والمكونة من الأحجار الكريمة والعسل ليس لها علمياً ما يبرر استخدامها لهذا الغرض، وهذه المعالجة ذكية حيث تطرق نفسيات النساء بذكر كلمة الأحجار وغلاء سعرها وأن هذه الوصفة ما دامت غالية إلى هذه الدرجة فهي مفيدة وتبدأ النساء ضعيفات النفوس واللاتي يتفاخرن بشراء الأشياء الثمينة، حتى ولو كانت دواء مثل هذه الوصفة التي يجب أن يكون مكانها في الزبالة وهذه المعالجة يجب على المسؤولين النظر في أمرها فإذا كان لديها شهادات تثبت ما تقوم به من معالجات تقوّم أو يخلّص الناس من شرها ومن دجلها.

٣٠٠- أعاني من تقرحات في رأس العضو التناسلي، وأريد علاجاً لذلك؟

* يجب عليك مراجعة إخصائي أمراض جلدية؛ لأن القروح التي توجد على العضو قد تكون قروح الزهري وفي مرحلته الأولى فيجب عليك التأكد من ذلك وأخذ العلاج المناسب، وهو عبارة عن بنسلين يعطى بالحقن وفي جرعات عالية مع بعض المضادات الحيوية الأخرى ولا تهمل الموضوع؛ حتى لا يصل إلى المرحلة الثانية أو الثالثة وعندها يكون العلاج صعباً وآمل أن تكون قروحاً عادية، وأتمنى لك الشفاء.

٣٠١- أعاني من مرض الهربس التناسلي وأرغب في العلاج بالأعشاب، حيث إني استعملت أدوية كثيرة ولم أستفد منها؟

* استخدم مستحضر ل - ايسين بجرعة ٥٠٠ - ٠٠٠ ملجم يومياً على معدة خاوية يؤخذ مع الماء أو العصير وليس الحليب ويؤخذ معه ٥٠ ملجم من فيتامين ب٦ و ١٠٠ ملجم من فيتامين C ويشتري ذلك من محلات الأغذية التكميلية، كما يمكن استعمال كريم ل - ايسين كدهان على موضع القروح والذي يباع أيضاً في محلات

الأغذية التكميلية، ويمكن وضع خلاصة الجولدنسيل على القروح، أو خلاصة الجوز الأسود وهما يباعان في محلات الأغذية التكميلية، يمكن وضع خليط من فيتامين هـ وفيتامين أ علـى القروح فهي جيدة لذلك، تجنب منتجات الدقيق الأبيض والسكر والكربوهيدرات والقهوة والشاي، لا تتناول الفواكه الحمضية وعصائرها، ارتد ملابس داخلية قطنية وحافظ على نظافة منطقة الأعضاء التناسلية بإبقائها نظيفة وجافة.

٣٠٢- والدتي مصابة بالزهري منقول لها عن طريق الدم منذ حوالي ست وعشرين سنة،والعادة لديها غير منتظمة ولديها كولسترول، هل يوجد حل؟

* أرجو مراجعة إخصائي في الجهاز التناسلي وأمراضه، وسوف يساعدك بإذن الله في حل مشكلة والدتك.

٣٠٣- هناك علاج يأتي من أمريكا، حيث إن هناك رجلا وامرأة في واشنطن ادعيا أنهما خبيران في طب الأعشاب، وأن المرأة قد منحت جائزة نوبل وأنهما يعملان في جامعة جورج واشنطن، حيث يبيعان أدوية عشبية مجهولة الهوية لا تحمل أي هوية وتباع بأغلى الأثمان والطريقة أن يرسل المريض المبلغ المطلوب لدواء أي مرض عن طريق حساب هذين الشخصين في البنك، ثم يرسلان العلاج بواسطة البريد السريع إلى المريض، فهل تعرف شيئاً عن هذين الشخصين أم لا؟

* لم نسمع في يوم من الأيام أن طبيبة أعشاب أو طبيب أعشاب منح جائزة نوبل، وهذان الشخصان هما في الأساس مصريان ولديهما الجنسية الأمريكية، وقد تقصينا أخبارهما فوجدنا أنه لا يوجد لديهما علاقة بجامعة جورج واشنطن وقد ادعيا أنهما يحملان البورد الأمريكي الدولي لطب الأعشاب والطب البديل وهذه كذبة كبيرة، حيث لا توجد شهادة بهذا المسمى ثم إنهما يدعيان علاج أشياء وهمية مثل تطويل قصر القامة وتضخيم العضو التناسلي وتطويله، ولحم غشاء البكارة بدون جراحة بالأعشاب وكذلك نفخ الوجه وإزالة شعر الجسم نهائياً ولم يتركا مرضاً إلا ووجدا له العلاج وقد خدعا كثيرا من المرضى بهذه الكذبة المزيفة

وأكبر هم لهما هو الحصول على النقود، وبطريقة لا يستطيع أحد أن يمسكهما، فهما في أمريكا وقد اختارا نقطة الضعف عند المرضى، فقاما بمزاولة هذه المهنة الرخيصة وامتصاص دماء المرضى فأحذركم من مثل هؤلاء المشعوذين.

٣٠٤- قرأت في إحدى الجرائد إعلاناً عن عقار عشبي لكافة المحفزات الجنسية يسمى (فيجر يكس) ويشير الإعلان إلى أنه مثالي لمرضى السكر ويعالج البروستاتا. ما مدى صحة ما ذكر عن هذا العقار؟

* أنصحك بعدم استخدام عقار فيجر يكس، حيث إن الادعاءات الطبية الخاصة بهذا المستحضر غير صحيحة.

٣٠٥- هناك علاج جنسي اسمه بفرلي هلز يوزع إعلانه على سيارات الشباب عند المقاهي. أرجو الإفادة بصحة محتواه.

* هذا المستحضر المسمى بفرلي بلز المنشط الجنسي ليس إلا عشباً ومعه فياجرا وهو خطير، حيث إن العشب الموجود يحتوي على إكزلات كالسيوم بكميات كبيرة، وفيه خطر على الكلى.

مشكلات الجهاز النفسي
والعقلي

٣٠٦- يوجد شخص يستعمل أي دواء عشبي يوصي به أي من جيرانه أو أصدقائه، ومؤخراً بدأت عليه علامات الوهن والسرحان، فأرجو الإفادة عن هذا الاستعمال؟

* يجب نصحه بترك هذه الأدوية التي يستخدمها بطريقة عشوائية لاسيما إذا كانت مجهولة، وحتى لو كانت مقننة وهي متعددة، فقد يحدث تداخل فيما بينها وقد تسبب له مشكلة في الكبد أو الكلى أو البنكرياس أو حتى في الهرمونات، فيجب تركها لخطورتها البالغة على صحته.

٣٠٧- أبلغ من العمر ٥٣ عاماً متقاعد ومتزوج ولي أولاد إلا أني أعاني من الأرق الشديد، وأدخن كثيراً حوالي ٣٥ سيجارة في اليوم، وأتعاطى الكحول منذ ٣٥ سنة بمعدل مرتين في الأسبوع، أريد حلا لمشكلة الأرق؟

* يبدو أن كثرة التدخين كانت وراء أرقك، وأنت تعرف أن الدخان يأتي بعد القات والأمفيتامينات كمادة منبهة، وتقول: إنك لا تشرب الشاي ولا القهوة قبل النوم، لكنك لم تقل: إنك لا تدخن قبل النوم وعليه يجب عليك تقليل التدخين بقدر استطاعتك، يمكنك استعمال دواء عشبي جيد ضد الأرق يعرف باسم Valerian Root يباع في محلات الأغذية التكميلية وكذلك Kava kava وهي تباع في المكان نفسه، وكذلك assion Flower* .

٣٠٨- هل عشبة الخزامى وعشبة الأرطيميسيا تهدئ الأعصاب للمصاب بالأرق؟وهل لها أضرار؟

* يوجد من الخزامى نوعان: الأول الذي يعرف باللافاندر Lavandula وهو ينمو عادة في المناطق الباردة ويعرف في الطائف وأبها بالضرم ، وهذا أساساً ليس نبات الخزامى الذي ينمو في منطقة نجد الذي قيلت فيه الأشعار والمعروف علمياً باسم Hoinwoodia dicksonia من الفصيلة الصليبية، بينما الأول من الفصيلة الشفوية، وهما يختلفان علمياً.

فإذا كنت تقصدين الأول، فنعم يستخدم ضد الأرق، أما الثاني فليس له علاقة بالأرق.

وفيما يخص الأرطيميسيا، فلا أدري أي نوع، حيث إن الأرطيميسيا اسم الجنس ويندرج تحته عدة أنواع، فإذا كان المقصود ما يسمى بعشبة البرك ذات الأوراق الفضية اللون، فإنها تستعمل لاسترخاء الأعصاب وضد الأرق، وإذا كان المقصود الأنواع الأخرى فالأمر يختلف ولا ضرر من استخدام النوعين السابقين إذا كانت هي المعنية.

٣٠٩- هل مرض الصرع مزمن؟ وهل يوجد أمل في الشفاء منه؟

* الصرع أنواع، ولكن نسبة الشفاء فيه كبيرة جدا، حيث تصل كما ذكر بعض المختصين إلى نسبة ٩٩٪ فيجب مراجعة مختص في هذا الشأن.

٣١٠- هل هناك أعشاب تقضي على التوتر والقلق والإجهاد وما هي وأين أجدها؟

* هناك أعشاب على هيئة مستحضرات تقضي أو تحد من القلق والتوتر و الإجهاد، وهي Catni* وهو مستحضر يباع في محلات الأغذية الصحية، يؤخذ كبسولتين ثلاث مرات يومياً، بالإضافة إلى مستحضر آخر يسمى Silent night حيث يؤخذ أربع كبسولات يومياً قبل النوم.

٣١١- سائل يقول: إنه بعد الأكل ينتابه إحساس بالتوتر النفسي والاكتئاب، فما هي أسبابه وما هو العلاج بالأعشاب والفيتامينات؛ لأنه لا يحب العلاج بالأدوية الكيميائية، حيث لا يرتاح لها وقد صرف له الإخصائي النفسي بعض الأدوية من مستوصف خاص وبعض الأدوية العشبية مثل الدميانة، ويقول كم مدة العلاج؟

* من الأفضل عرض نفسك مرة أخرى على إخصائي نفسي، فهو الشخص الوحيد الذي يمكنه نصحك وإعطاؤك العلاج المناسب، وفي مثل حالتك لا أنصحك بمراجعة المستوصفات الخاصة فهي تجارية، ويمكنك استخدام دواء عشبي مقنن، ويسمى فاليريان VALERIAN ولكن بعد استشارة طبيبك المختص، وأنصحك بترك الدميانة في الوقت الحاضر.

٣١٢- أعاني من إرهاق وتعب، وخاصة عند الاستيقاظ من النوم ودون أدنى مجهود؟

• معاناتك من الإرهاق والتعب بعد النوم، فربما يوجد لديك مشكلة في سوء الهضم وعدم امتصاص الطعام كما ينبغي، وربما نسبة كريات الدم الحمراء لديك منخفضة ونسبة الكريات البيضاء مرتفعه أو قد يكون عندك هبوط في ضغط الدم، فلا بد من التحقق من ذلك.

٣١٣- أعاني من بعض التوتر والقلق، وقد ذهبت إلى مستشفيات كثيرة وتناولت أدوية كثيرة ولم تكن هناك أي فائدة ملحوظة، فهل هناك وصفة عشبية لعلاج هذه الحالة؟

• نعم هناك نبات عشبي محضر على هيئة مستحضر عشبي ومقنن ويسمى Catni* يوجد على هيئة كبسولات، ويباع في محلات الأغذية التكميلية الصحية، ويمكنك استخدام كبسولتين بعد كل وجبة غذائية.

٣١٤- سائل يرجو تزويده بالعشبة لعلاج الزهايمر.

• لعلاج مرض الزهايمر توجد عشبة تسمى Butcher broom كبسولة صباحاً وأخرى مساء، بالإضافة إلى Ginkgo biloba يؤخذ كبسولة صباحاً وأخرى مساء، وكذلك الحلبة Fenugreek يؤخذ كبسولتين ثلاث مرات يومياً، وتشترى جميعها من محلات الأغذية الصحية.

٣١٥- هناك مستحضر عشبي باسم St. Johns Wort لعلاج الاكتئاب. هل تنصح باستخدامه؟

• نعم بالإمكان استخدام ذلك المستحضر بأمان، ولكن يجب عدم التعرض للشمس بعد استخدامه؛ لأنه يسبب حساسية.

٣١٦- زوجي البالغ من العمر خمسين عاماً بدأ يعاني من النسيان، ولا أدري فيما إذا كان هناك سبب لهذا النسيان، ولقد طلبت منه مراجعة المستشفى إلا أنه غير مقتنع بذلك، فأرجو التوجيه والنصح.

- لا بد من مراجعة المستشفى قبل أن يتفاقم الأمر، والنسيان ربما بداية لمرض الزهايمر، ويمكنه استخدام الأدوية العشبية الآتية، وهي مستحضرات الجنكة وهي تباع في محلات الأغذية الصحية تحت اسم Girkgo biloba يؤخذ حبة صباحاً وأخرى مساءً، وكذلك مستحضر عشبي آخر مقنن يسمى Echinacea يؤخذ حبة صباحاً وأخرى مساءً، ويباع أيضاً في محلات الأغذية الصحية.

٣١٧- أنا شاب أبلغ من العمر ٣٩ سنة، أعاني من مشكلة في الكلام، حيث أتلعثم كثيراً في إخراج الكلمة، وأحياناً يحبس الكلام، فيخرج بشق الأنفس، حيث تسببت هذه المشكلة في إحراجي مع الناس في أثناء التحدث معهم، علماً بأن هذه المشكلة معي من الصغر. أرجو إفادتي عن أي علاج ،سواء أكان عشبيًا، أو عن طريق المستشفيات.

- يمكنك استخدام العسل مع الملح بمعدل ملعقة عسل مع ملعقة ملح، وبعد خلطهما جيداً تأخذ منهما نصف الكمية وتفرك اللسان بها لمدة ١٠ دقائق وتكرر العملية كل ٣ ساعات.

٣١٨- ما هي فوائد عروق الجنسنج وكيف استعماله للنشاط الذهني والبدني؟

- الجنسنج يستعمل منشطاً للجسم ، ولكن يجب عدم استخدامه من قبل الأشخاص الذين يوجد لديهم ضغط دم مرتفع ويوجد من الجنسنج عدة مستحضرات في السوق، وهي آمنة عدا المستحضر الذي يستخدم للتسمين، فهو خطير جداً ويجب عدم استخدامه.

٣١٩- هل هناك عشبة لمرضى الصرع، علماً أنه ملازم له من عمره أربع سنوات، والآن عمره ١٨سنة ويستخدم حبوب قوة ٢٠٠ لمرض الصرع.

- للصرع تؤخذ ملعقة صغيرة من مسحوق القرنفل، وتخلط مع ملء ملعقة صغيرة من السكر وتسف بمعدل مرتين في اليوم، ويجب عدم التوقف عن استخدام الدواء المصروف من قبل الطبيب.

٣٢٠- أعاني منذ أكثر من سنة تقريباً من عصبية زائدة وسوء مزاج، وقد يثير أعصابي أي شيء تافه، والمشكلة أكثر إذا كنت أتحدث مع أحد الوالدين أو مع من يكبرني سنا تثار أعصابي بسرعة فائقة وحتى العصبية أثرت في شخصيتي كثيراً، فأصبحت قليل المزاح والدعابة فأميل للتكشير والعبوس. وهذا الشيء يضايقني كثيراً وبدأت ألاحظ دائما تذمر الناس مني بسبب العصبية أو عدم الابتسام. وأتمنى من الله، ثم منكم أن تجدوا العلاج المناسب لحالتي. مع العلم أني عانيت من مشكلة نفسية منذ سنة تقريباً، فصرت أفكر فيها على مدار الساعة.

- احصل على مستحضر Catni* من محلات الأغذية التكميلية واستعمله بمعدل حبة صباحاً وأخرى مساء.

٣٢١- هل توجد وصفة عشبية فاعلة لعلاج الهلع والاكتئاب والخوف الاجتماعي، بدلا من الأدوية النفسية؟

- نعم توجد وصفة، وهي شجرة القديسين وتؤخذ بمعدل ملعقة صغيرة على ملء كوب ماء مغلي، وتترك لمدة ١٠دقائق ثم تصفى وتشرب بمعدل ٣مرات في اليوم. وتوجد هذه العشبة في بعض محلات العطارة.

٣٢٢- أنا شخص ابتليت بالتوتر الشديد وذهبت لأطباء إخصائيين واستشاريين نفسانيين وكلهم اتفقوا على تشخيص حالتي بأنني مصاب بمرض الخوف من المرض، وبدأت بتناول البروزاك منذ أربع سنوات ولكن على مدد متقطعة وأطول مدة تناولت فيها البروزاك كانت ستة أشهر حبة واحدة يوميا والحمدلله تحسنت كثيرا جدا، ولكن بدأ هذا الدواء بإظهار نتائج سلبية، حيث إنني أعاني من الإجهاد بشكل مزعج، وكذلك العصبية الزائدة التي أثرت على عملي ومنزلي. وأشكو من الدوار الخفيف وكذلك عندما أريد النوم أتألم حيث إنني أنام لمدة خمس دقائق، ثم أصحو بسبب شعوري بألم بسيط في رأسي، بالإضافة إلى زيادة في ضربات القلب وتوتر شديد وقد عاهدت نفسي بأن أتخلص من أي علاج نفسي، ولكنني بحاجة إلى أعشاب تكون مهدئة وذات فائدة لحالتي أنا عمري الآن ٣٥ سنة وأشعر بأنني سوف أؤذي جسمي بتناولي لهذه الأدوية.

- استعمل مستحضر Catni* وهو يباع في محلات الأغذية التكميلية وعليه تعليمات الاستعمال. كذلك استخدم شجرة القديسين، وهو يباع في بعض العطارات. ونسأل الله لك الشفاء.

الفيروسات

٣٢٣- هل هناك علاج من الأعشاب للمصاب بالتهاب الكبد الفيروسي من نوع «ب»؟ وما هي النصائح التي تنصحه بها من ناحية الأكل والشرب؟

• العلاج المعروف لهذا الفيروس هو الإنترفيرون. أما من ناحية الأدوية العشبية التي تحسن من وظائف الكبد، وهي مقننة ومدروسة فهي الهندباء البرية وتعرف باسم شيكوري، وكذلك الخرشوف وهذان المستحضران يباعان في محلات الأغذية التكميلية وعليها التعليمات اللازمة وهما مسجلان لدى وزارة الصحة، أما فيما يخص الأكل والشرب، فأعتقد أن المستشفى أو المشرف على علاجه سيعطيه تعليمات عن نوع الأكل الذي يتجنبه والأكل المطلوب لصحته.

٣٢٤- هل هناك ضرر من استخدام شجرة العرعر المشهورة في الجنوب لعلاج التهاب الكبد B وهل هناك مانع من الجمع بينه وبين العلاج الطبي (هيوليمو في دين) وهل يمكن إيقاف العلاج والاكتفاء بالعشبة؟

• يوجد شيء أفضل بكثير من العرعر، وهو تمر العبيد أو ما يسمى باللألوب وهو يشبه التمر اليابس والطريقة أن تأكل أربع حبات يومياً، بالإضافة إلى استخدام الهندباء البرية. ولا أنصح بوقف العلاج وقم بالتحليل من وقت لآخر.

٣٢٥- هل توصل الطب الحديث إلى علاج للوباء الكبدي؟ وهل هناك أعشاب يمكن استخدامها لهذا المرض؟

• علاج التهاب الكبد الفيروسي (ب) حالياً هو الإنترفيرون، ويوجد بعض الأعشاب الجيدة مثل الخرشوف والهندبا واللألوب.

٣٢٦- ما هي النصيحة الواجب اتخاذها عند مصاب الكبد الفيروسي؟

• النصائح التي يجب على مريض التهاب الكبد اتباعها هي تناول جزر وزنجبيل وكركم مع السلطة، وكذلك تناول بين وقت وآخر ثمار (تمر العبيد) وهو يباع لدى العطارين ومراجعة المشرف على العلاج باستمرار.

٣٢٧- سائل يقول: إنه مصاب بفيروس الكبد نوع (C) وإنه يستعمل علاج (Essential) بمعدل كبسولتين يومياً من سنوات عدة. ويقول:إن الطبيب قد أشار عليه بأخذ عينة من الكبد من أجل ضرب إبر، فما نصيحتك؟

• رأيي ونصيحتي الاستمرار في العلاج مع الطبيب المختص، والاستجابة لما يمليه عليك طبيبك، وبإذن الله ستكون الحياة مستقرة.

٣٢٨- كيف يتم التشخيص الدقيق لمرض التهاب الكبد، وأي المستشفيات الموجودة في المملكة قادرة على تشخيص المرض بصورة صحيحة؟

• يمكن عمل الكشف في أي مستشفى من المستشفيات إلا أن هناك مستشفيات توجد فيها إمكانات جيدة لتشخيص التهاب الكبد، مثل مستشفى الملك فهد بالحرس الوطني، ومستشفى الملك خالد الجامعي، ومستشفى القوات المسلحة، ومستشفى الأمن العام، ومستشفى الملك فيصل التخصصي، وبعض المستشفيات الخاصة.

٣٢٩- امرأة تعاني من التهاب الكبد الفيروسي نوعٍ سي وقد وصفت لها طبيبة شعبية بالرياض وصفة تزيد عن خمسة عشر نوعاً من الأعشاب، بالإضافة إلى العسل، وتقول لها هذه الطبيبة الشعبية: إنك ستشفين من هذا الفيروس وبدأت استعمالها إلا أنها بدأت تعاني من الخمول والنوم الشديد ولا ترغب في القيام بأي عمل مع العلم أنها كانت قبل استعمال هذه الخلطة حيوية وتزاول أعمالها بنشاط، حيث إن الفيروس كامن، فماذا تفعل؟

• لقد أخطأت باستعمال تلك الخلطة، فالمعالجة أو التي تدعي العلاج لا يوجد لديها أي خلفية عن المجاميع الكيميائية التي تحتويها الأعشاب المركبة منها الخلطة، وقد حذرنا كثيراً من مثل هذه الوصفات المجهولة، وعليك الآن بتركها تماماً ومراجعة الاستشاري المختص؛ ليوجهك التوجيه الصحيح وأنصح المستهلكين الكرام بعدمِ استخدام أي وصفات عشبية أو خلطات من أي شخص ما لم يكن مختصاً وملماً بعلم هذه المواد.

٣٣٠- ما فوائد الثوم وعلاقته بالتهاب الكبد الفيروسي (سي) غير النشط؟

• الثوم له فوائد جمة وهو من الأعشاب التي لها تأثير ضد الفيروسات، ومن ضمنها فيروسات الكبد.

٣٣١- سائل يقول: لديه التهاب كبد من نوع (ب) وعمل تحاليل من مدة ثلاث سنوات ووجدوا أن هناك بداية تليف وصرف له علاج (لاموفيدين) بواقع حبة واحدة يومياً، وكل ستة أشهر يعمل تحليلا، وتقول التحاليل:

إن الكبد مستقر. هل هناك أدوية عشبية تفيد في علاج التليف أو أدوية تقضي على الفيروس، وما هي فوائد عسل البربليس؟ وهل هو مفيد في علاج الكبد؟ كما يقول: هل يمكن استعمال أكثر من ٧حبات من الحبة السوداء؟ وما هي فوائد الرشاد، وهل الاكثار منه يضر بالجسم؟

- أنصحك بعدم استخدام أي دواء عشبي ما دام كبدك مستقرا، وسيعود إلى حالته بإذن الله وعليك الالتزام بالعلاج المعطى لك من قبل المختص، أما عسل البارببيس فهو جيد لاحتقان الكبد وأمراض الرئة والحصاة في كيس المرارة والإسهال الناتج من اضطراب الكبد، أما الحبة السوداء فجرعتها المفيدة والمقننة سبع حبات، وإذا زادت فإنها تكون عديمة الفائدة، أما الرشاد فهو جيد ضد فقد الشهية وللوهن، وفقر الدم ، ولالتهابات الكبد ومخفض نوعاً ما للسكر،ومخفض لضغط الدم، واستعماله أن يؤخذ ملء ملعقة صغيرة من مسحوقه، ويسف بمعدل مرة واحدة في اليوم.

٣٣٢- هل هناك علاج طبيعي لالتهاب الكبد الفيروسي من نوع B ؟

- لا يوجد علاج طبيعي يشفي بشكل قاطع التهاب الكبد من نوع B ولكن توجد أبحاث مركزة والأمل كبير في القريب العاجل بإذن الله والعلاج الوحيد الآن هو إنترفيرون.

٣٣٣- سمعت بمعالج شعبي يعالج فيروس الكبد البائي والسيني، وحيث إنني مصاب بالتهاب الكبد السيني فقد ذهبت إليه وأعطاني خلطات عشبية وقال: استخدمها لمدة شهر وفعلاً استخدمتها وقبل الانتهاء منها بثلاثة أيام شعرت بآلام وحرقان في مجرى البول، فذهبت إلى المستشفى وعملوا لي فحوصات مركزة وظهرت نتائج التحليل أن إحدى الكليتين توقفت عن العمل والكلية الثانية حالتها صعبة، كما أنني حللت لمعرفة فيما إذا كان هذا العلاج قد قضى على فيروس الكبد، كما قال المعالج الشعبي، فوجدت أن الفيروس ما زال موجوداًوإنزيمات الكبد تغيرت إلى الأسوأ عما كانت عليه من قبل، أرجو أن تنصحني ماذا أفعل؟

- أنا لا ألومك عندما ذهبت إلى هذا المعالج، حيث إن المريض يتعلق بقشة ولكن لو فكرت قليلاً في هذا المعالج، وما هي مؤهلاته العلمية، وما هي الخلفية التي لديه عن الأعشاب وتداخلاتها وفيما إذا كانت سامة من عدمها لوجدت أنه جاهل مئة في المئة. وكثير من المعالجين الشعبيين اتخذوا هذه المهنة حرفة لهم وهم يعرفون تماماً ضعف المريض وتعلقه بأي دواء، وهؤلاء المعالجون لا يهمهم بأي حال من الأحوال صحة المريض والشيء الذي يهمهم كيف يسحبون أكبر قدر من ماله. فالشيء الذي نعاني منه قد وقع، وعليك فقط بمراجعة المستشفى فهو خير من ينقذك بعد الله واحتسب أمرك إلى الله وادع الله أن يعطيك حقك من هذا المعالج إن كان هو السبب.

٣٣٤- هل يوجد علاج لالتهاب الكبد (سي)؟ علماً بأن حالتي مستقرة بدون آلام وعندي سكر وعمري ٣٩ سنة وضعف في الجنس (متزوج). فما هو رأيك في علاج الهاشمي؟

- مادام أن الفيروس كامن وغير نشط، فلا تستخدم أي شيء، أما علاج الهاشمي في البريمي بدولة عمان فهو دجل في دجل ويصرف لجميع الأمراض علاج واحد. فأنصحك بعدم استخدام أي علاج للهاشمي.

٣٣٥- ما رأيك في وصفة أبا الخيل التي تباع في المعيقلية لعلاج فيروس الكبد من نوع (سي)؟

- هذه الوصفة مضرة، وأنصح بعدم استخدامها.

مشكلات الغدد

٣٣٦- هل يوجد علاج بالأعشاب لكسل الغدة الدرقية ونشاطها، وما طريقة الاستعمال؟

- توجد وصفة عشبية مركبة لعلاج الغدة الدرقية تتكون من الجنطيانا مع الفلفل الأحمر الحار مع الطحلب الإيرلندي مع الفوقس الحويصلي (نبات بحري) بالإضافة إلى نبات السيال، حيث تخلط كميات متساوية من الأعشاب المذكورة، يؤخذ منها ملء ملعقة صغيرة تضاف إلى ملء كوب ماء مغلي، وتترك ١٠دقائق ثم تصفى وتشرب بمعدل ٣ مرات في اليوم. ويجب لمن لديه تخثر في الدم ويأخذ بعض مسيلات الدم عدم استخدام هذه الوصفة.

٣٣٧- ماهي أهمية الجرجير للغدة الدرقية؟

- الجرجير ليس له أهمية بالنسبة للغدة الدرقية.

٣٣٨- ما هو علاج كسل الغدة الدرقية بالأعشاب؟

- علاج نقص إفراز الغدد الدرقية بالأعشاب هو مستحضر عشبي بحري يسمى Kel* يباع في محلات الأغذية الصحية بمعدل حبة واحدة في اليوم ويجب عدم ترك العلاج المصروف من قبل الطبيب، حتى تشعري بتحسن ملموس. كما يؤخذ فيتامين ب المركب وب٢ وب١٢ بمعدل قرص واحد في اليوم. كما يضاف إلى ذلك الحمض الأميني L - yrosin يؤخذ بمعدل قرص واحد في اليوم وجميع هذه المواد يمكن شراؤها من محلات الأغذية الصحية. كما يجب أن يتضمن الغذاء العسل الأسود وصفار البيض والبقدونس والمشمش والبرقوق والتمر والسمك والدجاج والحليب البارد والجبن. ويجب تجنب الدقيق الأبيض والسكر والأطعمة المصنعة.

٣٣٩- هل هناك ضرر من استعمال بعض الأعشاب المخلوطة والتي تحتوي على الزهورات والكمون واليانسون والمرامية وأعشاب أخرى على مريض كسل الغدة الدرقية، علماً بأنه مصاب بأمراض أخرى مثل السكر والضغط والكولسترول ويعاني من انتفاخ في البطن بسبب الغازات؟

- ذكرت أن الخلطة مكونة من زهورات ولم تحدد نوع الزهورات، فهناك مئات من الزهورات وذكرت الكمون واليانسون والمرمية وأعشاباً أخرى ولم تذكر ما

هي هذه الأعشاب، وعليه فلا أستطيع الإجابة؛ لأن هناك غموضاً في الزهورات والأعشاب الأخرى وقد تكون ضارة؛ لأنها لم تحدد أما الكمون واليانسون والمرمية فلا ضرر منها، ولكن بإمكانك عوضاً عن هذه الخلطة استخدام بذور الكراوية حيث يؤخذ ملء ملعقة وتضاف إلى ملء كوب ماء وتوضع على نار هادئة حتى تغلي ثم تترك تغلي لمدة دقيقتين فقط وتبعد من فوق النار وتبرد ثم تصفى وتشرب قبل الوجبات مباشرة وهذه الوصفة مضادة للغازات.

٣٤٠- سائل يقول: إنه أجرى فحصاً منذ ٤٥ يوماً فتبين أن لديه هبوطاً حاداً في الغدة الدرقية ولم يستعمل الدواء الذي وصف له من قبل الطبيب، ويقول: هل تنصح باستخدام علاج بديل؟

- لهبوط الغدة الدرقية يمكنك استعمال عشب بحري يسمى فوقس ويعرف لدى محلات الأغذية التكميلية باسم Kel* وهو مقنن ومسجل ويمكن استعماله بأمان. وأنصحك باستخدام علاج الطبيب الذي صرف لك.

٣٤١- سائل يسأل عن علاج الغدد اللمفاوية، مع العلم أنه لا يوجد ألم إلا عند إصابته بالأنفلونزا، ويقول: إنها ظهرت له بعد أن عمل مجهوداً رياضياً.

- أي شخص إذا أصيب بالأنفلونزا أو بجروح يمكن أن يشعر بألم في الغدد اللمفاوية. ولكن أرجو التأكد بالفحص الطبي.

٣٤٢- هل الغدد الدرقية تسبب زيادة الوزن، وما هو الحل؟

- الغدة الدرقية تكون إصابتها بفرط الإفراز أو نقص الإفراز، وكل من فرط الغدة الدرقية وقصورها له أضرار تختلف كل منهما عن الآخر. ولكن قصور الغدة الدرقية يسبب زيادة الوزن وعدم القدرة على تحمل البرد وفقدان الشهية وخلاف ذلك.

مشكلات الجهاز
العضلي والعصبي

٣٤٣- هل هناك وصفات عشبية لعلاج التهابات العضلات والأوتار؟

- نعم يمكنك عمل عجينة مكونة من مسحوق الحلبة التي تعتبر ملكة الأدوية، وتخلط مع عصير الكرنب الطازج وقليل من الخل ثم توضع فوق النار حتى تحمر قليلا ثم توضع فوق مكان الألم وتربط بقطعة قماش، وذلك بمعدل مرة واحدة في اليوم عند النوم.

٣٤٤- هل هناك أعشاب تفيد التهابات الأوتار في الكتف، علماً بأن الأشعة لم تظهر أي مشكلات في عظام الكتف والآلام الشديدة؟

- يمكن أخذ فلفل أبيض مع ورق زيتون مع حبة سوداء بكميات متساوية ثم تغمرها في زيت سمسم ثم تتركها لمدة ١٢ساعة ثم تصفي الزيت، وتدهن به الأماكن الملتهبة مع المساج لتلك المناطق، وذلك قبل النوم ليلاً.

٣٤٥- سائل يقول: إن زوجته مصابة بعرق النسا وهي تعاني منذ أكثر من سنة ويرغب في معرفة فيما إذا كان لدينا علاج لذلك أو نعلم عن أحد يعالج ذلك؟

- لا يوجد لدينا علاج لعرق النسا ولكن يوجد معالج شعبي خبير جداً في هذا المجال ويستخدم الكي وهو بارع جدا وله طريقة خاصة في معرفة فيما إذا كان المرض هو عرق نسا أو غير ذلك، فأرجو مراجعته وسوف تجد عنده الحل بإذن الله وهو يقطن بحي المروج غرب أسواق الشمال، وهو معروف ومشهور واسمه صالح الصمعاني.

٣٤٦- شخص يعاني من مرض عرق النسا، ويود معرفة عدد الكيات ومواضعها بالتحديد وهل هناك حمية معينة؟

- عدد الكيات كية واحدة في مكان محدد في الفخذ، ولا يعرف مكان الكية إلا الشيخ صالح الصمعاني، أرجو مراجعته ومن ناحية فيما إذا كانت هناك حمية معينة فسوف يخبرك بها وأرجو لك الصحة والسعادة.

٣٤٧- أحس بألم في أسفل الظهر، وخاصة عند الجلوس لمدة طويلة ويخف الألم عند الوقوف، فما سبب ذلك؟

- يمكن أن تكون المشكلة في الكرسي الذي تجلس عليه فقد يكون غير مريح أو قد تكون طريقتك في الجلوس غير صحية. وأنصحك بوضع مخدة صغيرة أسفل الظهر عند الجلوس على الكرسي.

٣٤٨- سائل يقول: هل البيضة إذا غمرت بقشرتها وهي نيئة في عصير ليمون حتى تلين قشرتها ثم تؤكل علاج لآلام الظهر؟ وهل تؤكل البيضة بقشرها؟

- يجب غسل البيضة جيدا بالماء والصابون ثم تجفَّف، وتغمر في عصير الليمون حتى تذوب القشرة تماما ثم تمزج البيضة مع العصير وتشرب جميعا. وهي مفيدة لآلام الظهر.

٣٤٩- أشعر بآلام شديدة في أحد رجلي، وقد أخذت علاجات ولكن لم أجد منها أي فائدة، فهل هناك علاج لحالتي؟

- بالنسبة للآلام التي تشتكي منها في رجلك فقد تكون عرق نسا. وأنصحك بمراجعة الشيخ الصمعاني.

٣٥٠- أعاني من الغرغرينا الجافة، فهل هناك علاج بالأعشاب؟

- بالنسبة للغرغرينا الجافة فعلاجها يكون عن طريق الجراحة، حيث تستبدل بعض الشرايين التي لا يصل لها الدم المحمل بالأكسجين بشرايين جديدة ولا يوجد ما يعالج هذه الغرغرينا بالأعشاب.

٣٥١- أنا سيدة مصابة بمرض تصلب الأعصاب المتعدد. هل توجد أعشاب لتقوية الأعصاب والعضلات؟

- علاجك بإذن الله عن طريق لسع النحل، حيث إن سم النحل مفيد لحالتك.

٣٥٢- أصيب والدي منذ خمسة أيام باللقوة (أبو وجيه) فما هي أنفع العلاجات الشعبية والتي تنصح بها وكذلك أحسن الأدهان لهذه الحالة؟ وما هي الفواكه والخضروات التي تنصح باستعمالها كعلاج للقوة أو أبو وجيه كما يسمى؟ علماً بأنه اكتوى ولازال في الحمية والخبوة (الظلام). وما هي الأشياء التي تنصحه بالابتعاد عنها؟

- الكي جيد لمثل هذا المرض، وإذا لم يحصل على نتيجة جيدة فعليكم بلسع النحل فهو مفيد. وأنصحه بالابتعاد عن اللحوم والدهون والإكثار من الخضروات والفواكه.

٣٥٣- هل هناك علاج لضمور العضلات والأعصاب؟

* قد يكون العلاج بسم النحل عن طريق لسع النحل أفضل شيء لعلاج الضمور. ولكن لا بد أن يتم ذلك تحت إشراف متخصص في المعالجة بسم النحل.

٣٥٤- أنا مصاب بمرضٍ التصلب اللويحي المتعدد وأعراضه وهن عام وضعف في الأرجل واليمنى خصوصاً، وضعف في عضلات الأطراف، وتنميل في الأطراف، والنسيان. هل هناك علاج بالأعشاب للأعراض السابقة؟

* أفضل علاج لحالتك هو استعمال لسع النحل.

مشكلات الجهاز
التنفسي

٣٥٥- ما هي الطريقة للكشف عن صحة الرئة؟

- طريقة الكشف عن صحة الرئة هي بمراجعة استشاري أمراض الصدر.

٣٥٦- ماهي كيفية استخدام عرق السوس في علاج الصدر، وهل هناك أعشاب أخرى لعلاج الصدر؟

- إذا كان المقصود علاج الكحة، فيستعمل مسحوق عرق السوس بمقدار ملعقة صغيرة تذاب في ملء كوب ماء، وتشرب مرتين في اليوم، وفي الحقيقة لم توضح نوع الألم الموجود في الصدر وتوجد أدوية عشبية لأمراض الصدر، لكن يجب معرفة ما هو المقصود بمرض الصدر؛ لنعطي إجابة شافية بإذن الله.

٣٥٧- أعاني من بلغم أبيض مستمر على طول العام وفي أوقات البرد يتغير إلى اللون الأصفر، علماً بأني لا أدخن ولكني كنت أستخدم المعسل؟

- يمكنك استخدام مسحوق عرق السوس بمعدل ملء ملعقة صغيرة مع ملء كوب ماء مرة في الصباح ومرة في المساء، ولكن إذا كنت تعاني من ضغط الدم فيجب عدم استخدام هذه الوصفة، وسوف يزول البلغم بإذن الله.

٣٥٨- أعاني من الربو تقريباً منذ ثلاث سنوات. أرجو أن تصفوا لي علاجاً بالأعشاب الطبيعية للربو. مع العلم أنني أبلغ من العمر ٢٣سنة.

- يمكنك عمل مزيج من كميات متساوية من ورق الزعتر البري وورق الجوافة والشمر والزيزفون وجرشهم ثم يؤخذ ملء ملعقة أكل وتوضع على ملء كوب ماء مغلي وتترك لمدة عشر دقائق ثم تصفى وتشرب مرة في الصباح وأخرى في المساء.

٣٥٩- أعاني من الربو وهزال بالجسم واستعملت معجون العسل بأخذ ملعقة مع الماء يومياً على الريق، فهل تنصح بالاستمرار وما هي الطريقة المثلى للاستعمال؟

- معاجين العسل الموجودة بالأسواق كلها حضرت بأيد لا تفهم في التداخلات الكيمائية شيئاً، حيث يخلطون معها بعض الأعشاب وبعض الفيتامينات والمعادن، وهم لا يعرفون كمياتها وقد يكون في ذلك خطورة من استعمالها، فأنصحك بعدم استخدام أي معجون عسل من المعاجين التي يروج لها، أما العسل كعسل نقي

وحده فهو شفاء، وقد ذكر ذلك في القران الكريم، ولكن في مثل حالتك عليك بأخذ ٧ حبات فقط من الحبة السوداء ثم وضعها على ملء ملعقة عسل طبيعي (لون أسود) ثم تمضغها وتلوكها بأسنانك حتى تتكسر الحبة السوداء ثم تبلعها ويمكن شرب كمية قليلة جداً من الماء بعدها كمضمضة لتنظيف ما تخلف من الحبة السوداء والعسل في فمك وتبلعها، وذلك مرة واحدة في اليوم على الريق. كما يمكنك استخدام الأعشاب المذكورة آنفاً.

٣٦٠- ما هو الربو الليلي، ولماذا سمي بهذا الاسم؟

- الربو الليلي هو الربو العادي إلا أن أزمات الربو تكثر في الليل؛ نظراً لاستلقاء الشخص في الفراش، وعليه سمي بهذا الاسم.

٣٦١- هل حليب الخيول يعالج الربو؟

- لا يوجد في المراجع العلمية شيء عن حليب الخيول، ولكن يوجد شيء عن حليب الأتن وهو جيد للسعال والسعال الديكي.

٣٦٢- هل صحيح استعمال الفراولة لتخفيف نوبات الربو؟ وإذا كان ذلك صحيحاً، فما طريقة الاستعمال؟

- صحيح أن أوراق الفراولة الطازجة أو الجافة تستعمل لتخفيف نوبات الربو أو تسكينها. الطريقة أن يؤخذ ملء ملعقة كبيرة من مفروم أوراق الفراولة الطازجة أو ملء ملعقة صغيرة من مسحوق أوراق الفراولة الجافة وتوضع على ملء كوب ماء مغلي وتحرك جيدا ثم تترك لمدة عشر دقائق ثم تصفى وتشرب بمعدل ثلاثة أكواب يوميا بعد الوجبات مباشرة.

٣٦٣- هل يوجد مواد عشبية مطهرة ومفيدة لأمراض الحلق والبلعوم، خصوصاً لشخص يعاني من التهابات قديمة ومزمنة ومستمرة في الحلق وقد وصف له مضادات حيوية ولكن لم يكن لها أي تأثير؟

- بإمكانك أن تستخدم مضمضة بماء المرة، والطريقة أن تنقع كمية من المرة في الماء لمدة ٢٤ ساعة ثم تمضمض بماء المرة يوميا، فهي أحسن مطهر.

٣٦٤- ما هي النباتات المفيدة لعلاج التهاب الحلق وما كيفية استخدامها؟

* يوجد عدد كبير من النباتات لعلاج التهاب الحلق إلا أن أفضلها هو الزنجبيل الطازج، حيث يعمل على هيئة شاي ثم يشرب بعده عصير أناناس طازج كما يشرب ما بين ٨ إلى ١٠ أكواب ماء يومياً. كما يمكن استخدام مغلي الزعتر أو مغلي أوراق اليوكاليبتوس أو أوراق الصفصاف، كما يجب تحاشي المشروبات الكحولية والشاي والقهوة والمتة ومنتجات الألبان والتدخين وعدم الأكل في السرير والإقلال من الكلام.

٣٦٥- أعاني من التهاب في الحلق نتيجة التدخين بالشيشة، وأرغب في الحصول على أدوية طبيعية تساعد على زوال الالتهاب؟

* أنصحك بعدم تدخين الشيشة؛ لأن مادة النيكوتين الموجودة فيها تسبب الالتهاب وربما تسبب مستقبلاً إذا استمررت على التدخين سرطان اللثة ،أما الأدوية الطبيعية التي يمكنك استخدامها لعلاج الالتهاب فأنصحك باستخدام مضمضة من المرة وهي أن تنقع كمية من المرة في ماء لمدة ١٢ ساعة ثم ترج المزيج وتتمضمض بماء المرة يومياً.

٣٦٦- هل هناك علاج لحساسية الجيوب الأنفية المزمنة؟ وهل لهذه الأعشاب إن وجدت تأثيرات جانبية كبيرة، وهل هناك تعارض بينها؟

* لحساسية الجيوب الأنفية يمكن استخدام مغلي كميات من أزهار البابونج والحبة السوداء، بحيث تؤخذ ملعقة من أزهار البابونج، ويضاف لها حوالي ١٠ حبات من الحبة السوداء وتوضع في ملء كوب ماء سبق غليه وتترك لمدة ٢٠ دقيقة مغطاة ثم يصفى ويشرب مرة في اليوم. كما يمكن استخدام الحلبة بمقدار ملعقة مع ملعقتي عسل نقي ويوضع على النار حتى يبدأ العسل في الغليان ثم يبرد ويؤكل. أما عن التعارض فلا يوجد تعارض بين هذه الأعشاب، ولا توجد تأثيرات جانبية إذا أخذت بالمقادير المحددة.

٣٦٧- أعاني من الحساسية، حيث لا أكاد أتعرض للقليل من البرد أو الغبار أو ما شابه ذلك حتى يبدأ أنفي بالسيلان والعطاس. وكنت أستعمل الحبة السوداء لتقوية جهاز المناعة إلا أني فوجئت بأحد الأطباء على بعض الفضائيات يقول إن الحبة السوداء الحالية ليست الحبة الأصلية وإنه يوجد ٨٠ نوعاً منها وإن الحبة السوداء لا تكون إلا في شعاب مكة المكرمة، فهل ذلك صحيح أم لا؟

- أولاً أرجو لك الشفاء من حساسيتك، ثانياً بالنسبة للحبة السوداء الموجودة حالياً في الأسواق السعودية وهي القصيمية والهندية والحبشية فهي الحبة السوداء الأصلية، وأنت تعرف إذا كانت الحبة السوداء الأصلية لا تنبت إلا في شعاب مكة، فإن الحجاج من جميع أنواع العالم يذهبون إلى مكة سنوياً إما للحج أو العمرة ويأخذون من بذور الحبة الأصلية ويزرعونها في بلدانهم، وبالتالي تكون متوافرة في كل مكان وعليه فإني أطمئنك أن الحبة السوداء التي تشتريها من أي مكان من المملكة هي الحبة السوداء الأصلية. ويمكن استخدامها ولكن لا تزيد على سبع حبات مع ملعقة عسل أصلي تؤخذ يومياً على الريق عن طريق مضغها مع العسل ثم تبلعها مع قليل من الماء، وبإذن الله سوف تتحسن حالتك، كما يمكنك استخدام ملعقة صغيرة من عصير عروق البصل (ليس البصل الأخضر) وتخلطها مع ملء ملعقة كبيرة من العسل وتتناولها بمعدل مرتين في اليوم مرة في الصباح ومرة في المساء.

٣٦٨- أعاني من حساسية الصدر وقد جربت عسل النحل مع الخل وشعرت بتحسن، فهل هناك أضرار للخل؟

- عسل النحل مع الخل جيد لعلاج حساسية الصدر، ولا خوف من الخل إذا استعمل بالكمية المحددة وعدم استعماله على مدة طويلة، ويمكن استخدام عصير البصل بمعدل ملء ملعقة صغيرة، مع ملء ملعقة كبيرة من عسل السدر وتمزج وتستعمل مرة في الصباح، وأخرى في المساء.

٣٦٩- أعاني من انسداد في الأنف وبالتالي احمرار العينين، فهل من سبب وما هو علاجه؟

- يجب عليك مراجعة إخصائي أنف وأذن وحنجرة لعله يحل مشكلة ذلك الانسداد.

٣٧٠- منذ حوالي ٢٦ سنة أعاني من حساسية شديدة في الجيوب الأنفية وحكة في العين ويصاحبهما عطاس شديد في أوقات متفرقة من السنة وخصوصاً في الربيع، ولقد أخذت أدوية كثيرة من حبوب وأبر وبخاخات ولازلت أعاني، بماذا تنصح؟

- للحساسية والعطاس يمكنك استعمال شمع النحل تشتريه من عند العطارين وتأخذ كل ربع ساعة قطعة صغيرة وتمضغها كما يمضغ اللبان وتستمر في المضغ لمدة ربع ساعة، ثم تغيرها بقطعة أخرى، وهكذا حتى تخف الحالة، ثم بعد ذلك بعد كل ساعتين تأخذ قطعة وتمضغها بمعدل ربع ساعة، وهكذا حتى يختفي المرض، وتمنياتي لك بالصحة.

٣٧١- أعاني من بحة الصوت، فهل هناك أعشاب آمنة يمكن استخدامها؟ لاسيما وأني استعملت أدوية كثيرة وصفت لي من قبل الأطباء إلا أنني لم أستفد منها.

* بحة الصوت تنتج عادة نتيجة الحديث بصوت عال، ولمدة طويلة كما يحدث مع أئمة المساجد والمغنين والمخرجين، ففي هذه الحالة يحتاج الشخص إلى الراحة أو تغيير هذا العمل، أما إذا كان مرضاً وعولج ولم تكن هناك فائدة بالأدوية المشيدة فهناك الكرنب، إما أن يؤكل نيئاً أو يشرب مغليا، حيث يصفى الصوت ويحسنه أو يمكن أخذ كميات متساوية من كل من ملعقة فول مسحوق وملعقة مسحوق بذر الكتان وملعقة مسحوق لوز مقشر وملعقة حب الصنوبر تخلط هذه المواد بعد سحقها، ثم تعجن بعسل منزوع الرغوة ويوضع تحت اللسان ويبلع ما ينحل منه ويمكن أن يؤكل الفجل الأسود مع العسل، كما أن أكل الثوم نيئاً أو مطبوخاً ينفع بحة الصوت. كما يمكن مص كمية صغيرة من السكر نبات بين فترة وأخرى.

٣٧٢- أعاني من كحة مزمنة واستعملت كثيرا من الأدوية، ولم أجد أي فائدة تذكر، هل هناك وصفة لحالتي؟

* عندما تكون الكحة مزمنة فيجب عدم إهمالها وعمل فحوصات دقيقة في المستشفيات الكبرى وليس في المستوصفات؛ لأن الكحة إذا استمرت لمدة طويلة، فمعنى هذا أن هناك مشكلة في الجهاز التنفسي قد تتطور إلى ما لا يحمد عقباه. جربي شرب ملء ملعقة أكل من زيت السمسم عند النوم، وليكن من النوع النقي والطازج وكذلك نبات اللبلاب، حيث يؤخذ ملء ملعقة متوسطة من مجروش النبات وتوضع على ملء كوب ماء مغلي وتحرك ثم تترك لمدة ١٥ دقيقة ثم تصفى وتشرب بمعدل كوبين في اليوم، وكوب بعد الغداء وآخر بعد العشاء.

٣٧٣- يوجد شراب من الزوفة، مركب بطريقة الطب اليوناني وفوائده للسعال وضيق التنفس، حيث يؤخذ نصف فنجال مع فنجالين ماء ويخلط ويشرب صباحاً على الريق مع عدم أكل الحوامض والفلفل والأشياء المقلية في الزيت في أثناء مدة العلاج. فهل يمكن استخدامه؟

* نعم يمكن استعماله بأمان.

٣٧٤- ما هو علاج خروج السوائل من الأذن؟

- تؤخذ بصلة وتقشر وتوضع في مقلاة على النار من دون إضافة أي زيت، ثم تقلب حتى تسخن تماما، ثم تفرم بالفرامة وتوضع كلبخة خلف الأذن المصابة وهي ساخنة ثم تغطى بقطعة قماش ويوضع عليها لاصق، وذلك عند النوم ليلا وحتى الشفاء بإذن الله.

٣٧٥- هناك نبات يسمى الحزاء، فكيف يستعمل؟ وهل شربه أو استنشاق بخاره بعد غليه مفيد للصدر والاختناق؟

- الحزاء أحد النباتات السعودية الذي ينمو في وقت الربيع بعد سقوط الأمطار، ويعرف علمياً باسم Ducrosia ismaelis يستخدم كقاتل للمكيروبات وطارد للغازات ومهضم وملين. والطريقة أن يؤخذ ملء ملعقة صغيرة من مجروش النبات، وتضاف إلى ملء كوب ماء مغلي وتترك لمدة ١٠ دقائق، ثم يصفى ويشرب بمعدل مرتين في اليوم.

مشكلات الجهاز
العظمي والمفاصل

٣٧٦- ما مخاطر ارتفاع الأملاح في الدم؟

- مخاطر ارتفاع الأملاح هي الإصابة بمرض النقرس،أو ما يسمى بداء الملوك أو المفاصل.

٣٧٧- هل هناك نباتات مأمونة لمكافحة النقرس البسيط دون اللجوء للأدوية الكيميائية؟

- يوجد عدد من الأعشاب التي أعطت نتائج قيمة في التخفيف من آلام النقرس، وهي الكركم والعرقسوس والخس ومخلب القط ومخلب الشيطان والشوفان والأناناس والقراص والصفصاف.

٣٧٨- أين توجد أدوية مرض النقرس والروماتيزم؟

- الأدوية العشبية المقننة التي تحدثت عنها لعلاج داء المفاصل والرماتيزم تباع جاهزة في محلات الأغذية التكميلية، وطريقة الاستعمال موضحة على هذه المستحضرات. وتوجد أدوية محضرة من سم النحل تستخدم على هيئة حقن، ومراهم تفيد مرض داء المفاصل.

٣٧٩- هل هناك علاج لمرض النقرس؟

- هناك خلطة مكونة من الكركم وعرق السوس والزنجبيل بنسب متساوية، حيث تسحق وتمزج جيداً وتستعمل على هيئة سفوف أو مع الماء، ويمكن أكل بذور دوار الشمس الذي يباع في محلات المكسرات، حيث إن له تأثيرا على النقرس.

٣٨٠- هناك هندي يدعي أنه يعالج النقرس بواسطة حبوب بيضاء صغيرة، ويقول: إن هذا العلاج من الأدوية المثلية، ولكن لا توجد أي معلومات على العبوات، حيث إن العلاج يوجد في أنابيب طويلة، وبأحجام مختلفة، ويطلب مبلغاً كبيراً من المال، ما رأيكم فيه؟

- إذا كان هذا العلاج لا يحمل أي تعليمات عليه، فهو مجهول الهوية، وقد يكون خطراً عليك، وأود إحاطتك أن عدداً كبيراً من الهنود والفلبينيين يروجون مثل هذه الأدوية، ويدعون أنها ناجحة لعلاج كثير من الأمراض، وعليه فإني أنصحك بعدم شرائها وإخبار الجهات المسؤولة عن مثل هذا المروج.

٣٨١- سائل يشعر بوخزات في أنحاء متفرقة من الجسم، وبالأخص في الأطراف، وكذلك في الأصبع الكبيرة من الرجل اليسرى، وكذلك ألم متقطع في أعلى الثدي الأيسر على يسار الحلمة، وكذلك آلام في باطن الإبطين، فبماذا تنصح؟

- لا بد من عرض نفسك على استشاري وعمل تحليل دم وبول، فلربما كانت لديك بوادر أمراض النقرس، فلا بد من إجراء التحاليل اللازمة.

٣٨٢- ما هي الوصفة العشبية التي لها تأثير على التهاب المفاصل، وما هي طريقة الاستخدام؟

- أفضل الوصفات لهذا الغرض هو البرشومي، حيث يتناول كفاكهة بعد الوجبات، فيخفف كثيراً آلام التهابات المفاصل.

٣٨٣- هل هناك علاجات شعبية تفيد في علاج التهاب المفاصل؟

- سم النحل يستخدم لهذا الغرض على هيئة حقن، ولا أدري فيما إذا كان يوجد هذا المستحضر في الأسواق المحلية أم لا، ولكن أعرف أنه توجد مستحضرات أمريكية عدة، ويمكن طلبه من الولايات المتحدة الأمريكية.

٣٨٤- هل هناك علاج عشبي للروماتيزم؟

- يمكن تناول مشروب الكركديه، حيث يؤخذ ملء ملعقة كبيرة من الكركدية « غجر» وتوضع في كوب، ثم يضاف لها ماء مغلي، ثم يقلب جيداً ويغطى، ثم يشرب بعد خمس دقائق كوبان يومياً، أحدهما في الصباح والآخر في المساء، ويجب الحذر من قبل المصابين بضغط الدم من استعمال هذه الوصفة.

ويمكن استخدام بذور الفجل المدقوقة، وذلك بمعدل ملعقة صغيرة من مطحون بذور الفجل يضاف لها ملء ملعقة كبيرة من زيت الزيتون، ويستخدم لعوقا مرة بعد الإفطار، ومرة أخرى بعد العشاء يوميا.

٣٨٥- ما فائدة دهن النعام لآلام الروماتيزم؟

- لا يوجد في المراجع العلمية ما يفيد بصحة استعمال دهن النعام لآلام الروماتيزم.

٣٨٦- سائل يقول: إنه ذهب إلى دولة خليجية وإلى معالج، حيث إنه يعاني من أمراض الروماتويد وشخصت حالته كما يقول على جهاز كمبيوتر، وقال المعالج: إنني أحتاج لعلاج، عبارة عن كورس لمدى ثلاثة أشهر وطلب مني دفع مبلغ ٧٥٠٠دولار أمريكي وهو ما يعادل ثمانية وعشرين ألف ريال تقريباً، وفعلا دفعت المبلغ واستعملت هذه الأنواع من الأدوية التي هي من تحضيراته، وخلال الثلاثة الأشهر التي استعملت فيها تلك الأدوية اختفت الآلام، لكن بعد انتهاء استعمالها بثلاثة أيام فقط عادت عندي الآلام أكثر شدة عما كانت عليه قبل العلاج، فأرجو الإفادة فيما إذا كان لديك خلفية عن هذه الأدوية، وهل الجهاز الذي شخص حالتي صحيح أم لا؟

* هناك معالجون تخصصهم في وادي واتخاذهم مهنة المعالجة في واد آخر، وهذا ينطبق على معالجك، الجهاز الذي ذكرت لا يشخص أمراض الروماتويد وهو يوهم الناس بهذا الجهاز الذي لا يقدم ولا يؤخر، أما الأدوية فقد سبق أن وصلتنا خمسة أدوية يصرفها للروماتويد، اثنان منهما بلون أصفر والثالث بلون أحمر والرابع بلون رصاصي والخامس بلون أزرق وكان المستحضر ذا اللون الأحمر والثاني الأصفر باسم أملجين من إنتاج المعالج الذي ذكرت، والثلاثة الأنواع الأخرى من مصنع آخر، ولقد اتضح بعد التحليل أن هذه الأدوية عبارة عن مواد خطيرة، فأحدها عبارة عن الإنترفيرون والأخرى وجد فيها مادة الفينايل بيوتازون الخطيرة التي يضيفها كثير من المعالجين إلى خلطات الأعشاب من أجل تهدئة الألم، وهذه المادة تسبب مضاعفات خطيرة على مستعمليها، إن كل دواء يصرفه هذا المعالج لا يخلو من الغش بمواد كيميائية، وعليه فإني أنصحك وأنصح كل مريض بعدم استخدام هذه الأدوية وعدم الانصياع إلى دعاية هذا المعالج الذي لا يختلف كثيراً عن غيره من المعالجين الدجالين.

٣٨٧- هناك من يروجون بعض الخواتم والسوارات من المعادن ويدعون أنها علاج لكثير من الأمراض، فهل هذا صحيح علماً بأنني رأيت سيدات كثيرات يلبسن مثل هذه الأساور لعلاج الروماتيزم؟

* نعم هناك علم مبني على المعالجة بالمعادن، حيث ثبت علمياً أن ملامسة المعادن لسطح الجلد تؤدي إلى تولد تيار كهربائي خفيف الشدة جداً، وتستعمل أسورة

المعـادن لعلاج الأمراض الآتية: الآلام الروماتزمية العصبية والآلام العضلية العصبية والصداع والشقيقة وأمراض جهاز التنفس الالتهابية والتهابات المعدة والتقرحات الهضمية.. يوجد في الصيدليات وبعض المراكز التجارية أسوار نحاسـية وفضية مختلفة الشـكل والحجم والزخرفة صغيرة وكبيرة وخلاخيل للسـاقين وحلي تشبه الحلي الذهبية، فتستعمل الأساور للمعصم والخلاخيل للأرجل والصفائح للتثبت على المناطق المطلوب علاجها والكرات لحملها باليد، وقد رسمت للجسم مخططات شبيهة بتلك المتعلقة بطب المنعكسات والوخز بالإبر، حيث تطبق عليها المعادن في العلاج.

٣٨٨- هل هناك نبات يسمى عود القسط وما هي استخداماته، فقد قيل: إنه ينقع ويشرب لعلاج الروماتزم، فهل هذا صحيح؟

• عود القسط يوجد منه نوعان قسط هندي وقسط بحري، وفي الصحيحين من حديث أنس رضي الله عنه.. عن النبي ﷺ: «**خير ما تداويتم به الحجامة والقسط البحري**».. وفي المسند من حديث أم قيس عن النبي ﷺ: «**عليكم بهذا العود الهندي، فإن فيه سبعة أشفية منها ذات الجنب**».. والقسط يشفي البلغم وضد الزكام وينفع من ضعف الكبد والمعدة وعلاج ذات الجنب، وإذا طلي به الكلف مع العسل فإنه يقلعه وليس هناك ما يفيد علمياً بأنه يعالج الروماتزم.

٣٨٩- سيدة ترغب توضيحاً فيما إذا كان هناك علاج للروماتويد بالأعشاب الطبيعية، وهل هذه الأعشاب تقضي على المرض أم لا بد من استخدام العقاقير الكيميائية المشيدة؟

• يمكنك اسـتعمال خليط مكونٍ من كميات متسـاوية من الكركم والزنجبيل وعرقسوس وتسـحقيها جيداً، ثم تخلطيها مع بعض جيداً وتؤخذ من الخليط ملعقة صغيرة تضعينها على نصف كوب ماء شرب وتحركينه جيداً ثم تشربينه بمعدل ٣مرات يوميا. وإذا كنت تعانين من الضغط المرتفع، فاسـتبعدي العرقسوس من الوصفة وأرجو لك الشفاء. كما يمكن تجريب العلاج بسم النحل، حيث أثبتت الدراسـات أن العلاج بلسع النحل أعطى دورا إيجابيا في علاج هذا المرض.

٣٩٠- ما هو أفضل شيء من المواد الطبيعية لهشاشة العظام؟

- يجب تناول مواد تحتوي على عنصر الكالسيوم وهناك وصفة جيدة وهي أخذ كمية من العظام بعد إزاحة اللحم منها وطبخها مع قليل من الملح ومن البهارات وتشرب كشربة مرة واحدة كل يوم. كما يجب الإكثار من منتجات الألبان ويمكن استشارة المختص في استعمال المكمل الغذائي الخاص بالكالسيوم والذي يباع في محلات الأغذية التكميلية.

٣٩١- ماهو الدخن؟ ومافوائده وقيمته الغذائية؟ وهل هو مفيد للعظام وتقويتها في حالة مرض هشاشة العظام؟

- الدخن محصول من المحاصيل الزراعية المهمة ويزرع على نطاق واسع في منطقة جازان بجنوب المملكة العربية السعودية، ويعرف علمياً باسم *ennistum Glaucum من الفصيلة النجيلية. ويعتبر الدخن من المحاصيل الغذائية ويحتوي على مواد نشوية وبروتينية وفيتامينات وكويريستين وزيت ثابت ومن استعمالاته الطبية أنه مدر للبول، كما أن طبخ الدخن بالحليب وأكله يساعد على نشاط الدورة الدموية وفعال في علاج القرح المعدية المعوية أما فيما يتعلق بهشاشة العظام، فإن الدخن يحتوي على معدن الكالسيوم المهم جداً ضد هشاشة العظام وعليه فإن الإكثار من أكل خبز الدخن أو مطبوخه جيد لهذا الغرض.

٣٩٢- ماهي الشوربة الخاصة بهشاشة العظام؟

- مكونات شوربة هشاشة العظام هي: في قدر متوسط ضع حوالي ربع كيلو من عظام سمك طازج أو المتبقي بعد أكل السمك وكذلك ربع كيلو من عظام الضأن أو الماعز الطازجة أو بعد أكل وجبة الطعام، ثم أضف كأساً ونصفاً من الماء وضعها على النار وغط القدر واتركه يغلي مدة ٤٥ دقيقة ثم أضف بعد ذلك ربع كيلو كرنب سبق تقطيعه إلى قطع صغيرة وثلاث ملاعق أكل من ورق القراص وثلاث ملاعق كبيرة من أوراق الطرخشقون «الهندباء» وثلاث ملاعق أكل من ورق البقدونس وثلاث ملاعق أكل من نبات رجل الأوز وربع حزمة رجلة واستمر في الغليان حتى تنضج الأعشاب النباتية « حوالي ١٥ دقيقة «ثم أضف قليلاً من الملح والفلفل الأسود. صَفِّ الشوربة من العظام واشرب الشوربة مرة واحدة بمعدل مرة واحدة في اليوم ، وهذه الشوربة غنية بكل المعادن والفيتامينات التي تحتاجها العظام.

٣٩٣- هل شرب الشاي الأخضر يسبب هشاشة العظام؟ وأرجو أن تدلني على نوع الشاي الأخضر المفيد.

- الأفضل هو الشاي الأخضر الصيني الذي يباع في الأسواق الكبيرة، وهو لا يسبب هشاشة العظام وهو جيد ضد السرطان ولتخفيف الوزن واحذر الأنواع الموجودة لدى العطارين، فهي ليست بالشاي الصيني.

٣٩٤- أعاني من السكر والضغط والربو وأشكو منذ ثلاث سنوات من ألم شديد في رجلي اليسرى (الركبة والساق) ولقد شخص الأطباء أنه يوجد لدي احتكاك في الركبتين ولكن اليسرى أكثر، وقد بدأت منذ سنتين أعاني من الألم حتى أعلى الفخذ وذكر أحد الأطباء أن لدي عرق نسا. ووصف لي أوراق الحرمل على هيئة سفوف كل يوم ٤ غرامات لمدة ١٧ يوماً، ما رأيك؟

- نصيحتي هي عدم استخدام الحرمل على الإطلاق؛ لأنه سام بالجرعة التي ذكرت. وأنا شخصياً أنصحك باستخدام لبخة من أوراق نبات الأراك (المسواك) الخضراء الطازجة، حيث تفرم حتى تكون مثل خلطة الحناء وتوضع على مواقع الألم ويلف عليها بقماش عند النوم، وأسأل الله لك الشفاء العاجل.

٣٩٥- أعاني من آلام في الركبة مع صوت خشونة، هل هناك علاج لهذه الحالة؟

- لآلام الركبة يمكنك أخذ كميات متساوية من أوراق ألكينا والنعناع الأخضر، ثم ضعها في خلاط واخلطها جيداً على أن تكون هاتان المادتان طازجتين، ثم توضع هذه الخلطة على الركب ويلف عليها قطعة قماش ويكون ذلك عند النوم وتكرر العملية ليلاً حتى الشفاء بإذن الله.

٣٩٦- هل هناك علاج لآلام الركبتين؟

- يمكن عمل خلطة طازجة مكونة من مسحوق الحلبة مع الخطمي والليمون وعصير الكرنب وعصير البقدونس وعسل نحل، ثم يمزج الخليط جيدا ويترك جانبا لمدة ١٢ ساعة؛ لكي يتخمر ثم تعمل لبخة فوق مفصل الركبة وتلف بقطعة قماش وذلك عند النوم وتترك لمدة يومين ثم تزال وتغسل.

أو يمكن استعمال عجينة كلبخة مكونة من أجزاء متساوية من الحرمل والحلبة وبذر الخيار والكمون ثم يضاف إلى الخليط ملعقة خل وزيت زيتون ويغلى على النار ثم يضاف إلى المزيج فصا ثوم مهروس مع قليل من الملح ويستعمل وهو دافئ على هيئة لبخة عند النوم ويلف بقطعة قماش ويترك حتى الصباح ثم يغسل بالماء الدافئ.

٣٩٧- فتاة تقول: إن أمها في سن الخامسة والأربعين توجد لديها آلام في الركبة وتقول: عملت كشف ولم يجد الأطباء أي شيء ولكنها تؤلمها عند المشي وتتورم علماً بأن وزنها عادي. وتقول: إنها وقعت على ركبتها قبل خمس سنوات ومن بعدها بدأت تعاني من آلام وقد قرأت أن استعمال ورقة الملفوف على الركبة مفيد واستعملتها فعلا وظهر تحسن في الورم، وتقول: هل الاستمرار في استعمال أوراق الملفوف مضر أم لا؟

- بإمكانك استخدام الملفوف بصفة مستمرة، ولا ضرر من ذلك بإذن الله تعالى.

٣٩٨- شاب أصيب بكسر في الفخذ نتيجة حادث وعولج بالمضادات الحيوية، ولكن العظم لم يجبر كما ينبغي ونصح بأن يستخدم بعض الأعشاب مثل غذاء ملكات النحل، العسل وحبوب لقاح النحل وأعشاب الشوكة وأعشاب الخزامى، ويسأل فيما إذا كان لهذه الوصفة أضرار على الكبد والكلى وغير ذلك؟

- بالنسبة للوصفة المذكورة فأفيد بأن كل المواد جيدة عدا أعشاب الشوكة وأعشاب الخزامى، حيث لا يوجد لها تأثير على جبر العظام ويمكن استخدام الحلبة والرشاد بدلا من تلك الأعشاب، حيث تؤخذ ملعقة حلبة ونصف ملعقة صغيرة رشاد وتخلط ويضاف مع العسل وغذاء ملكات النحل وحبوب اللقاح، وتمزج جيدا وتؤخذ مرة واحدة في اليوم على الريق حتى الشفاء بإذن الله.

٣٩٩- هل تستخدم الموميا لعلاج الكسور؟ وما هي؟ وهل لها أضرار جانبية وهل هي أنواع؟

- الموميا ليست مشتقة من حيوانات، وإنما هي عبارة عن أصماغ أو إفرازات نباتية في منطقة معينة في بعض البلدان، وبالأخص في إيران وفي الشيشان وعادة عندما تنزل الأمطار على تلك الأماكن تجرفها السيول إلى منخفضات يتجمع فيها الماء

وبعد جفاف المياه تتكون طبقة تشبه القطران المتجمد أو الإسفلت وهي تشبه اللبان الرطب جدا، ولكن بلون بني مسود، تقشع تلك المادة من المكان الذي تجمعت فيه وتقطع إلى قطع بشكل أحجام مختلفة وتباع، وهذه هي الموميا وأفضل الموميا هي الموميا الإيرانية وهي غالية الثمن وتوجد أنواع أخرى تحت مسمى الموميا ولكنها ليست بموميا وربما تكون قارا أو إسفلتا. وتستعمل الموميات الأصلية بجرعات صغيرة جدا لآلام الظهر وللكسور ولا يوجد ضرر فيها إذا استخدمت لمدة محددة وبجرعات محددة وعدم استعمالها من قبل المرأة الحامل أو الأطفال والكبار في السن.

٤٠٠- الرجاء الإفادة عما يسمى «مومياء حجر» التي تستخدم لجبر الكسور من قبل العطارين والمجبرين الشعبيين. وهي مادة سوداء على هيئة حجر يتم طحنها ونقعها لمدة ١٢ ساعة وتستخدم مرتين في اليوم، فما مدى فائدتها أو ضررها؟

• هذه المادة جيدة للكسور ويمكنك استخدامها بأمان.

٤٠١- هل الحلبة مفيدة لجبر الكسور؟ وكيف تستخدم؟ علماً بأنني أصبت بكسر مضاعف.

• الحلبة جيدة للكسور ويمكنك استخدامها بأمان حيث تؤخذ ملء ملعقة متوسطة من مسحوق الحلبة وتضاف إلى كوب ماء وتحرك ثم تشرب بمعدل مرتين في اليوم.

٤٠٢- انكسرت يدي في حادث وأنا مصاب بالسكر وكبير في السن ولم تجبر، فهل هناك شيء يساعد على جبر الكسر؟

• أولاً الله يعطيك العافية ينبغي لك أن تستعمل الحلبة البلدي، بحيث تأخذ ملعقة متوسطة من مسحوق الحلبة وتضعها على نصف كوب ماء شرب وتحركه بالملعقة ثم تشربه قبل الفطور والغداء والعشاء فهي تساعد على الاندمال وتخفض السكر أيضاً، كما ينبغي لك يومياً أن تعمل شربة من العظام أياً كان نوعها غنماً أو ماعزاً أو بقراً أو حاشياً أو دجاجاً أو سمكا، المهم أن تكون كمية من العظام المنزوع منها اللحم تماماً وتطبخ مع حوالي ثلاثة أكواب ماء على نار هادئة لمدة ساعتين، ويوضع عليها بهارات وملح وتشربها كاملة يومياً.

٤٠٣- أعاني من آلام في مفاصل الركبتين والقدمين إثر حادث في الرباط الصليبي للركبة اليمنى وأجريت عملية، وأعمل مهندس سيارات وأعمل وأنا واقف، فهل هناك علاج يساعد على تخفيف الألم؟

* طبعاً عملك كمهندس وتعمل واقفاً يؤثر على الركبة لاسيما وأنك عملت العملية حديثاً فأنت تحتاج إلى راحة وتحتاج إلى عمل مساج للركبة مع القدمين مستعملاً زيت الزيتون، وخاصة عند النوم ووقت الظهيرة ويمكنك استعمال مكمل غذائي هو Su*er Flex joint Formula ويشترى من محلات الأغذية التكميلية ويستعمل بمعدل قرص واحد ثلاث مرات في اليوم أول أسبوع، ثم قرصان ثلاث مرات في اليوم في الأسبوع الثاني.

٤٠٤- سيدة عمرها ٤٠سنة وتحس بآلام شديدة في الركبتين والقدمين واليدين والألم يشمل العضلات، وإذا حملت شيئاً ثقيلاً في يدها تؤلمها، وتقول: راجعت المستشفيات وأعطيت علاجات ولم تستفد وتسأل فيما إذا كان هناك شيء يمكن استعماله من الأعشاب؟

* يمكنك استعمال مستحضر يباع في محلات الأغذية الصحية هو Flex Move *lus MSM قرصان صباحاً وقرصان مساء بعد الوجبات ومستحضر Omega كبسولة بعد كل وجبة.

٤٠٥- مريض يقول: إن الأشعة المقطعية أظهرت ضموراً نخاعيا شوكيا مخيخيا وإنزلاقاً غضروفياً بالفقرة القطنية رقم ٤ و ٥ ويسأل فيما إذا كان هناك علاج بالأدوية العشبية، أو علاجات أخرى بالطب البديل مثل الوخز بالإبر الصينية أو لسع النحل أو أي علاج آخر؟

* لا يوجد علاج لحالتك بالأدوية العشبية، ولكن يمكن علاج حالتك بطب تقويم العمود الفقري باليد والذي يعرف باسم Chiro*ractic Medicine وهو نوع من العلاج بدون عقاقير. كما يمكن تجريب العلاج بلسع النحل.

٤٠٦- سائل يقول: إنه سمع أو علم من أحد الإخوة أنك وصفت شراب الصمغ العربي المغلي لعلاج ألم الظهر والمفاصل ويأمل التأكد من صحة هذه المعلومة؟

• لا يستعمل الصمغ العربي لعلاج آلام الظهر والمفاصل، وهو عادة يستعمل بكمية صغيرة جداً، إذ يمتص عن طريق الفم لحالات بحة الصوت ويمكن إضافته إلى بعض الأدوية الخاصة بإيقاف نزف الدم مثل الجروح، ولكن استعماله دائماً قليل.

أمراض الأطفال

٤٠٧- بنت تبلغ من العمر ستة عشر عاماً لا تتوانى في أكل الزبيب الأسود وأصبحت كأنها مدمنة عليه، فهل في ذلك خطر عليها؟

* لتأكل ما تشاء من الزبيب الأسود فهو مغذ جيد ومسمن وفيه مواد قد تكون ناقصة عند البنت والغريزة هي التي تجبرها على أكل الزبيب، وليس في ذلك خطورة عليها.

٤٠٨- بنت عمرها ١٢ سنة أصيبت بالسكر منذ سنة، وترغب في معرفة مكان نبات جاكاس وكيف يمكن الحصول عليه وكذلك القرع المر؟

* إذا كانت البنت البالغة من العمر ١٢ سنة تستخدم الأنسولين فيجب عدم إيقافه والاستمرار عليه؛ لأن الأعشاب للأطفال في هذا السن قد تكون لها خطورتها، لاسيما وأنها ما زالت في مرحلة نمو. يمكن بعد مرور خمس سنوات من الآن استعمال الأدوية العشبية، لكن بعد التنسيق مع الطبيب المختص. أما القرع المر والذي يعرف بالخيار الكوري فيوجد في الأسواق الكبيرة ويباع مع الخضروات.

٤٠٩- لدي ابنة تبلغ من العمر ٨ سنوات ووزنها ٢٢ كيلوجراماً وطولها ١٢٨ سم حصل معها سكري نتيجة فجعة وتأخذ الآن علاجاً بالأنسولين، فهل هناك علاج بالأعشاب يساعد في تخفيض جرعات الأنسولين التي تأخذها صباحاً ومساءً؟

* نسأل الله أن يشفي فلذة كبدك، هناك مؤشرات تبشر بالخير، فقد اكتشف عالم بريطاني علاجاً لسكري النوع الأول المعتمد على الأنسولين، وذلك عن طريق زراعة خلايا تفرز الأنسولين وقد اتصل بي أحد الأشخاص يعاني ابنه مثل معاناة ابنتك ونصحته بالذهاب إلى لندن وفعلاً ذهب وعمل له العملية ونجحت تماماً وبإذن الله ستكون هذه الطريقة عندنا في السعودية قريباً، وأنصحك بعدم استخدام أي دواء عشبي على الإطلاق واستمري على علاج المستشفى، وبإذن الله تكون هذه الزراعة متوافرة لدينا خلال أشهر ودعواتي لها بالشفاء العاجل.

٤١٠- لدي ابن في العاشرة من عمره ولديه سكر ويستخدم الأنسولين، وسمعت عن وصفة لعلاج السكر تقضي تماما على مرض السكر وهي مكونة من القرنفل مع الشاي الأسود، حيث يؤخذ ملء ملعقة صغيرة من مسحوق القرنفل وتخلط مع ملء ملعقة صغيرة من الشاي الأسود وتوضع جميعاً على ملء كوب ماء مغلي وتترك قليلاً ثم تشرب بمعدل ثلاث مرات في اليوم ويستخدم هذا العلاج لمدة شهرين ويشفى الشخص تماما من السكر. فهل هذا صحيح؟

• لا يوجد في المراجع العلمية ما يفيد أن القرنفل ولا الشاي الأسود يخفض السكر أو يعالج السكر ولكن قد يكون تفاعل القرنفل مع الشاي الأسود يكوِّن مركبات جديدة تعطي هذا التأثير، يمكن استخدام هذه الوصفة إذا كانت فعلاً أعطت نتائج، يمكن استخدامها فقط للأشخاص الذين لديهم سكر من النوع الثاني غير المعتمد على الأنسولين أما بالنسبة للأطفال المعتمدين على الأنسولين في علاجهم فإن هذه الوصفة خطيرة جداً عليهم ولا يجب استخدامها؛ لأن فيها خطورة على الأطفال فقد تسبب الغيبوبة أو الوفاة، وأحب أن أذكر أنه لا يوجد علاج يشفي مرض السكر حتى الآن وأن الحل الوحيد هو الاستمرار على تعاطي الأنسولين أو الزراعة.

٤١١- يروج حالياً عن طريق الجوال وصفة لعلاج السكر، ويقولون: إنها تشفي من السكر تماماً حتى بالنسبة للأطفال الذين لديهم السكري من النوع الأول هل لديك خبر عن هذا الموضوع وهل وصلتكم عينات من أجل التحليل؟ أرجو الإفادة؛ لأن لدي ولداً عمره ١٠سنوات ولديه السكر من النوع الأول ويأخذ حقن الأنسولين بانتظام؟

• احذري ثم احذري من الأشخاص الذين يبيعون مثل هذه الأدوية الخطيرة عن طريق الجوال، وفعلاً قد وردت إلينا عينتان مختلفتان، تشترى عن طريق مروجين في شوارع الرياض يدعون أنها تقضي على السكر بنوعيه وعند التحليل وجدناهما يحتويان على أقراص الجلوكوفاج وأقراص الداولين واستعمال هذه الأعشاب خطير جداً على المرضى المصابين بالسكر، وخاصة النوع الأول الذي يستعمل الأنسولين، حيث لو استخدم مثل هذا الدواء ووقف استعمال الأنسولين، فإنه لا محالة سيموت، وعليه فإني أحذر الناس من استخدام مثل هذه الأدوية التي تروج عن طريق مجهول.

٤١٢- هل هناك علاج لحالة طفل يدرس حاليا في الصف الرابع ومصاب بالسكر منذ أن كان عمره تسع سنوات تقريبا ويأخذ الأنسولين كعلاج ولكن الأطباء يغيرون الجرعات بين وقت وآخر ولم تستقر حالته ويودون معرفة فيما إذا كان هناك علاج غير الأنسولين أم لا؟

- لا يوجد في الوقت الحاضر علاج غير الأنسولين للمصابين بالسكر من النوع الأول المعتمد على الأنسولين ويجب مراجعة استشاري متميز في أمراض السكر وعدم تغييره، وليس هناك خوف على الإطلاق حيث يولد أطفال بمرض السكر ويتعاطون الأنسولين ويبلغون من العمر حتى سن الثمانين ويخلفون أولادا ويعيشون حياة طبيعية ولكن يجب عمل برنامج خاص ومنظم للعلاج، ويمكن عن طريق الاستشاري إعطاء المريض شيئاً من معدن الكروميوم، حيث إنه يحفز جزر لانجرهانز المفرزة للأنسولين. والأبحاث والدراسات مستمرة وسيأتي قريبا اليوم الذي يقضى فيه على هذا المرض إن شاء الله.

٤١٣- هل يمكن استعمال الناردين مع الأطفال الذين يعانون من الربو والسعال؟

- لا يمكن استخدامه للأطفال أقل من سنتين في العمر، ويمكن استخدام مسحوق عرق سوس بدلاً من الناردين، وذلك بأخذ ملعقة شاي من المسحوق وإضافتها إلى نصف كوب ماء وتحريكه جيداً وشربه بمعدل مرتين في اليوم.

٤١٤- لدي طفل عمره سنة وخمسة أشهر يعاني من الربو، فهل هناك علاج عشبي لحالته؟

- لا يزال طفلك صغيراً على الأدوية العشبية وكثير من الأطفال يشفون بشكل طبيعي عند نموهم ولكن يمكنك استخدام ملء ملعقة صغيرة من بذور اليانسون (تشترينه من العطارين) وتضعينه على نصف كوب ماء مغلي وتتركينه لمدة ١٠ دقائق ثم تصفينه وتسقين ابنك منه قدر الاستطاعة وبإمكانك تحليته بالسكر وذلك بمعدل ٣ مرات في اليوم.

٤١٥- ماهو العلاج المناسب من الأعشاب للكحة للأطفال دون ست سنوات من العمر، حيث تم تجربة شراب الكحة من الصيدليات دون فائدة؟

- بالنسبة للأدوية العشبية لكحة الأطفال فبالإمكان استخدام ملء ملعقة صغيرة من مسحوق عرق السوس ومزجها مع حليب أو ماء ويشرب مرتين في اليوم صباحاً ومساء.

٤١٦- لدي طفل يبلغ من العمر سنة واحدة يعاني من كحة منذ الشهر الرابع وتزداد ليلاً لدرجة أنها توقظه من نومه ويصاحبها بلغم، فهل يوجد علاج عشبي آمن أو طعام مفيد لحالته؟ علماً بأني قد راجعت الأطباء وصرف له علاج بالبخار ثلاث مرات في اليوم لمدة أسبوع ولم يستفد إطلاقا.

- أوصيك بعمل فحوصات دقيقة لابنك في مستشفى جيد ولدى استشاري متخصص حيث إن الكحة بدأت عنده في الشهر الرابع وهو الآن في سنة، أي استمرت معه لمدة ٨ أشهر، فلابد من معرفة السبب وبإمكانك استخدام اليانسون، حيث يؤخذ ملء ملعقة صغيرة من بذور اليانسون دون سحق وتوضع على نصف كوب ماء مغلي وتغطى وتترك لمدة ١٥دقيقة ثم يسقى من الماء بعد تصفيته ملعقتي أكل بمعدل ثلاث مرات في اليوم.لكن أعود وأكرر لابد من عرضه على استشاري متميز وأنصحك أيضاً بعدم الذهاب إلى المراكز أو المستوصفات الخاصة فقد تزيد الطين بلة.

٤١٧- هل توجد أعشاب لعلاج الاستفراغ للأطفال؟

- يمكن تحضير مشروب من الزنجبيل كما يحضر الشاي وهو جيد لمنع الاستفراغ.

٤١٨- ماذا يمكن عمله لطفل مصاب بانسداد الأنف؟

- يجب مراجعة إخصائي أنف في هذه الحالة.

٤١٩- ابني يعاني من التهابات في الأنف فهل هناك علاج بالأدوية العشبية؟

- لم تذكر كم عمر ابنك فإذا كان فوق الثامنة فيمكنه استخدام شمع النحل النقي، بحيث يأخذ قطعة مثل قطعة اللبان ويمضغها لمدة ٢٠دقيقة، ثم يلفظها ويكرر ذلك بمعدل ٦ مرات في اليوم ويكرر هذه العلمية حتى الشفاء بإذن الله.

٤٢٠- ابني يعاني من قروح في الأنف، فهل من علاج لذلك؟

- يمكنك أخذ ماء الرمان المفروم وتطبخينه مع عسل، ثم تضعين منه على قروح الأنف فلها فائدة كبيرة، كما يمكن وضع السمن على قروح الأنف بمعدل ثلاث مرات في اليوم.

٤٢١- أم تقول: إن ابنتها التي تبلغ من العمر سبع سنوات نحيفة، بالرغم من أن أكلها طبيعي وحركتها طبيعية وذكاءها ممتاز وتقول: إنها تريد استعمال حب العزيز الذي سبق الكتابة عنه كمسمن ولكن تريد أن نصف لها الطريقة.

- ما دام أن ابنتك تتغذى غذاء طبيعياً وحركتها طبيعية وذكاؤها متميز فلا حاجة لها بالمسمنة على الإطلاق واتركيها كما هي، فهؤلاء النحفاء هم المعمرون الذين يعيشون حياة طويلة بإذن الله، وانسي تماماً فكرة حب العزيز.

٤٢٢- ابني في الرابعة عشرة من عمره ويستخدم الحبوب الصينية، فما هي الأضرار؟

- لم تذكري نوع الحبوب الصينية وهل تقصدين المسمنة، ولم تذكري لأي شيء يستخدمها ابنك، فإذا كان المقصود بالنوع الذي يستخدم للتسمين فأرجو عدم استخدامها؛ لأنها تحتوي على مركب كيميائي يدعى برياكتين وهو ضار وهو الذي يسمن وقد حذرت منه مراراً.

٤٢٣- سائل يسأل عن كبسولات صينية لزيادة الوزن، حيث تستعملها ابنته ذات السبعة عشر عاماً ويقول: إنها تستعمل كبسولة واحدة يومياً وقد امتلأ جسمها، ويقول هل لها آثار جانبية وهل تستمر في استعمالها؟

- هذه الكبسولات غير مقننة وتحتوي على مادة كيميائية تسمى بيرياكتين وهي مسمنة ويضيفونها مع الأدوية العشبية لإيهام الناس أن الأعشاب هي التي تزيد الوزن ولكن السبب في زيادة الوزن هو المادة الكيميائية المذكورة ولها مشكلات غير حميدة فيجب عليك عدم استخدامها وقد كتبنا عنها عدة مرات وحذرنا.

٤٢٤- لدي شقيق صغير نحيل عمره ٧سنوات لا يقبل على الطعام ماذا يمكن أن ينفعه ليقبل على الطعام ويزداد وزنه؟ علماً أنه لا يعاني من شيء.

- إذا كان أخوك حركاً ونشيطاً فاتركه وشأنه حتى ولو كانت شهيته ضعيفة، فهؤلاء هم الذين يعمرون بإذن الله.

٤٢٥- ابني يعاني من حكة في فتحة الشرج، فهل هناك علاج بالأعشاب؟

- يمكنك استخدام زيت بذر الكتان دهاناً، حيث يفيد في حكة الشرج، كما يمكنك أخذ رمانة كاملة وخلطها بالخلاط، ثم يستخدم ماؤها دهاناً، حيث يفيد في الحكة بالشرج كما تنفع هذه الوصفة لقروح المقعدة. ولكن تأكدي من أن ابنك لا توجد لديه ديدان الشرج، وهي ديدان صغيرة بيضاء اللون تسبب الحكة.

٤٢٦- ما هو العلاج الطبيعي لعلاج الديدان الشرجية لدى الأطفال؟

- يستعمل منقوع شرائح البصل، حيث تنقع شرائح البصل في كوب من الماء طول الليل، ثم يصفى في الصباح ويشربه الطفل بعد تحليته بالعسل ويكرر ذلك كل صباح حتى التأكد من طرد الديدان كلها وذلك بمراقبة براز الطفل وذلك بأن يتبرز الطفل في قيصرية، حيث يمكن مراقبة البراز بسهولة (ملاحظة كمية البصل عرق متوسط يوميا).

٤٢٧- هل الخميرة هي تلك التي تباع في الصيدليات على هيئة كبسولات؟ وهل يمكن للأطفال الصغار تناولها؟ ومن أين يمكن الحصول على مسحوق الخميرة؟ وما هي الكمية المراد تناولها للأطفال بين سن ٣- ١٤سنة؟

- الخميرة توجد على هيئة أقراص تباع في الصيدليات وهي غنية بفيتامينات ب المركب وتوجد على هيئة مسحوق يباع لدى محلات العطارة والأسواق الكبيرة. أما فيما يتعلق باستعمالها للأطفال ما بين سن ٣ - ٤سنة فأنصحك بعدم استخدامها للأطفال في هذه السن، لاسيما إذا كانوا نشيطين حتى ولو كانت شهيتهم للأكل ضعيفة، الأهم أن يكونوا يتحركون ويلعبون ولا يهمك نحافتهم، وإذا كنت تريدين استخدام الخميرة لهم فيمكن استخدامها للأطفال فوق سن الثانية عشرة فقط. أما البالغون فلا خوف منها، وبإمكانهم استعمالها بأمان.

٤٢٨- سائل يقول: إن له ابناً لا يزيد عمره على سنة وشهرين ويعاني من مشكلات في رأسه ويذكر أن طبيبة شعبية في الرياض وصفت له عدة أعشاب وأنها ستتولى إحضار هذه الأعشاب على أن يدفع لها ثمانية آلاف ريال ويسأل هل تعتقد أن هذه الأعشاب يمكن استخدامها وهل هي آمنة الاستعمال؟

- الطبيبة الشعبية في الرياض التي وصفت لك تلك الوصفة مشعوذة ولا تفقه شيئاً عن الحالة التي لدى ابنك وأكبر همها هو الحصول على ثمانية آلاف من جيبك تطفئ بها جشعها، كيف لهذه المشعوذة أن تعرف وهي جاهلة ما لم يعرفه الأطباء، وثق أنك لو استخدمت الأعشاب التي ذكرتها لك تلك المشعوذة فإن ابنك سيلاقي حتفه، والآن نصيحتي ألا تعطي ابنك أي دواء عشبي وهو في هذا السن، حيث إن المراجع العلمية تحذر من إعطاء الأطفال دون سن الثانية أي دواء عشبي حتى ولو كان من الأدوية العشبية المألوفة فكيف بأدوية مشعوذة الرياض، تابع حالة ابنك لدى إخصائي، وبإذن الله ستجد العلاج المناسب ودعواتي لابنك بالشفاء.

٤٢٩- متى يكون استخدام الحلبة نافعاً ومتى يكون ضاراً، وهل يمكن أن تستخدم للأطفال في سن أربعة إلى ستة شهور؟

- الحلبة جيدة لجسم الإنسان من جميع النواحي، وبالإمكان استخدامها باستمرار بأخذ ملء ملعقة واحدة يومياً أما إذا كثر استخدامها فبالتأكيد لكل شيء ضرر عندما يفرط الشخص فيه حتى ولو كان الأكل العادي، أما بالنسبة للأطفال فإذا كانت المرأة ترضع الطفل من ثديها وهي تستخدمها فالطفل يأخذ نصيبه من الحلبة عن طريق الحليب، ولكن لا أنصح بإعطاء الطفل وهو في هذا السن الحلبة إلا إذا كان شيئاً بسيطاً منها مع الأكل.

٤٣٠- هل يمكن إعطاء الحلبة لطفلة عمرها ستة أشهر؟ وإذا كان كذلك فما طريقة الاستعمال؟

- لا أنصح بإعطائها الحلبة؛ لأن الأطفال في مثل هذا السن لا يحتاجون إلى الحلبة، لكن عندما تتعدى السنتين من العمر يمكن إعطاؤها الحلبة بمعدل نصف ملعقة صغيرة وتوضع في كوب ماء مغلي وتترك فيه لمدة نصف ساعة ثم يصفى ويشرب ماؤه مرة واحدة في اليوم.

٤٣١- سائل يقول: إن لديه ابناً عمره ٩ سنوات ولديه ضمور في المخ والأعصاب ونصح بالذهاب إلى معالجة شعبية، حيث تبيع خلطة تعمل لبخة على الرأس وتدعي هذه المعالجة أن هذه الخلطة تشفي ضمور المخ فهل هذا صحيح، علماً بأنه قد اشترى تلك الخلطة بمبلغ ثلاثة آلاف ريال؟

- لقد حصلنا على تلك الخلطة والتي تباع في علبة شربة وحللناها ووجدناها مكونة من الحناء والحبة السوداء والمر والحلتيت وهذه الخلطة ليس لها أي تأثير على ضمور المخ أو على الأعصاب وهذه المعالجة الشعبية تمتص دماء المرضى وتقوم بعض النساء من معارفها بالترويج لهذه الخلطة وأنهم قد استخدموها لعلاج أبنائهم، وهذا دجل في دجل، عليك باتباع علاج ابنك في المستشفيات المبنية على الأدلة والبراهين وابتعد عن المشعوذين والدجالين. ويمكنك مراجعة المعالجين بسم النحل.

٤٣٢- لدي ثلاثة أبناء ويعانون من النشاط الزائد وقد صرف لهم الطبيب أقراصاً تدعى ريتالين وفعلاً تخفف النشاط والحركة الزائدة ولكن أخشى من أن يدمنوا عليها؛ لأنها من المنشطات، أريد الرأي والنصيحة؟

- نعم هذه الأقراص عبارة عن مثيل فينيديت (رتالين) وهي تستخدم لتخفيف النشاط الزائد والحركة عند الأطفال المصابين بهذه الحالة وفعلاً تسبب الإدمان عليها إذا أخذت بطريقة عشوائية أو استخدمت استخداماً ذاتياً ولكنها عندما تستخدم تحت إشراف الطبيب الذي صرفها وتحت مراقبته، فإنها في هذه الحالة آمنة ولا خوف من استعمالها ما دامت تحت إشراف الطبيب المعالج.

٤٣٣- لدي ابن في الرابعة من عمره، ومنذ أن ولد وهو لا يتكلم، علماً أن نموه طبيعي كما أنه لا يمسك البول إطلاقاً، هل هناك علاج بالأعشاب؟

- لا توجد أدوية عشبية لمثل هذه الحالة ومن الأفضل الالتزام بعلاج المستشفى.

٤٣٤- ابني بلغ الرابعة من عمره و لكنه ألثغ «ألتغ»، فهل هناك علاج بالأعشاب لهذه الحالة؟

- هل تأكدت من أنه لا يوجد من الأجداد شخص تأخر في النطق؛ لأن ذلك قد يكون وراثة وسوف يتحسن مع الوقت. أما من ناحية فيما إذا كان هناك علاج لهذا العرض الذي لا يعتبر مرضا فيمكن دلك اللسان بمعدل ثلاث مرات في اليوم بمزيج من ملح الطعام وخل وعسل، وبإذن الله ستتحسن الحالة.

٤٣٥- ابنتي بلغت ثلاث سنوات ولا تنطق إلا بعض الكلمات الصحيحة لكنها في أغلب الكلمات الأخرى لثغاء «لتغاء» فهل هناك علاج بالأعشاب، أو أي شيء آخر؟

- ابنتك بإذن الله سوف تتكلم جيداً ولكن عليك بالصبر؛ لأن بعض الأطفال يتأخرون في النطق نتيجة لكونه وراثيا أو لأي سبب آخر وعليك بالوصفة التي سبق الحديث عنها.

٤٣٦- ابني الذي يبلغ من العمر ٦سنوات يعاني من حرقان وزلال في البول، فهل هناك علاج بالأعشاب أم لا؟

- أرجو عدم استخدام أي دواء عشبي وعدم مراجعة أي معالج شعبي أو أي عطار والتزمي فقط بمراجعة إخصائيين في المسالك البولية بأحد المستشفيات الحكومية وأنصحك بعدم مراجعة المستوصفات التجارية لعدم دقتها في إجراء التحاليل.

٤٣٧- سائل يقول: إن له ولداً عمره حوالي أربع عشرة سنة ويعاني من فيروس الكبد، C، B وراجع التخصصي، ولم يبدأ بالعلاج وله مراجعة كل ثلاثة أشهر ويستعمل حالياً فقط الحبة السوداء والعسل ويسأل رأينا في ذلك؟ ويقول هل يوجد علاج بالأعشاب نوصي به؟

- بالنسبة للحبة السوداء مع العسل، فيجب ألا يؤخذ أكثر من ٧حبات على ملعقة عسل ويمضغها مضغا ثم يبتلعها مرة واحدة في اليوم على الريق، أما بالنسبة للأدوية العشبية فيوجد علاج على هيئة مستحضر عشبي مقنن، وهو الهندباء Dandelion ويوجد في محلات الأغذية التكميلية أو أي صيدلية. وأنصحه بمتابعة علاج المستشفى، ولا يتركه إطلاقاً.

٤٣٨- لدي طفلة تبلغ من العمر ثلاث سنوات وشعرها خفيف جداً، فهل هناك خلطة لإكثار الشعر؟

- لا زالت ابنتك صغيرة وشعرها سوف يكثر بإذن الله، فاحذري من استخدام أي خلطة.

٤٣٩- سائلة تريد وصفة ضد التبول اللاإرادي في الليل لطفلة تبلغ من العمر عشر سنوات؟

• بالنسبة للتبول اللاإرادي ليلاً يمكن استعمال ملعقة عسل نحل نقي تسقين بها ابنتك عند النوم ليلا، وبإذن الله ستجد منفعة كبيرة في ذلك. كما أرجو ألاّ تكون تعاني من مشكلات نفسية.

٤٤٠- لدي طفل صغير وقد ظهر على لسانه بقع بيضاء اللون كأنها آثار حليب، وهو لا يستطيع أن يرضع من ثدي أمه، حيث تسبب له ألماً عندما يرضع، فما هي هذه البقع وما هو علاجها؟

• لو أخذت ابنك إلى إخصائي أطفال لأفادك بنوع تلك البقع ولأعطاك العلاج المناسب. ولكن يبدو أن ابنك مصاب بفطر طفيلي يعرف باسم كانديدا وهذا الفطر شبيه بالخميرة التي تسكن الأمعاء والفم والقناة التناسلية والمريء والحلق ويدعى هذا المرض الذي عند ابنك بمرض القلاع، وقد ينتقل إلى ثدي الأم عندما يرضع من الثدي، حيث إنه معد فقد تستمر العدوى بين الأم ورضيعها، وعليه لا بد من علاج حاسم لهذا المرض.

٤٤١- سائل يقول: إن ابن أخيه البالغ من العمر ٩سنوات أصيب بالصرع منذ أن كان في السنة الثانية من عمره، وأعطي أدوية ثم أخذ إلى امرأة تدعي أنها متخصصة في الطب البديل وقامت بعمل حجامة له، حيث تعمل له حجامة كل شهر وقد لاحظوا عليه تغيرات غريبة من التشنج والضحك تارة والبكاء تارة أخرى ويدور في أثناء نومه وإذا نام يقوم من نومه وهو يضحك أو يبكي، وعندما أخذوه إلى المحجمة قالت: لا بد من تحجيمة كل شهر ولمدة سنة والسائل يقول: هل للحجامة فائدة في علاج التشنجات، وهل صحيح أن الحجامة تستمر كل شهر لمدة سنة؟

• أولاً الحجامة للأطفال خطيرة ولا يجب تحجيم الطفل أساساً والمحجمة التي قامت بحجامة هذا الطفل وتحجمه كل شهر ولمدة سنة هي محجمة جاهلة ويجب محاكمتها، ولو كانت تحمل شهادة في الطب البديل؛ لأنها حجمت الطفل في مثل هذا العمر، أرجو أن ترفعوا ضدها شكوى قضائية؛ لأنها عملت عملاً تستحق عليه العقاب، وأرجو مواصلة علاج ابنكم مع المستشفى والاستمرار تحت رعاية المختصين.

٤٤٢- هل هناك أعشاب مناسبة للمواليد؟

- لا أنصح باستخدام أي أعشاب للمواليد بأي حال من الأحوال.

٤٤٣- هل هناك أعشاب لتنظيف بطن المولود (علاج ما يسمى بالأخت)؟

- لا أنصح بتاتاً باستخدام أي أعشاب لتنظيف بطن المولود. ويجب مراجعة الطبيب المختص.

٤٤٤- هل استخدام حبوب اللقاح للأطفال في سن ١٠سنوات فأقل مفيد أم ضار، وما هي الطريقة والكمية الصحيحة للاستعمال، سواء للصغار أو الكبار؟

- لا أنصح باستخدام حبوب لقاح النحل لأي طفل أقل من ١٨ سنة أما بالنسبة للكبار فيمكن استخدام ملء ملعقة أكل يومياً.

٤٤٥- لدي طفل يبلغ من العمر ٤ سنوات ويعاني من وجود حصوتين في الكلية اليسرى، وسبق وأن تم تفتيتها من قبل مستشفى الملك فهد للحرس الوطني مرتين ولكن بدون جدوى. ولقد نزلت إحدى الحصوتين إلى الحالب واستقرت فيه. آمل تزويدنا بوصفة علاجية من قبلكم بتفتيت الحصوة وإنزالها.

- لا أنصحك باستخدام أي دواء عشبي لإخراج حصاة الكلى من الحالب؛ لأن في ذلك خطورة على ابنك وأنصحك بمتابعة الحالة في المستشفى.

٤٤٦- ابنتي البالغة من العمر ١١سنة، كانت تعاني من إمساك مزمن منذ بلوغها ٦ أشهر، حتى بلغت سن السادسة، فأصبح الإمساك يأتيها على مدد متباعدة ولله الحمد، دون الحاجة للاستمرار على الملينات مثل اللاكتوز وغيرها. وصلب المشكلة أن ابنتي تعاني الآن من انتفاخ وبروز في البطن ويميل البطن للقساوة، وهذا الانتفاخ مستمر معها حتى دون إصابتها بإمساك مما يسبب لها الإحراج والقلق، علما بأن وزن ابنتي يعتبر جيداً وتميل للنحافة وقابليتها للأكل سيئة جداً؛ خوفاً من الامتلاء والسمنة وأن يزداد حجم البطن وغالباً ما تكتفي بوجبتين خفيفتين فقط. أرجو منك يا دكتور مساعدتي من خلال إحدى وصفاتك لثقتنا بالله أولاً وبجدوى وصفاتك وتوفيقك في حل المشكلات الصحية.

- قد يكون لدى ابنتكم الدودة الشريطية، فأرجو عمل فحص لكشف فيما إذا كانت مصابة بهذه الدودة من عدمه.

أمراض الجهاز البولي

٤٤٧- هل هناك أعشاب مضرة للكلى وهل هناك أعشاب مقوية ومفيدة للكلى؟

- نعم هناك أعشاب مضرة للكلى وربما تسبب الفشل ولا يوجد أعشاب عليها دراسات علمية كمقوية للكلى.

٤٤٨- هل نباتا الشيح والجعد يسببان الفشل الكلوي أو أمراض الكلى؟

- توجد عدة أنواع من نبات الشيح، فيوجد الشيح الذي ينمو في المناطق الباردة وهو يشبه الكمون أو السنوت أو اليانسون وهو من الفصيلة نفسها والنوع الثاني الشيح الذي ينمو في نجد وهو من فصيلة أخرى لا تمت للنوع الأول بأي صلة، فإذا كان المقصود هو النوع الأول، فإنه لا يستعمل على الإطلاق؛ لأنه يحوي بعض المواد السامة.. أما النوع الثاني فهو يستعمل كشاي، ولكن لمدة لا تزيد عن ٤ أسابيع ويجب عدم المداومة عليه؛ لأن أعراضه الجانبية غير معروفة وهو يستعمل كخافض للسكر، أما الجعدة فهي تستخدم كمدرة وتستخدم للمجاري البولية، وأيضا كخافض للسكر إلا أن أعراضها على الكلى أو أي أجزاء أخرى من أعضاء الجسم غير معروفة، وعليه فإني أنصح بعدم استخدامها بتاتا.

٤٤٩- هل عشبة المرمية تسبب الفشل الكلوي وما فائدتها؟

- المرمية لا تسبب الفشل الكلوي. وفائدة المرمية أنها قابضة مطهرة، عطرية، طاردة للغازات، مخفضة للعرق، مقوية مولدة للإستروجين الخافض لإنتاج حليب الثديين.

٤٥٠- ما هي آثار استعمال الصمغ العربي لتفتيت حصى الكلى، وما هي الأعشاب التي تفيد في ذلك؟

- الصمغ العربي لا يفتت حصى الكلى والأعشاب التي تفيد في ذلك هي الخلة الطبية وأوراق البوكو.

٤٥١- الصمغ العربي في السودان يستخدم لعلاج الفشل الكلوي، فهل هذا صحيح؟

- هناك دراسات على الصمغ العربي تمت في جامعة الخرطوم على مشكلات الكلى، ولكن أعتقد أنه لا يوجد حالياً أي علاج للفشل الكلوي غير الغسيل أو الزراعة والصمغ العربي لا يعالج هذه الحالة.

٤٥٢- هل هناك عشب لإخراج حصى الكلى؟

- تستعمل بذور الخلة البلدي، يمكن شراؤها من العطارين ويجب عدم اللبس بينها وبين النخلة الشيطانية فهما متشابهان كثيراً. كما يمكن استخدام نبات العاقول ويوجد لدى العطارين، حيث يؤخذ منه ملء ملعقة أكل ويوضع في كوب ثم يملأ بالماء المغلي ويترك لمدة ١٥ دقيقة ثم يصفى ويشرب قبل الأكل بمعدل مرتين في اليوم. كما يمكن استعمال خليط من الخلة الطبية وأوراق البوكو.

٤٥٣- هل صحيح أن بذر الخلة وبذر الكتان يفيدان في تفتيت الحصى؟

- بذور الخلة الطبية هي التي لها تأثير على توسيع الحالب وإخراج حصاة الكلى.

٤٥٤- هل للخلة مضار أو آثار جانبية على أمراض أخرى مثل السكري والضغط وخلافه؟

- ثمار الخلة الطبية تقوم على توسيع الحالب وإخراج حصوات الكلى عن هذا الطريق، ولكن يجب ألا يفهم أن الخلة علاج لأمراض الكلى، فهي فقط تخرج الحصوات، ولا يوجد للخلة أضرار جانبية ولكن على المرضى الذين يستخدمون مضادات الذبحة الصدرية عدم استخدام الخلة، أما فيما يتعلق بالسكر والضغط فليس هناك تعارض.

٤٥٥- هل الخلة النباتية تؤكل نية أو مطبوخة؟ وهل يوجد علاج لحصوة الكلية بالأعشاب؟

- الخلة الطبية جيدة لحصوة الكلى، حيث تؤخذ ملعقة من مسحوق بذور الخلة الطبية وهي موجودة لدى العطارين وتغلى مع ملء كوب ماء، حتى يتركز إلى نصف كوب ثم تبرد وتشرب يومياً على الريق ولمدة سبعة أيام.

٤٥٦- هل وصفة الناردين تنفع لضعف التبول؟ وهل هناك أفضل من الناردين؟

- يجب فحص البروستاتا؛ لأن ضعف التبول قد يتكون نظراً لازدياد حجم البروستاتا، فإذا كان الأمر كذلك فأفضل علاج لذلك هو مستحضر سوبالميتو الذي يوجد على هيئة كبسولات في محلات الأغذية الصحية التكميلية، وهو أفضل بدون شك من الناردين.

٤٥٧- هل توجد أدوية عشبية لتقطع البول، خصوصاً مع الشعور بأن المثانة لم تفرغ ما فيها؟

- يوجد في محلات الأغذية الصحية التكميلية وغيرها مستحضر تحت اسم سوبالميتو وهو جيدجداً، وبالأخص إذا كان سبب عدم خروج البول من المثانة كاملاً هو انتفاخ البروستاتا، كما يوجد علاج آخر يعرف باسم البروستوتال مستخرج من بذور القرع، وهو جيد لهذا الغرض.

٤٥٨- سيدة تشكو من نزيف استمر معها عشر سنوات وتسأل عن العلاج؟

- إذا كان النزيف في المسالك البولية فيجب مراجعة استشاري أمراض النساء والمسالك البولية النسائية، حيث يوجد استشاريون جيدون في هذا المجال. ويمكن أخذ ملعقة من مسحوق السحلب وتضاف إلى ملء كوب حليب ساخن وتحرك وتشرب كما يشرب الشاي مرة واحدة في اليوم.

٤٥٩- سيدة تعاني من التهابات المثانة وتسأل فيما إذا كان هناك عشبة ضد هذه الالتهابات؟

- يجب مراجعة المختص؛ لكي يتأكد من نوع الالتهابات الموجودة، فقد لا تكون المثانة ولكن إذا كان المختص قد ذكر أنها تعاني من التهابات المثانة فتوجد وصفة، وهي عبارة عن قشور ثمار الفاصوليا الخضراء، حيث تزاح البذور وتغلى القشور بمقدار ملء ملعقة من القشور في ملء كوب ماء وتوضع على النار حتى الغليان ثم تزاح من فوق النار وتترك لمدة عشر دقائق، ثم تشرب وهي فاترة بمعدل كوب بعد الإفطار وآخر عند النوم.

٤٦٠- أعاني من حرقة في البول وأسأل عن العلاج بالأعشاب؟

- يمكنك استعمال جذور نبات الخطمى، حيث تأخذ ملء ملعقة صغيرة وتنقعها لمدة عشر دقائق في ملء كوب ماء مغلي ثم تصفيها وتشربها مرة في الصباح وأخرى في المساء.

٤٦١- هل هناك دواء عشبي لالتهابات مجرى البول؟

- يجب مراجعة إخصائي المسالك البولية لمعرفة سبب الالتهابات، وهناك وصفة عشبية تخفف من هذه الالتهابات لكن لابد من معرفة السبب عن طريق الإخصائي وهذه الوصفة هي خليط من مجروش بذور الشعير وشواش الذرة « شعر الذرة الذهبي» بحيث يؤخذ مقدار ملء ملعقة كبيرة من مجروش بذور الشعير وثلاث ملاعق كبيرة من شواش الذرة وتوضع في وعاء ويضاف لها مقدار كوب ونصف من الماء وتوضع على النار وتترك حتى يصير حجم الماء بمقدار كوب، ثم تصفى جيداً ويشرب كوب في الصباح وآخر عند النوم.

٤٦٢- أشعر أحياناً بحرقة في التبول مع تغيير في لون البول، كذلك ألم بعد التبول في رأس الذكر وأحياناً كثرة التبول مع حرارة في البول؟

- هذه أعراض عدوى فيروسية ربما في البروستاتا ويجب عليك مراجعة طبيب مختص في المسالك البولية وبالأخص المختصين في أمراض البروستاتا، حيث يكون هناك تضخم في البروستاتا بسبب العدوى البكتيرية وينصح بأخذ مضاد حيوي إذا ثبت ذلك وأفضل مضاد حيوي هو Ci*robay 500mg مرتين يوميا صباحا ومساء ولمدة شهر كامل.

٤٦٣- أعاني من الالتهاب في المسالك البولية والصديد المتكرر. فما طريقة العلاج؟

- راجع إخصائي المسالك البولية، فقد يوجد لديك نوع من الفطر يسمى كانديدا أو كلاميديا.

٤٦٤- شخص أصيب بمرض سرطاني في المثانة لمدة ثلاث سنوات وعند التبول يخرج دم مع البول ثم استعمل بعض الأعشاب وزاد الدم مع البول، وقد أوقف استعمال هذه الأعشاب. يقول: هل بإمكانك تحليل تلك الأعشاب؟

- نعم يمكن تحليلها أرجو إرسالها إلى كلية الصيدلة - جامعة الملك سعود.

٤٦٥- أعاني من تقطير البول والحرقان، وبالأخص في رأس الذكر، فهل هناك علاج بالأعشاب؟

• لم تذكر كم عمرك، فإذا كنت فوق الخمسين سنة فلربما كان لديك التهاب أو تورم حميد في البروستاتا، ولم تذكر كذلك فيما إذا كنت قد راجعت أي مستشفى أم لا؟ وهل أخذت أي علاج ولم تستفد منه أم لا؟ كل هذه المعلومات مهمة؛ لكي نصف لك علاجاً بالأعشاب، وربما يكون لديك التهابات في المسالك البولية، وأنصحك باستخدام مستحضر عشبي يسمى urinary يباع في محلات الأغذية التكميلية أو في الصيدلية، حيث تؤخذ ثلاث كبسولات مرتين يومياً، كما أنصحك بعمل تحليلات دقيقة في أحد المستشفيات الحكومية وأنصحك بعدم التحليل في المستوصفات الخاصة، حيث لا توجد لديهم إمكانات جيدة.

٤٦٦- أنا مصاب بتقطير في البول، وذهبت إلى معالج شعبي وأعطاني حبوباً مدورة ذات لون أسود وقال: استعمل أربع حبات في الصباح وأربع حبات عند النوم وبدأت استعمالها ولكن سببت لي إسهالاً شديداً لم أصب بمثله من قبل، ولا أدري ما هو العمل علماً بأن التقطير لم يتغير إلا أنه بدأ يخرج دم مع البول وبعض الزلال ولم يسبق أيضاً أن حصل معي هذا الشيء إلا بعد استعمال هذا العلاج أرجوك دلني ووجهني ماذا أفعل؟

• لقد حذرنا كثيراً من استخدام أي دواء مجهول؛ لأن محتويات هذه الأدوية العشبية المبهمة قد تكون لها أضرار على أي عضو من أعضاء الجسم وهؤلاء المعالجون غير متخصصين في الأعشاب ولا يعرفون عنها شيئاً كما أن بعضهم يخلط حشرة الذرنوح التي تحتوي على مادة كيميائية خطيرة هي الكانثريدين والتي تسبب الإسهال الشديد وقشطاً للمجاري البولية ويمكن أن تكون الحبوب التي استخدمتها تحتوي على هذه الحشرة؛ لأن أضرارها تنطبق على ما حدث لديك، ونصيحتي أن تراجع مختصاً في المسالك البولية وأحذر من استعمال الأدوية العشبية المجهولة التي لا تحتوي أي معلومات عنها.

٤٦٧- أعاني من تقطير في البول وقد ذهبت إلى المستشفى وأخذوا لي تحاليل وأعطوني مضاداً حيوياً واستعملته لمدة شهر ونصحني أحد الأقارب بالذهاب إلى عطار له دعاية كبيرة، فهل أذهب إليه لاسيما وأنني اطلعت على بعض الدعايات لمستحضراته في بعض الصحف، أرجو أن تدلني حيث إنني دائماً أسمع تحذيراتك؟

• لديك خياران الأول إذا كنت تريد تدمير صحتك فاذهب إلى العطار الذي ذكرته وإذا كنت تريد الشفاء فتابع حالتك مع المستشفى وسيجدون لك بإذن الله العلاج المناسب ولا تقلق.

٤٦٨- أعاني من تقطير البول، وقد استخدمت أدوية كثيرة إلا أنها لم تؤثر، فهل هناك علاج بالأعشاب؟

• تؤخذ ملء ملعقة من الكمون وتضاف إلى ملء كوب ماء مغلي ويترك لينقع لمدة عشر دقائق ثم يصفى ويشرب على الريق يومياً فإنه مفيد لذلك، كما يمكن استخدام بذور الكرفس بمعدل ملء ملعقة صغيرة على ملء كوب ماء مغلي ويترك لمدة عشر دقائق ثم يصفى ويشرب على الريق يومياً.

٤٦٩- أعاني من تقطع في البول والذهاب إلى الحمام عدة مرات وأقوم من النوم للتبول، وقد عملت فحصاً للبروستاتا مع العلم أني في الثلاثينيات من عمري وكانت النتيجة عدم تضخم البروستاتا كما عملت فحص سكري وكانت النتيجة سلبية. ماذا يمكنني أن أفعل؟

• ألم يذكر الطبيب أن لديك التهابا ميكروبيا في البروستاتا؛ لأن التهاب البروستاتا يعطي هذه العلامات التي ذكرتها، فأرجو التأكد من ذلك وعادة ينصح الاستشاريون في حالة وجود التهاب بكتيري في البروستاتا بإعطاء المريض مضادا حيويا مثل ٥٠٠ (Ce*robay ملجرام) يؤخذ لمدة شهر كامل وهذا كاف لأن يقضي على البكتيريا التي سببت هذا الالتهاب.

٤٧٠- أشكو من الزلال ومن قصور كلوي، فهل هناك علاج طبيعي لحالتي؟

• يمكنك استخدام مسحوق الصمغ العربي وأفضل الصمغ هو الصمغ السنغالي، حيث يسحق ويؤخذ منه ملء ملعقة أكل وتذوب في ملء كوب ماء شرب ويشرب على الريق مرة واحدة في اليوم ولمدة عشرة أيام، ثم قم بعمل تحليل جديد.

٤٧١- أعاني من عسر البول، فهل هناك علاج بالأعشاب؟

* يمكنك تناول مغلي نبات البردقوش، حيث يؤخذ ملء ملعقة من عشب البردقوش ويضاف إلى ملء كوب ماء مغلي ويترك لمدة ١٠دقائق ثم يصفى ويشرب بمعدل مرة في الصباح وأخرى في المساء، أو يمكن أخذ الفجل وغليه مع الحليب وتأكله على الريق يوميا، كما يمكن أكل البصل مسلوقاً أو نيئاً حيث يدر البول كما يمكن استخدام جذور الأراك مطبوخاً ويشرب ماؤه فإنه يفيد في عسر البول.

٤٧٢- والدتي كبيرة في السن ومصابة بفشل كلوي وتعمل غسيلاً ثلاث مرات في الأسبوع(غسيل دموي) وتعاني من السمنة، حيث يتعدى وزنها ١٠٠كيلوجرام. وتشتكي من آلام في الظهر والمفاصل. فهل هناك علاج يمكن أن يخفف من وزنها ويخفف آلام الظهر والمفاصل دون أن يؤثر على الغسيل؟

* حيث إن الوالدة - شفاها الله - تعاني من الفشل الكلوي وتغسل وتأخذ أدوية، فإني أنصحها بعدم استخدام أي دواء عشبي؛ لأنه قد يتداخل مع الأدوية التي تستخدمها ويضرها وعليها بجعل ٧٥٪ من غذائها يحتوي على الخضار والفواكه والابتعاد عن الدهون والمقليات والدقيق الأبيض والسكر، والله هو الشافي.

النحافة

٤٧٣- كيف يمكن زيادة الوزن؟

• يمكن استعمال أي من هذه الوصفات:

١- **حب العزيز:** وذلك بنقع ملعقتين أكل من حب العزيز في الماء ليلة كاملة، ثم يهرس ويصفى ويحلى بالسكر أو العسل ويشرب صباحاً، ويداوم عليه لمدة اثني عشر يوما.

٢- **التين واليانسون:** تؤخذ حبتان فقط وتنقع في حليب أو ماء دافىء، حتى تكون طرية وتضاف لها ملعقة صغيرة من مسحوق اليانسون ويترك مدة حتى تلين حبات التين ثم يشرب بما فيه وتؤكل ثمار التين ويكون ذلك على الريق ولا يؤكل بعده أي شيء إلا بعد ساعتين، وتعتبر بمنزلة الإفطار ويستمر الشخص النحيف في استعمال هذه الطريقة لمدة لا تقل عن أربعين يوماً.

٣- **الحلبة والدقيق:** يؤخذ نصف كيلو من الحلبة ويغلى مع الماء ثم يسكب الماء ويضاف ماء جديد ويغلى ويسكب الماء وتكرر العملية خمس مرات ثم تؤخذ الحلبة بعد ذلك وتهرس ناعمة ويضاف لها مثل وزنها من دقيق القمح ثم يطبخ المزيج بلبن بقر حتى يكون عجينة متجانسة ثم يضاف لها سمن بقري نقي وعسل نقي حتى يصبح طعمها ملائماً وتحرك حتى تكون عجينة متجانسة ثم توضع في برطمان زجاجي وتغلق تماماً ثم يؤخذ منها يومياً ملء ملعقتين كبيرتين على الريق يوميا حتى تنتهي الكمية.

٤٧٤- ابنتي عمرها عشرون عاماً وهي نحيفة وترغب في زيادة وزنها باستخدام أحد المستحضرات التكميلية المخصصة لهذا الهدف، إضافة إلى أنها تستخدم هذه الأيام التين واليانسون وكذلك الخميرة مع العصير فهل في ذلك ضرر عليها؟

• لا مانع من استعمال مستحضرات تزيد الوزن، شريطة أن يكون المستحضر مقننا ولا توجد عليه تحفظات ومسجل لدى وزارة الصحة وهذا لا يتعارض مع التين واليانسون والخميرة ويجب عدم التمادي في استعمال الخميرة.

٤٧٥- هناك فتاة استخدمت الحبوب الصينية المخصصة للسمنة وزادت شهيتها بقوة حيث زاد وزنها ١٢ كيلو منذ سنة ولم تجد ضرراً فهل تستمر في استعمالها؟

- سبق أن تعرضنا إلى هذا النوع من الحبوب، وقلنا: إنها تحتوي على مواد كيميائية تسبب مشكلات لمستعمليها، ونصحنا القراء بعدم استخدامها، لذا أكرر وأنصح تلك الفتاة وكذلك القراء بعدم استخدام هذه الحبوب ونكرر أنها تسبب مشكلات لا تحمد عقاها.

٤٧٦- هل بنت الجزيرة تساعد على زيادة الوزن؟ وما أضرارها؟ فبعضها توجد عليها علامة «مضمونة».

- وصفة بنت الجزيرة التي تدعي أنها تساعد على زيادة الوزن، فأنا لم أسمع بها وإذا كانت موجودة حقا فأنصح بعدم استخدامها حتى ولو كتب عليها مضمونة.

٤٧٧- امرأة تقول: إنها نحيفة جدا وكان جسمها قبل الولادة ممتلئًا، ولكن بعد الولادة أصبحت نحيفة، فهل من حل؟

- إذا كانت لا تشتكي من أي مرض وشهيتها جيدة، فلتحمد الله على هذه النحافة إلا إذا كانت زائدة، فيمكن استخدام مشهيات إذا كانت الشهية ضعيفة مثل الفلفل الأسود أو البابونج وإذا كانت ترغب في زيادة الوزن فعليها بالحلبة.

٤٧٨- هل العنبرية تساعد في زيادة الوزن وما هي أضرارها؟

- العنبرية خطيرة وتضر بالصحة والمواد التي فيها لها أضرار جانبية تضر بالكلى، فابتعدوا عنها وأنصح كل شخص بعدم استخدامها لما لها من مضار على الصحة وعلى النواحي الجنسية، خصوصاً للرجال وأما بالنسبة للنساء فالضرر أقل إذا أخذت باعتدال.

٤٧٩- هل الموز والتمر وكذلك العصيرات المحتوية على السكر تسبب السمنة؟

- يعد الموز والتمر والعصيرات التي بها كمية من السكر، مثل العنب والشمام والفراولة والمنجة وعصير قصب السكر، كل هذه الأنواع تسبب السمنة، وبالأخص

إذا أفرط الإنسان في استعمالها، مثل تناول خمس حبات موز يومياً وتناول ما بين عشر حبات إلى عشرين حبة يومياً من التمر، والموز والتمر كلاهما يحتويان على كمية كبيرة من السكر، والسكر يعد من النشويات التي تسبب السمنة إذا لم يحرقهـا آكلها أي لم يزاول الرياضة، حيث إن الرياضة تحرقها. كما أن الموز والتمر من المواد التي ترفع سكر الدم بشكل كبير، ولذلك ينصح الأطباء مرضى السكر بالإقلال من تناول هاتين المادتين وكذلك العصائر التي تحتوي على كمية كبيرة من السكر مثل العنب والمنجة.

٤٨٠- سائل يقول: إن ابنته نحيفة وقد كشف عليها ولم يوجد لديها أي مرض، ولكنها ترغب في أن تزيد من وزنها ويرغب في معرفة وصفة عشبية أو وصفة عن طريق الصيدلية تأخذها لزيادة وزنها؟

• توجد وصفات في السوق غير مقننة للتسمين وتوجد بها بعض المركبات الكيميائية التي ربما كان لها بعض السـلبيات، وخاصة إذا أخذت لمدة طويلة ولكن توجد وصفات عشبية مأمونة الجانب وهي تسمن ولا خوف من استعمالها مثل التين واليانسون أو حب العزيز أو الحلبة.

٤٨١- هل استعمال حبوب الجنسنج لمدة شهر تقريباً من أجل التسمين يسبب السرطان وأمراضاً أخرى؟

• حبوب الجنسنج لمدة زمنية بسيطة لا خوف منها. وإن كان كتب عن تلك الحبوب شيء وأنها تسبب السرطان وأمراضاً أخرى، فذلك عندما يتمادى الشخص في استعمالها ولمدة طويلة وبصفة مستمرة، ولاسيما إذا كانت من النوع المغشوش ببعض المواد الكيميائية المشيدة الضارة ولكن إذا كانت من نوع حبوب الجنسنج المعروف المقنن والمسجل لدى وزارة الصحة، فلا خوف منه حتى لو استمر الشخص على تناوله.

٤٨٢- هل هناك ضرر من استخدام الحبوب الصينية من أجل السمنة؟

• الحبوب الصينية لا أدري عن أي نوع تقصد أو تقصدين وعلى أي حال إذا كانت الحبوب مسـجلة لدى وزارة الصحة، فيمكن استخدامها، أما خلاف ذلك فأنصحك بعدم استخدامها؛ درءاً للأضرار.

٤٨٣- هناك خلطة شعبية تحت مسمى «جالا للنحافة العنيدة»، هل تنصح باستخدامها، وهل هي مفيدة، وهل يمكن علاجها؟

- يمكنك إرسالها للتحليل وسوف نفيدك بفائدتها ومكوناتها بعد التحليل، ولكن أنصح بعدم استخدامها مالم تعرف مكوناتها وتأثيراتها الجانبية.

٤٨٤- هناك خلطة للتسمين مكونة من: بيالة حلبة، وبيالة شمر، وبيالة يانسون، وبيالة حبة سوداء، وبيالة ماش، وتخلط جميعها في الخلاط ثم تؤخذ منها ملعقتان صغيرتان مع ملء كوب ماء مع ملعقة خميرة باكستانية وتحرك إلى أن تفوح وترفع من فوق النار وتحلى بسكر نبات وتشرب في الصباح أو في المساء، فهل فعلاً تسمن؟ وهل لها أضرار وفوائد في علاج النحافة؟

- هذه الخلطة بها مادتان ليس لهما دخل في التسمين وهما الحبة السوداء والماش، فكمية الحبة السوداء في الخلطة كبيرة، حيث إن جرعة الحبة السوداء يجب ألا تزيد عن ٧حبات في اليوم، وهي جيدة جداً لجهاز المناعة ويمكن وضعها في هذه الخلطة لهذا الغرض، أما الماش فله أضرار، خاصة على فحولة الرجال فهو مثبط قوي للناحية الجنسية، أما باقي الخلطة فلا ضرر منه وهو يفيد للنحافة وأنصحك بعدم استعمال الخلطة كما وصفت لاسيما وأنك لم تذكري هل ملعقة الخميرة الباكستانية ملعقة أكل أم ملعقة شاي ولم أسمع من قبل بالخميرة الباكستانية، حيث إن الخميرة هي خميرة أينما كانت.

٤٨٥- ما هي أفضل طريقة لاستعمال الحلبة لزيادة الوزن، وهل تؤكل خلطة الحلبة قبل الأكل أو بعده؟

- الحلبة تستعمل على هيئة مسحوق بواقع ملء ملعقة أكل تؤخذ سفوفاً ويشرب بعدها نصف كوب ماء أو حليب منزوع الدهن أو يمكن نقعها في ملء كوب ماء وتركها لمدة ١٢ ساعة ثم تحرك وتشرب كاملة عادة قبل الأكل.

٤٨٦- أعاني من النحافة وأرغب في استعمال حبوب موسجور، فبماذا تنصح؟

- أنصحك بعد استخدام هذا النوع من الحبوب.

٤٨٧- نحيفة تسأل عن وصفة لزيادة الوزن، حيث إنها تعاني من النحافة، فهل هناك عشبة لفتح الشهية والمساعدة على السمنة؟

- يمكنك استعمال شاي البابونج لفتح الشهية وهو يوجد في الأسواق على هيئة أكياس تشبه أكياس الشاي ويمكنك استعمال خلطة الحلبة مع دقيق القمح التي سبق الحديث عنها.

٤٨٨- هل صحيح أن المحلب يسمن البدن؟ وأين يوجد؟ وماهي طريقة استخدامه والمدة والكمية؟

- المحلب هو عبارة عن بذور صفراء مثل الحمص، شكلها يشبه شكل البيضة ولكنها صغيرة وتباع لدى العطارين.والمحلب مشهور جداً فقد قيل فيه عند وصف المرأة الجميلة ذات الرائحة الزكية: (جلدها مخروز على محلب) والمحلب من النباتات العطرية ويستخدم على نطاق واسع في الطب الشعبي ويستخدم للتسمين، وذلك بأخذ ١٠٠جرام من المحلب مع ١٠٠جرام سكر نبات مع ١٢حبة من اللوز الحلو ويسحق الجميع ثم يقسم إلى ٢٤ جزءاً ويؤخذ كل جزء مرتين في اليوم.

٤٨٩- ذكرت أن الحبة السوداء تدخل في وصفة خاصة بفتح الشهية والسمنة فما هي تلك الوصفة؟

- الوصفة تتكون من الحبة السوداء بمقدار ٥٠ جراما، وحلبة بلدي ٥٠٠جرام، وجنسنج ١٠٠جرام، وقصب الذريرة ١٠٠جرام.

تسحق المكونات سحقاً ناعماً وتحفظ في علبة قاتمة مضادة للضوء ويحكم غطاؤها جيداً ويؤخذ من هذه الخلطة ملعقة صغيرة قبل الأكل مرة في الصباح وأخرى في المساء.

٤٩٠- زوجتي تعاني من ضعف في البنية الجسدية، حيث إن وزنها ٣٨ كيلوجرام فقط وتريد زيادة وزنها، فما هو العلاج الطبيعي المناسب لحالتها؟

- انظر الوصفات التي ذكرناها في هذا الكتاب عن التسمين.

٤٩١- هناك أعشاب لتخفيف الوزن وزيادته خلال ١٥ يوماًوذلك بالطب النبوي، علماً بأنه ينشر إعلانه دائماً بجريدة الوطن. فما رأيك؟

- هذه الأعشاب فيها خطورة من استعمالها.

السمنة

٤٩٢- هل مسحوق بذر الكتان يستخدم سفوفاً في الصباح من أجل تخفيف الوزن؟

- بذور الكتان تخفف الوزن نوعاً ما ولكن يجب عدم الاستمرار في استخدامها أكثر من أربعة أسابيع.

٤٩٣- هل لبذور الكتان أثر في تخفيف الأرداف بشكل خاص؟

- بذور الكتان تدخل في تخفيف الوزن بشكل عام،ولكن ليس الأرداف فقط.

٤٩٤- هل لبذر الكتان فائدة في تنحيف الجسم وما طريقة عملها؟

- بذر الكتان يحتوي على زيت ثابت وجلوكوزيدات وبروتين وفوائده ملين ومطهر للمجاري البولية،وليس لبذور الكتان علاقة بنحافة الجسم.

٤٩٥- هل الكتان يستخدم لتخفيف الوزن مع زيت بذر الكتان، وهل له أضرار جانبية؟ وهل له آثار على الأم المرضع؟

- لم تذكر الكمية التي تأخذها من بذور الكتان،وأيضاً الكمية من زيت بذر الكتان وبذر الكتان في حدود ملعقة صباحاً وأخرى مساءً لا ضرر منه ولكن الزيت يختلف عن البذور فهو عادة مركز،وعليه فأنصح باستخدام البذور فقط فهي تحتوي على الزيت وليس لبذور الكتان أضرار على المرضع.

٤٩٦- هل يوجد علاج عشبي لتخفيف الوزن؟

- بالنسبة لتخفيف الوزن فيوجد طريقة، وهي نقع ٥٠ جراماً من ورق العنب اليابس في لتر من الماء ثم يوضع على النار حتى يغلي لمدة نصف ساعة ثم يزال من فوق النار ويترك لمدة ١٥ دقيقة ثم يصفى ثم يؤخذ بمعدل ثلاثة فناجين في اليوم قبل الأكل.

  ويمكن استخدام طريقة أخرى بخل التفاح، وذلك بشرب ملعقتين صغيرتين من الخل مخلوطة مع كوب ماء مع كل وجبة، أما إذا تعذر ذلك بسبب يتعلق بالعمل فيمكن استخدام كوبين من المزيج يومياً مرة في الصباح بعد النهوض من الفراش، والثاني مساءً قبل الذهاب إلى النوم ، ويجب تناول كوب من الماء كل نصف ساعة، بالإضافة إلى ذلك يجب مزاولة رياضة المشي بما لا يقل عن نصف ساعة يومياً.

٤٩٧- هل هناك فائدة من استخدام خل التفاح في تخفيف الوزن؟

- نعم فائدة خل التفاح في تخفيف الوزن موجودة بدون شك.

٤٩٨- كم مرة يمكن استخدام خل التفاح في اليوم؟

- يستخدم بمعدل ثلاث مرات في اليوم، أي بعد كل وجبة وتكون الجرعات ملعقتين صغيرتين أو ملعقة أكل من الخل يضاف إلى ملء كوب ماء بارد وتمزج جيداً، وتشرب مباشرة بعد الوجبة.

٤٩٩- هل يمكن استخدام خل التفاح في الصباح قبل الأكل والشخص صائم؟

- لا يفضل استخدام خل التفاح في الصباح الباكر على معدة فارغة. ولكن يجب شربه مع الفطور أو بعده.

٥٠٠- هل هناك أضرار جانبية من استخدام خل التفاح؟

- خل التفاح له أضرار جانبية إذا استخدم بغير الطرق المنصوح بها أي كاستخدامه على الريق أو زيادة الجرعة أو شربه مركزاً كما هو.

٥٠١- هل من الضروري تخفيف خل التفاح قبل استخدامه؟

- لا بد من مزج خل التفاح مع الماء إذا كان الاستخدام شرباً، ويمكن استخدامه بدون تخفيف إذا أضيف مع السلطة، حيث إنه سيمزج مع السلطة فيؤكل وبذلك يعتبر مخففاً.

٥٠٢- لتخفيف الوزن باستعمال خل التفاح هل يمكن وضع ليمون أو عسل معه أم لا؟

- يجب شرب خليط خل التفاح بدون أي إضافات.

٥٠٣- كم مدة استعمال خل التفاح لتخفيف الوزن؟

- يمكن استخدامه لمدة شهر واحد فقط.

٥٠٤- إذا لم يوجد خل التفاح فهل يمكن استعمال الخل الذي يميل إلى اللون الأحمر،وذلك من أجل التخسيس؟وهل لاستعماله خطر أو ضرر على الصحة؟

- خل التفاح الأبيض يوجد في الأسواق المركزية الكبيرة،ومن ناحية استخدامك للخل الذي يميل لونه إلى الأحمر فلا ضرر منه وبالإمكان الاستمرار في استخدامه إذا لم يوجد النوع الأبيض وبالطريقة نفسها.

٥٠٥- أيهما أفضل، خل التفاح الصناعي أم الطبيعي لإنقاص الوزن؟ وما هي طريقة استخدامه المثلى لإنقاص الوزن، وهل يؤخذ قبل الأكل أم بعده، وهل يمكن أن يؤخذ غطاء العلبة كمقياس، بحيث يؤخذ مقدار ملء غطاءين بدلا من الملعقة؟

- الخل الطبيعي هو الأفضل، ويمكن تحضيره في المنزل من التفاح.

٥٠٦- هل هناك ضرر من استعمال حبوب خل التفاح التي تباع في محلات الأغذية التكميلية لإذابة الشحوم، وما هي مدة الاستعمال إذا لم يكن هناك ضرر؟

- فيما يخص حبوب خل التفاح، فالأفضل استخدام خل التفاح العادي بمقدار ملء ملعقة أكل مع ملء كوب ماء وتمزج وتشرب بعد كل وجبة مباشرة ولا ضرر من هذه الوصفة بإذن الله تعالى، وهي أفضل من حبوب خل التفاح، ولا أنصح باستخدامها.

٥٠٧- باحث وكاتب حركته قليلة جداً والجلوس للقراءة والأبحاث تأخذ جل وقته. ويكثر من شرب الشاي ويرغب في النصيحة.

- من ناحية نوع عمله، فأنصحه بالمشي على الأقل نصف ساعة يومياً والتخفيف من شرب الشاي ما استطاع. ويفضل أن يستبدل به شرب البابونج أو الكركدية أو النعناع فهي مفيدة جداً وغير ضارة.

٥٠٨- ما مدى فاعلية عشبة رجل الأسد في تخفيف الوزن؟ وكيف تستخدم؟ وهل يمكن للمرأة النفساء استخدامها؟

- نعم رجل الأسد تخفف الوزن، وذلك بشرب مغلي رجل الأسد بمعدل ملء ملعقة كبيرة، حيث توضع في ملء كوب ماء مغلي وتترك لمدة عشر دقائق ثم تشرب بمعدل ثلاثة أكواب يومياً، كما يستعمل رجل الأسد أيضاً للمرأة النفساء، وذلك لمنع الإفرازات المهبلية وارتخاء الرحم أو البطن.

٥٠٩- هناك أقراص تأتي من طبيب خارج المملكة وتستخدم لتخفيض الوزن وتباع العلبة التي تحتوي على ٦٠ قرصاً بمبلغ خيالي، فهل هذه الأقراص آمنة لاستخدامها؟

- لا أستطيع أن أفتيك في هذه الأقراص ما لم أطلع عليها، وعلى أي حال مادام أنه لا يوجد أي تعليمات عليها أو أي نسب للمواد الداخلة في تركيبتها أو أسماء المواد الداخلة في تركيبها، فإني أعتبرها مجهولة الهوية وهذه الأقراص مثلها مثل الوصفات التي تروج بالجوال أو بالهاتف وأنصح الناس بعدم شراء مثل هذه المواد الخطيرة وخاصة تلك التي تستعمل للتخسيس، حيث إن فيها خطورة على الكلى بالذات وعلى غدد الجسم التي تفرز الهرمونات، فاحذرها.

٥١٠- أرجو الإفادة عن مستحضر فيتوشيب الماليزي الذي يستخدم للتخسيس، هل هو آمن أم لا؟

- مستحضر الفيتوشيب الماليزي الذي يستخدم لإنقاص الوزن غير آمن ولم توافق الإدارة العامة للرخص الطبية والصيدلية بوزارة الصحة على تسجيله؛ لما له من مخاطر على صحة الإنسان فهو يخرج عنصر البوتاسيوم من الجسم، ونقص هذا المعدن له تأثيرات خطيرة على الجسم؛ لذا أنصح الناس بعدم استخدامه.

٥١١- ما رأيك في خلطة (مرامية - شاي أخضر بلدي - بابونج) بعد أن تنقع ربع ساعة ثم تشرب على الريق لضبط الهرمونات وللتنحيف.

- أنصح بعدم استخدام هذه الخلطة.

٥١٢- توجد خلطة للتنحيف مكونة من ملعقة كبيرة من كل من المرمية والبابونج وإكليل الجبل + كوب ونصف ماء مغلي + سكر صناعي؟ هل هي ناجحة؟ وهل لها أضرار؟

- إذا كان المقصود به السكر العادي الذي نستعمله مع الشاي والحلويات، فلا خوف منه، أما إذا كان المقصود غير ذلك فلا أستطيع أن أعطي رأيي في هذه الخلطة، أما بالنسبة للمكونات الموجودة في هذه الوصفة فهي نباتات عطرية مهضمة وطاردة للغازات والأرياح وليس هناك أي ضرر من استعمالها وبعض مكونات هذه الوصفة، وبالأخص حصا البان والمرمية تخفف الوزن نوعاً ما، أرجو التأكد من نوع السكر الذي ذكرته.

٥١٣- هناك خلطة مكونة من عشبة الملاك والزوفا ورجل الأسد والزنجبيل والقرفة والعويدي تستخدمها بعض النساء لإنقاص الوزن، فما صحة ذلك؟ وهل لها أضرار جانبية؟

- حشيشة الملاك تستخدم عادة لمشكلات الحيض وليس لها دخل بالسمنة أما الزوفا فهي طاردة للبلغم ومهضمة ومضادة لغازات البطن وليس لها علاقة بالسمنة. أما الزنجبيل والقرفة والعويدي فهي جميعها طاردة للأرياح وليس لها أيضاً علاقة بالسمنة ولكن رجل الأسد هي فقط التي تستخدم في إنقاص الوزن.

٥١٤- يوجد لدى العطارين علاج لإنقاص الوزن، فما رأيك فيه عموماً؟

- أنصح بعدم استخدام أي علاج ما لم تكن جميع مركباته معروفه ومكتوبة على العلاج ومحدد نسبتها وتاريخ صلاحيتها وأضرارها الجانبية على المستعمل وصلاحيتها للحامل والمرضع والأطفال ويجب أن تكون هذه المعلومات مكتوبة وواضحة، وغير ذلك لا أنصح باستعمال هذه الوصفة إطلاقاً.

٥١٥- ماهي الأعشاب التي تخفف الوزن ومدى مأمونيتها؟

- يعتبر ورق العنب الجاف وخل التفاح هما الأفضل لذلك الغرض.

٥١٦- هناك وصفة مكونة من صبار عود قاقلي وبذور الخروع وحبة السلاطين وعود الإكسر وزهرة الأنجذان لتخفيف الوزن، ما رأيك فيها وأين توجد؟

- هذه الوصفة فيها مواد سامة وخطيرة والذي وصفها شخص جاهل، فاحذروا هذه الوصفة.

٥١٧- هل شرب كأس من عصير الخيار يومياً على الريق يعالج السمنة؟ وهل هناك مضرة من استعماله؟

- إذا كان ملء كوب من عصير الخيار يعادل ثلاث حبات خيار فلا بأس من ذلك، أما إذا كان أكثر من ذلك، فلا أنصحك وأكرر استعمال عصير الخيار بمعدل ثلاث حبات لا ضرر منه بإذن الله تعالى.

٥١٨- هناك مستحضر للتخسيس ويدعي مروجو هذا المستحضر أنه يحرق الدهون ويخفض الوزن بشكل كبير، وقد استعمله شخص ولاحظ أنه يصاحب استعمال ذلك المستحضر إسهال شديد وقد طلب إن أمكن تحليل ذلك المستحضر؟

- لقد قمنا بتحليل المستحضر فوجدنا أنه يتكون من خليط من مواد مسهلة مثل العشرق والحرجل والراوند وقشور الكسكارة وهذه المواد تسبب الإسهال فيفقد الشخص كمية كبيرة من السوائل وتقوم هذه الأعشاب بسد الشهية وفي استعمال هذه الوصفة خطورة كبيرة على مستعملها، حيث إن خروج كمية كبيرة من سوائل الجسم تسبب نقصاً في الأملاح التي يسبب نقصها مشكلات كبيرة لا يدركها الشخص إلا بعد انحطاط قوى جسمه، وعليه فإني أرجو من المواطنين والمقيمين على حد سواء عدم استخدام مثل هذه الوصفات؛ لأن في ذلك خطورة عظيمة على صحتهم.

٥١٩- سائلة تقول: إنها تعاني من سمنة في الكرش والأرداف، فهل هناك حل؟

- ليس هناك حل بالأدوية العشبية.

٥٢٠- توجد خلطة في الأسواق مكونة من الهيل والزنجبيل والدارسين بمقادير متساوية، ربع كيلو من كل نوع وهي مسحوقة ويؤخذ منها ملء ملعقة متوسطة مع ملء ملعقة متوسطة من خل التفاح، وإضافة قليل من الماء بعد الغداء والعشاء مباشرة، فما هو رأيكم في هذه الخلطة لتخفيف الوزن وحرق الدهون؟

- المكونات الثلاثة ليس لها أضرار جانبية ولكن ليست هي المسؤولة عن التخسيس فالمسؤول عن التخسيس هو الخل والشفاء من الله عز وجل.

٥٢١- هل خلط البروتينات مع النشويات في الأكل من العادات السيئة التي تؤدي إلى السمنة؟

- خلط البروتينات مع النشويات ليست من العادات السيئة وكنت أتمنى أنك وضحت أكثر عن هذا الخلط ولكن أعتقد أن سبب السمنة يعود إلى كمية النشويات.

٥٢٢- سائلة تسأل عن خلطة تتكون من النعناع الأخضر والشاي الأخضر والسكر البني وقشر الرمان والزنجبيل وطبخه في الماء ثم شربه يساعد على تخفيف الوزن، فهل هذا صحيح؟

* هذه الوصفة لا تخفف الوزن، بل تزيده لوجود السكر.

٥٢٣- هل هناك آثار جانبية من استعمال شوربة الكرفس لحرق الدهون التي تتكون من: حزمة كرفس + ٢ حبة ملفوف + حبتان فلفل بارد + كأس أو كأسان من الطماطم +٦ حبات بصل تقطع ثم تغمر بالماء وتطبخ لمدة ٤٥دقيقة ثم توضع في الثلاجة وتؤكل؟

* لم تذكر كم كمية الماء ولم تذكر فيما إذا كانت تؤكل الكمية دفعة واحدة أم تقسم إلى عدة جرعات. طبعاً المواد المذكورة في الشربة هي مواد غذائية ولا خطر منها، ولاسيما إذا أكلت على عدة جرعات، أما إذا كانت تؤخذ مرة واحدة ففي ذلك خطورة لاسيما أن الطماطم كثيرة.

٥٢٤- يوجد في إحدى المجلات أن خليطاً من النعناع الأخضر والشاي الأخضر والزنجبيل الأخضر وقشر الرمان يستخدم لازالة سمنة البطن، فهل هذا صحيح وهل له أعراض جانبية؟

* هذه الوصفة إذا استثنينا قشر الرمان ليس لها أضرار ولكن لا يوجد في المراجع العلمية ما يفيد أنها تزيل سـمنة البطن، أما قشر الرمان فهو عبارة عن مادة قابضة وعادة المواد القابضة تحجز السوائل وخلط المواد المذكورة آنفاً قد تحدث مركبات جديدة قد يكون لها فائدة في إزالة سـمنة البطن وقد تكون لها أضرار، ربما تسبب تلف الكبد أو الفشل الكلوي أو غير ذلك، فأنصح بعدم استخدامها.

٥٢٥- مامدى فاعلية الـ *syllium في تخفيف الوزن؟ وهل له آثار جانبية؟ وهل يمكن استخدامه دون حمية؟ وأين يباع لسان الحمل، وهل له آثار جانبية، وهل يصح استخدامه دون حمية؟

* فيما يتعلق ببذور الـ *syllium فهو بذور نبات لسان الحمل أي أن لسان الحمل هو البسـيلم وهو يستخدم في تخفيف الوزن وكل مخففات الوزن لا بد وأن يصاحبها المشي يومياً على الأقل نصف سـاعة وكذلك عدم الإكثار من النشويات وبالأخص السـكر والحلويات والدهون والرز الأبيض والمكرونة، واستعمال لسان الحمل مأمون إلا انه يجب عدم اسـتعماله لأكثر من شهرين، ثم يوقف ويعاود استعماله مرة أخرى.

٥٢٦- ماهي عشبة المرمية؟ وما هي كيفية استخدامها لعلاج السمنة؟

- المرمية نبات عشبي ينتمي للفصيلة الشفوية أي فصيلة النعناع والزعتر والريحان والجزء المستخدم منه الأوراق والأغصان الطرية، وتشتهر به بلاد الشام، وبالأخص سوريا والأردن ولبنان والبلاد المجاورة. وتعرف علمياً باسم salvia officinalis وتحتوي على زيوت طيارة وأهم مركب فيها هو الثيوجون، وتعتبر المرمية مقوية ومنبهة وطاردة للغازات ومضادة للالتهابات ومقوية للأعصاب.. كما تدخل في علاج الربو، أما من ناحية استخدامها لعلاج السمنة فهو ضعيف جداً.

٥٢٧- هل استعمال s*irulina أعشاب البحر تفيد الجسم وتخفف الوزن؟ وما رأيك في استخدامها وكم المدة؟

- العشبة البحرية يمكن استخدامها على ألا تزيد المدة على ثلاثة أشهر.

٥٢٨- هل الخلطة المكونة من البابونج والمرمية وإكليل الجبل لها تأثير في تخفيف الوزن أم لا؟

- هذه المكونات بأجزاء متساوية لها تأثير في تخفيف الوزن، ولكن يجب عدم الاستمرار عليها لمدة أكثر من شهرين.

٥٢٩- هل لكريمات التخسيس والنحافة خطر على الجسم؟

- الكريمات المروجة للتخسيس والنحافة احذروا منها؛ لأنها غير مقننة وقد تسبب مشكلة للبشرة وللجسم بشكل عام.

٥٣٠- هناك حبوب تباع في كيس بلاستيك ذات لون بني إلى أسود تستعمل لتخفيف الكرش وشد الجسم وإنقاص الوزن، هل لهذه الحبوب أضرار على المرأة العادية وعلى المرأة الحامل والمرضع؟

- هذه الحبوب تجلب من شرق آسيا وتحتوي على مواد تسبب الإسهال، وأي خروج للسوائل من الجسم يخفف الوزن، والجرعة من هذه الحبوب ثلاث حبات مرة واحدة تؤخذ قبل النوم، إذا استخدمت الجرعة المحددة ولم تزود كميتها فإنها غير مضرة، لاسيما وأن تركيز المادة الفعالة فيها قليل ولا خوف من استعمالها

على المرأة العادية إلا أنه يجب الحذر من الاستمرار على استعمالها لمدة طويلة حيث عملية استمرار خروج السوائل عن طريق الإسهال المصاحب لتعاطي هذه الحبوب ربما يسبب الجفاف، أما المرأة الحامل والمرضع فيجب عدم استعمالها، وكذلك بالنسبة للأطفال البدينين الذين يحاول ذووهم إنقاص وزنهم.

٥٣١- هل يمكن استعمال دواء لإنقاص الوزن يسمى chitocal وهل هو مفيد لإنقاص الوزن؟ وهل له آثار جانبية؟ وهل هو مفيد لجميع الأعمار؟ وهل هناك ما هو أفضل؟

- مستحضر شيتوكال يمكن استخدامه لتخفيف الوزن وهو آمن.

٥٣٢- هناك دواء في السوق يباع للتخسيس مكتوب عليه زهورات، وهو في الحقيقة يخفض الوزن بشكل ملحوظ، إلا أنه بعد الاستعمال أصبت على أثره بفرط الغدة الدرقية وراجعت المستشفى، وذكروا أن علي أن أتوقف عن هرمون الثيروكسين الذي أستخدمه، فقلت لهم: إنني لم أستعمل هرمون الثيروكسين في حياتي ولم يكن هناك أي علامات تفيد أنني مريضة بالغدة الدرقية، فقال الطبيب: هل استخدمت أي علاجات أخرى، فقلت: نعم استخدمت عشباً للتخسيس فقالوا يمكن أن يكون هو السبب وقد نصحوني بمراجعتك.آمل إفادتي هل يمكن أن يكون السبب في حدوث مشكلة في الغدة الدرقية هو هذا العشب؟

- سبق أن ورد إلينا عشبة من الأعشاب اللبنانية تستعمل للتخسيس وبعد تحليلها وجدنا أن هذه العشبة مغشوشة بهورمون الثيروكسين وهو الذي يسبب تخفيف الوزن وهو الذي يسبب مشكلة في الغدة الدرقية، ولذا أرجو من القراء الكرام عدم استخدام أي وصفة عشبية مجهولة الهوية، تستخدم لتخفيف الوزن؛ نظراً لخطورتها فبعض منها يغش بهورمون الثيروكسين وبعض آخر يحتوي على فينثيلين هيدروكلورايد (كبتاجون) وبعضها يحتوي على ميثيل فينيديت (ريتالين) وهي تخفف الوزن، ولكنها تسبب الإدمان.

٥٣٣- سيدة تقول: إنها تعاني من السمنة وسمعت بأحد المعالجين والمتخصصين في الغذاء و علاج السمنة وذهبت إليه واختبرها ببعض الأجهزة الموجودة لديه ثم أعطاها ثلاثة أنواع من الأعشاب، وقال لها: استخدمي أحد الأعشاب في الصباح والثاني في الظهر والثالث في المساء عند النوم. وتقول: بدأت أستخدم هذه الأعشاب الثلاثة بانتظام حسب تعليماته، وفي اليوم العاشر بدأت تشعر بآلام حادة في أسفل البطن فاتصلت بـه وقالت له الأعراض، فقال: استمري وخذي يانسوناً وفعلاً استمرت على العلاج إلا أنه في اليوم الثاني بدأت تشعر بحصر بولي فاتصلت بـه وقال: هذه المشكلة ليست من العلاج ولا أستطيع مساعدتك ونصحها بأن توقف العلاج، وتسأل وتقول: ماذا أعمل أخشى أن يكون لدي مضاعفات من هذا العلاج؟

- يجب عليك مراجعة مختص في المسالك البولية، فقد يكون هناك أعراض جانبية سببتها لك الأعشاب الثلاثة وأنا متأكد أن هناك تداخلات فيما بينها وهي السبب في حدوث هذه الأعراض، كما أنني أنصحك وأنصح كل مريض بعدم تعريض أنفسهم إلى أي دواء عشبي لا يحمل معلومات متكاملة عنه بما في ذلك أسماء مكونات المستحضر ونسب المواد الفعالة وتاريخ الإنتاج وتاريخ الصلاحية، وإذا كان هناك أضرار جانبية يجب أن تذكر وأن يكون مصرحاً من قبل السلطات الصحية.

٥٣٤- هناك منشورة أصدرها أحد محلات العطارة، وهي أعشاب للتخسيس، فهل هذه الخلطة مأمونة ويمكن استخدامها؟

- جرت العادة على أن الخلطات التي تباع في محلات العطارة أو لدى المعالجين الشعبيين مجهولة ولا يوجد عليها المحتويات ولا المواد الكيميائية الموجودة في كل عشبة ولم تنتج في مصنع مصرح له من وزارة الصحة، فإذا كانت الخلطة هذه لا توجد عليها أسماء المواد العشبية والمواد الكيميائية في كل عشبة ونسبتها، وإذا كانت لا تحمل ترخيص الإدارة العامة للرخص الطبية والصيدلية بوزارة الصحة، فاحذر من هذه الخلطة؛ لأنها قد تؤدي إلى الفشل الكلوي، وإذا كانت تحمل المعلومات المطلوبة فاستخدمها.

٥٣٥- ما هي أفضل أدوية التخسيس وخاصة من الأعشاب؟

- يوجد مستحضرات كثيرة، ولكن أفضلها مستحضران يباعان في الصيدليات وهما مسجلان وأي منهما جيد لغرض التخسيس.

٥٣٦- توجد خلطة جاءت من دولة عربية تحت مسمى بنت السلطان للتخسيس، فهل يمكن استعمالها؟

- لا أنصح بأي حال من الأحوال باستخدام خلطة بنت السلطان وقد سبق وأن حذرت منها.

٥٣٧- ما مدى فائدة شرب كأس من الماء المغلي والموضوع عليه شرائح ليمون وقليل من الكمون قبل الأكل بعشر دقائق من أجل التخسيس؟ وما مدى فائدة شرب كأس ماء مغلي مع ملعقة صغيرة من الزنجبيل على الريق للتخسيس؟ وما مدى فائدة شرب كوب من الشاي الأخضر بعد الأكل للتخسيس؟

- هذه الخلطات غير ضارة ويمكن استخدامها بغض النظر هل تعمل على التخسيس أم لا، لكنها غير ضارة.

٥٣٨- سيدة تقول: إنها ابتاعت وصفة للتخسيس من أحد المراكز بالرياض الخاص بالنساء واستخدمتها، وهي عبارة عن كبسولات غالية الثمن وبعد أن استعملتها نزل وزنها، ولكن عندما انتهى شعرت بأشياء غريبة وهي الرغبة في استعمال هذا العلاج فذهبت واشترت علبة أخرى وبعد أن انتهت شعرت بأشياء غريبة وكأنها مدمنة فهل تعتقدون أن ذلك العلاج يحتوي على مواد محذر منها تستعمل للتخسيس؟

- توجد كبسولات تروج للتخسيس وعند تحليلها اتضح أنها تحتوي على مادة منشطة تقوم بتخفيض الوزن، ولكنها مع الأسف مع كثرة الاستعمال تسبب الإدمان، وأنصحك بمراجعة المستشفى للتأكد من أنك لست مدمنة ويجب تحليل تلك الكبسولات للتأكد من عدم احتوائها على أي من المواد المحذورة.

٥٣٩- توجد صيدلية مشهورة في إحدى الدول العربية تبيع أدوية تخسيس على هيئة كبسولات وبأسعار مرتفعة وهي فعلاً تخسس، فهل أرسل عينة للتحليل؟

- نعم أرسل عينة من تلك الكبسولات بأسرع وقت لتحليلها لاسيما وأنه قد ورد عدد من الكبسولات التي تجلب من بعض الدول العربية بغرض التخسيس، ووجد بعد التحليل أنها تحتوي على مواد محذورة.

٥٤٠- سائلة تسأل فيما إذا كان شاي الجامو له فوائد في إنقاص الوزن أم هو ضار؟

- شاي جامو هو أحد الشايات المقننة والمسجلة في وزارة الصحة السعودية وهو مفيد لإنقاص الوزن، ولكن لا يستمر عليه الشخص لمدة أكثر من شهرين.

٥٤١- ما الرأي في الحبوب الأندونيسية التي تسمن الجسم أو مناطق معينة من الجسم والحبوب الأندونيسية التي تنحف الجسم أو مناطق معينة منه؟

- الحبوب والمستحضرات الأندونيسية بشكل عام ليست مقننة، وبالأخص تلك الحبوب المسمنة أو المخففة للوزن، حيث يضاف لها بعض المواد التي تضر بصحة الإنسان على الاستعمال الطويل، وعليه فإني أنصح بعدم استعمالها واستشر أو استشيري طبيبك المختص؛ ليقدم لك النصح الملائم.

٥٤٢- انتشرت في الآونة الأخيرة الأعشاب المخلوطة التي تروج لدى الأطباء الشعبيين والعطارين والمتجولين بالجوالات وتستعمل للتخسيس؟ فهل لهذه الأعشاب مضاعفات أو أضرار جانبية أم لا؟

- هذه الأعشاب خطيرة جداً، فالأشخاص الذين قاموا بتحضيرها تنقصهم الخبرة في المجاميع الكيميائية للأعشاب وتنقصهم الخبرة في الجرعات الدوائية والخبرة أيضا في أمور التخزين والهدف هو المادة. فأنصح بعدم استخدام مثل هذه الوصفات؛ لأن أعراضها الجانبية خطيرة، فقد تسبب السرطان أو تليف الكبد أو ارتفاع ضغط الدم، أو ارتفاع نسبة السكر في الدم أو انخفاضها الفشل الكلوي، أو سيولة الدم أو تخثره، أو مشكلات أخرى لا تحمد عقباها ويجب استشارة المختصين في أمور الدواء.

٥٤٣- امرأة تعاني من زيادة الوزن وترغب معرفة الرجيم الكيميائي وبعض أنظمته؟

- أنصح بعدم استخدام الرجيم الكيميائي؛ لأن له أعراضه الجانبية ويمكن استخدام خل عصير التفاح النقي بمعدل ملعقتين صغيرتين مع ملء كوب ماء بارد بعد الأكل ثلاث مرات في اليوم، بالإضافة إلى المشي اليومي لمدة لا تقل عن ساعة وسوف ينقص الوزن بشكل ملحوظ.

٥٤٤- هل خلط مقدار معين من قشر الرمان والزنجبيل والشاي الأخضر والنعناع مع أداء قليل من رياضة المشي يقوم بشد الكرش وإزالته، وأيضاً يشد الجسم؟ وإذا كانت تستعمل لتخفيف الوزن، فماهي الكميات؟

- من ناحية الخلطة المذكورة فليس لها دخل في شد الكرش وإزالته، وأيضاً في شد الجسم، والرياضة وحدها هي التي لها دور في شد الكرش وإزالته، ولا أستطيع أن أعطي مقادير للخلطة المذكورة آنفا؛ لأنه لا يوجد ما يثبت أن لهذه الوصفة تأثيراً على السمنة، وأنصح بعدم استخدامها.

٥٤٥- هل البردقوش مفيد للرجيم؟

- البردقوش هو من مجموعة النعناع والحبق وهو يستخدم كمهضم وطارد للغازات المعوية ولا يوجد في المراجع العلمية ما يفيد أنه يستعمل للرجيم ولا أنصح باستخدامه لمدة طويلة.

٥٤٦- هل استخدام بذور الكتان وخل التفاح للتخسيس فيها خطر للسيدة الحامل أم لا؟

- يجب عدم استخدام بذور الكتان وخل التفاح من قبل المرأة الحامل.

٥٤٧- ما صحة استخدام قشور الرمان بعد غليها بماء وتشرب لإزالة الكرش؟

- لا أنصح باستخدام قشور الرمان لإزالة الكرش.

٥٤٨- أريد أن أستفسر عن خلطة لتخفيف الوزن، وهي كما يلي: ٣ ملاعق أكل كبيرة شواش الذرة، مع ملعقة صغيرة سندروس، مع ٤ ملاعق صغيرة يانسون و٣ ملاعق صغيرة شمر وملعقتين صغيرتين أرطميسيا و٥ ملاعق كبيرة بذور البقدونس ونخالة دقيق أسمر (الردة) تخلط كل المقادير السابقة ماعدا النخالة ويؤخذ ملعقة صغيرة منها مع ملعقة صغيرة من النخالة

و(٣) ملاعق أكل زبادي وتؤكل قبل الأكل بثلث ساعة. يعني أي وجبة لازم قبلها الأعشاب.

- المواد المذكورة جيدة عدا السندروس والأرطاميسيا، فأرجو حذفها من القائمة.

٥٤٩- ما هو رأيكم في الوصفة الآتية والتي تستخدم لتخفيف (الكرش) البطن وهي تتكون مما يلي: شاي أخضر صيني + مرامية + بابونج + سنا + دارسين. وتشرب هذه الوصفة قبل الإفطار والعصر وقبل النوم؟

- هذه الوصفة خطيرة، ولا أنصح بها والاستمرار عليها يسبب أمراضاً خطيرة في القولون وإخراج البوتاسيوم من الجسم فاحذريها.

٥٥٠- لقد قرأت في مجلة (الحمية) عن فوائد قشور عشبة (القطونة)، وأثرها في تخفيف الوزن حسب بحث قام به الدكتور(الطيب). أود إيضاح ذلك، وهل فعلاً هذه العشبة تعمل على تخفيف الوزن؟ وكيف أحصل عليها لأني لم أجد (القشور) وإنما وجدت البذور عند محلات العطارة؟

- بالنسبة لقشور نبات القطونة أو ما يعرف بالبرغوث (lantago*)وهي تنمو في السعودية وتعرف بالربلة وهي نبات صغير ولا تباع قشورها ولا يوجد في أي مرجع علمي أي دراسة تشير إلى أن قشور القطونة تخفض الوزن. والجزء المستعمل عادة من نبات القطونة هو بذورها فقط حيث تستخدم كملينة ضد الإمساك ومدرة البول، ولا أنصحك باستخدامها لتخفيض الوزن.

٥٥١- أسأل عن عشبة تأتي معبأة من الكويت اسمها عشبة المعجزة، المكونات قشرة عشبة الأسبقول تؤخذ منها ملعقتان على نصف كوب ماء قبل الأكل، وبذلك تساعد في تخفيف الوزن وأشياء أخرى. أرجو إفادتي هل استخدامها لمدة طويلة مضر؟

- لا نعرف أضرار عشبة الأسبقول، فقد تكون لها أضرار جانبية لا تحمد عقباها. وخاصة أن هذه العشبة غير مدروسة بالرغم من أنها شبه آمنة، ولكن لمدة لا تزيد عن ٤ أسابيع فقط، والأفضل تجنبها.

٥٥٢- أود مع الشكر أن أسأل عن الأرز البني الغامق منه والفاتح هل يزيد من الوزن؟

- الأرز البني الغامق لا يزيد الوزن وهو أفضل وأصح بكثير من الأرز الأبيض.

٥٥٣- أنا شاب أبلغ من العمر ٣٢ سنة وطولي ١٧٦ تقريباً ووزني ٨٥، فهل يا ترى هناك أعشاب مخصصة للتخسيس تكون بمنزلة الحل الجذري بالنسبة لي؟ فقد قمت بتجربة أكثر من نوع من أنواع الرجيم ولكن لا فائدة. وهل مزاولة الرياضة ضرورية في مرحلة العلاج إن وجدت؟

- الرياضة مهمة جداً والحمية من السكريات والخبز الأبيض والأرز الأبيض والمكرونة مهمة جداً في تخفيف الوزن. ويمكنك استخدام شاي الضيافة.

٥٥٤- هل استعمال كبسولات (إكستريم سلم) للتنحيف مرتين في اليوم لمدة شهر آمنة؟ وهل منتجاتها طبيعية؟

- مستحضر إكستريم سليم يمكن استعماله إذا كان عليه رقم ترخيص الإدارة العامة للرخص الطبية والصيدلية.

٥٥٥- أسأل عن شاي الرشاقة (الضيافة) حيث إن لي ٤سنوات وأنا أشرب هذا الشاي، ومكوناته ٥٠٪ من أوراق الكاسيا أو السنا و٥٠٪ جذور الكاسيا أو السنا وأنا أشربه يومياً. هل هو مضر؟ وكم مرة أستطيع شربه؟ وهل يضر من فيهم اشتباه مرض السكري؟

- أي مستحضر يحتوي على مسهلات أو ملينات، أي يحتوي على سنا أو راوند أو كسكارة أو صبر ويستعمل لمدة تزيد عن أربعة أسابيع فيه خطورة على المريض. والأفضل استخدام عصير البقدونس.

٥٥٦- هناك منتج للتنحيف من شركة فرنسية وكريم أيضاً يستخدم لتنحيف الكرش والزنود ويباع عند العطارين. فهل له إضرار؟

- أنصحك بعدم استعمال أي من المواد المذكورة.

أمراض الدم

٥٥٧- أنا فتاة أبلغ من العمر ١٩ عاماً وطولي ١٦٧ ووزني ٦٢ كجم. أشكو من فقر دم مزمن ونسبة الهيموجلوبين (٩) وذبول وبهتان في الوجه وعدم نضارة واستخدمت حبوباً جديدة من نوع تراهيميك لمدة شهر، ثم انقطع من السوق. وحالياً أستخدم حبوباً أخرى تسمى سكويب. أريد النصيحة وأيهما أفضل؟ وتوجد حبوب حديد تباع في محلات أخرى، فهل يمكن أن أستخدم تلك الحبوب مع أحد النوعين السابقين؟

• مستحضرات الحديد كثيرة وكل طبيب يكتب الشيء الذي يراه مناسباً للحالة، لكن الأساس واحد فأي من النوعين السابقين يكون كافياً وإذا كنت ترغبين في أن تستبدلي بالنوع الذي تستخدمينه حاليا نوعاً جديدًا الذي يباع في محلات أخرى فيمكنك ذلك.

أما الفيتامينات فيجب ألا تغالي في استعمالها، حيث إن الإكثار منها مضر وأنصحك بالإكثار من أكل الفواكه والخضر وبالأخص السبانخ والجزر والجرجير والبروكلي والبرتقال والكبدة.

٥٥٨- سيدة عمرها ٢٦سنة وتعاني منذ عشر سنوات من فقر الدم وقد قامت بإجراء تحاليل وتبين وجود أنيميا وقد أعطيت دواء، ولكن لم تستفد منه، وتسأل فيما إذا كان هناك علاج لحالتها؟

• لا أدري كيفية نظام غذائك. أرجو أن تكثري من أكل الفواكه والخضراوات والكبدة وكذلك الزبيب الأسود والمكسرات بمختلف أنواعها، ويمكنك استخدام حديد يوجد مستحضر منه يباع في محلات الأغذية الصحية يسمى IRON يؤخذ قرص واحد يومياً.

٥٥٩- لدي زوجة تعاني من فقر دم حاد، وكذلك نقص الكالسيوم، علما أنها أم لأربعة أطفال وعمرها ٣٠سنة. آمل من شخصكم إفادتي بوصفة لمعالجة فقر الدم ونقص الكالسيوم.

• يجب أن تأخذ زوجتك مكملين غذائيين هما الحديد لفقر الدم والكالسيوم لنقص الكالسيوم، وهما متوافران في محلات الأغذية الصحية أو في أي صيدلية.

٥٦٠- هل يوجد علاج لفقر الدم؟

- فيما يتعلق بفقر الدم يجب أكل كثير من الفواكه والخضراوات والزبيب الأسود والمكسرات بمختلف أنواعها والكبدة ويستخدم مستحضر الحديد IRON حبة في اليوم، وهو يباع في محلات الأغذية التكميلية.

٥٦١- ما هي فوائد الزبيب الأسود، وهل هو مفيد في فقر الدم؟

- الزبيب مقوٍ ومفيد للذاكرة ويفيد في فقر الدم ولكن يجب أن يؤكل ببذوره.

٥٦٢- لدي أنيميا حادة وأرغب في النصح؟

- للأنيميا الحادة آمل أن تكوني قد عرضت نفسك على إخصائي لإعطائك أحد مشتقات الحديد ونصيحتي أن تستخدمي الحبة السوداء على الريق، بحيث تأخذين سبع حبات وتضعينها على ملء ملعقة عسل نحل أصلي وتمضغينها ثم تشربين بعدها كمية قليلة من الماء، وذلك على الريق يومياً.

٥٦٣- ما هو علاج الرعاف من الأنف؟ خصوصاً أنه في الآونة الأخيرة ازداد وبشكل شبه يومي. وماهي مخاطره على من يهمل العلاج؟

- يجب مراجعة مختص لفحص الدم وكذلك سيولة الدم وكرات الدم بأجمعها والاستمرار على العلاج الذي سيصرفه لك المختص وعدم إهمال العلاج مطلقاً.

٥٦٤- ما رأيك في تناول ماء الشعير ثلاثة أكواب يومياً مغلياً بالمنزل، هل له تأثير على تخفيض نسبة حمض اليوريك في الدم؟

- ماء الشعير المصنع في المنزل هو جيد ومدر للبول ونافع لالتهابات الكلى والمثانة. ولكن ليس له علاقة بحمض اليوريك.

٥٦٥- هل لبرودة الكفين حتى ولو كان الجو حاراً علاقة بمرض معين أم لا؟ وإذا كان كذلك، فما هو ذلك المرض؟

- إذا لم يكن هناك أي أعراض أخرى أو أي مرض فهذا شيء بسيط، لكن في كل الأحوال يجب مراجعة المختص لمعرفة السبب وهناك وصفة عشبية تستعمل لبرودة الأطراف وهي الفلفل الأبيض، حيث يؤخذ ملء ملعقة صغيرة من مسحوق الفلفل الأبيض ويذر فوق طعام الغداء يوميا ويعتبر كمادة بهارية ويعطي نتائج جيدة.

٥٦٦- ماهو مرض نقص الكالسيوم أو ما يُعرف بالهيبوكالسيوم؟

* على الرغم من أن عدم تناول الكالسيوم هو العامل الرئيس في حدوث مرض نقص الكالسـيوم (هشاشة العظام ولين العظام والكساح) إلا أنه ليس العامل الوحيد فهنـاك العديد من الظروف والعوامل التي تؤثر على امتصاص الكالسـيوم. ونقص الكالسيوم يسبب ارتفاع ضغط الدم، وعدم انتظام نبضات القلب.

٥٦٧- أعاني من ارتفاع البولينا، هل هناك علاج لهذه الحالة؟

* فيما يتعلق بالبولينا، فأنصحك بتجنب اللحوم الحمراء، حيث إنها ترفع نسبة حمض اليوريك في الدم ولا بد من استخدام علاج من المستشفى لذلك.

٥٦٨- شاب مصاب بمرض كرون ومصاب بتخثر الدم وكذلك عدم انتظام دقات القلب ويسأل هل يمكن استعمال الأدوية العشبية لهذا المرض، وهل تتعارض مع الأدوية التي يستخدمها؟

* علاج مرض كرون هو استعمال ملء فنجان قهوة من عصير الصبار قبل الإفطار والغداء والعشـاء يوميا. كما تؤخذ كبسولتان بعد كل وجبة من مستحضر Burdock Root وكذلك كبسـولة صباحاً وأخرى مساء من مستحضر Echinacea بالإضافة إلى كبسـولتين بعد كل وجبة من مستحضر الحلبة Fenugreek وكذلك كبسولة ثلاث مرات يوميا من مسـتحضر Omega - 1000 mg. جميع المواد السابقة موجودة في محلات الأغذية الصحية.

٥٦٩- هل هناك علاج طبيعي للدوالي؟

* يمكـن دهانهـا بخليط من الخل والصبر بمقدار ملء ملعقتين من الخل المركز + ملعقتـين من عصير أوراق الصبر الطازج وتمزج مزجاً جيداً ثم تدهن الدوالي ويلف عليها بقماش ويجب عدم الوقوف كثيراً ومد الأرجل عند الجلوس.

٥٧٠- هناك علاج على هيئة معجون يروج في المملكة عن طريق أشخاص غير معروفة أماكنهم، وهو لعلاج الدوالي ويقولون: إن الشفاء يحدث خلال ستة أشهر ويسحبون مبالغ كبيرة خلال هذه الأشهر. زوجة أخي جربته لمدة ستة أشهر وصرفت خمسة آلاف ريال ولم تجد نتيجة. اسم المعجون هو Golcocehea Butter فهل هذا المعجون معروف لديكم؟ أرجو الإجابة.

- هذا المعجون غير معروف لدي، وكثير من مثل هذه المستحضرات غير مقننة. ولو كانت مقننة لبيعت في الصيدليات ومثل هذه المستحضرات التي تروج عن طريق وسطاء أو مروجين خطيرة، وأنصح بعدم استخدام أي مستحضر يروج له عن طريق الوسطاء أو عن طريق الإنترنت.

٥٧١- أعاني من تنميل في الرجلين وكذلك حرارة الخف عند النوم، وأود معرفة السبب والعلاج؟

- لم تذكر الأمراض التي تعاني منها، فأحياناً يكون التنميل نتيجة لإصابة الشخص بمرض السكر أو القلب، ولا أدري إذا كنت تعاني من هذه الأمراض أم لا، كثير من الناس لديهم السكر مرتفع، ولا يشعرون به ولا يكتشف ذلك إلا إذا ذهب إلى المستشفى للشكوى من مرض آخر وعند تحليل الدم يتضح أنه مصاب بمرض السكر، وقد يكون مرتفعاً جداً. الأعراض الموجودة لديك هي أعراض مرض السكر، فأرجو التأكد من ذلك وأخذ العلاج المناسب للسكر وسوف تزول بإذن الله الأعراض.

٥٧٢- هناك سيدة تبلغ من العمر ٧٠عاماً عندها ضغط وسكر ونزيف في الشرايين، فهل هناك علاج؟ وما هو الأكل المناسب؟

- من الأفضل أن تراجع استشارياً بأحد المستشفيات الحكومية؛ ليصرف لها العلاج المناسب، وأرجو لها الشفاء.

ضغط الدم

٥٧٣- ما هي الأعشاب التي تعالج ضغط الدم؟

- أنصح بمراجعة إخصائي للتأكد من الضغط. أما الأعشاب التي تخفضه فهي الكركديه (الغجر) وذلك باستعماله كبديل للشاي، وهو يشرب ساخناً لرفع ضغط الدم المنخفض، أو بارداً لخفض ضغط الدم المرتفع.

٥٧٤- ما هي الأعشاب المفيدة لتخفيض ارتفاع ضغط الدم؟

- يجب الاستمرار على علاج ضغط الدم المصروف من قبل الطبيب. ويمكن بالإضافة لذلك استعمال بعض الأعشاب المأمونة وهي الكركديه حيث تؤخذ ملء ملعقة من أزهار الكركديه وتنقع ويشرب السائل البارد، وذلك بمعدل مرة في الصباح، وأخرى في المساء. كما يمكن استخدام شاي الدوش، أو ما يعرف بالبردقوش ويعمل بطريقة النعناع نفسها. والشعير فيجب أكل خبز الشعير والكرفس والثوم والشبث وثمار الزعرور والجنسنج مع الزنجبيل والأخيلية ذات الألف ورقة والحلبة والبقدونس.

٥٧٥- هناك وصفة مكونة من ٣٠ جراماً شيح و٣٠ جراماً من ورق الشمر و١٥ جراماً من اللبان المر تنقع طوال الليل، ثم تشرب على الريق قبل الإفطار لمدة شهر، هل تستعمل هذه الوصفة ضد الضغط بجانب المشي؟

- المشي لا يخفف الوزن فقط فهو أيضاً يخفف الضغط والسكر والدهون الثلاثية، أما الوصفة التي ذكرت، فليس هناك ما يشير إلى أن هذه الوصفة تفيد في تخفيض ضغط الدم وقد يكون السبب في تخفيض الضغط لم يكن من هذه الوصفة، وإنما كان من المشي والمحافظة على الغذاء الصحي.

٥٧٦- ما هي الأعشاب التي تساعد مع الناردين في علاج فرط ضغط الدم؟

- يمكن استعمال أزهار الكركديه (الجو كرات) مع الناردين.

٥٧٧- ماهي كيفية استخدام عشبة الزعرور؟ ومتى تستعمل؟ وماهي المدة الزمنية لعلاج المصاب بارتفاع ضغط الدم؟

- الجزء المستخدم من نبات الزعرور للضغط المرتفع هو الأزهار فقط، حيث تؤخذ ملء ملعقة شاي من الأزهار وتوضع في ملء كوب ماء مغلي ويغطى لمدة ١٥ دقيقة، ثم يصفى ويشرب ثلاث مرات في اليوم. كما يوجد مستحضر مقنن من الزعرور تحت اسم Hawthorn حيث تؤخذ كبسولة مرتين يوميا.

٥٧٨- هل صحيح أن أوراق الزيتون تعالج ضغط الدم؟

- ورق الزيتون ليس علاجاً لضغط الدم المرتفع، ولكنه يخفف الضغط نوعاً ما، وبالإمكان استخدامه ولكن بدون إيقاف علاج الضغط الموصوف من قبل الطبيب ويجب فحص الضغط بين مدة، وأخرى فإذا لوحظ أنه انخفض بشكل ملحوظ فيجب مراجعة الطبيب لتعديل جرعات العلاج. والطريقة أن يؤخذ ملء ملعقة صغيرة من مسحوق ورق الزيتون، وتمزج مع ملء ملعقة عسل وتلعق على الريق يومياً.

٥٧٩- هل البصل والكراث يرفعان ضغط الدم، أم لا يؤثران عليه؟

- البصل لا يرفع ضغط الدم، بل يخفضه وكذلك الكراث.

٥٨٠- هل الضغط يسبب انتفاخاً في الوجه والقدمين؟ وما السبب علماً بأنه لا يوجد ألم مع الانتفاخ؟ وهل هناك علاج بالأعشاب لهذا الانتفاخ؟

- قد يكون هناك أوديما نتيجة لتأثير الضغط على الكلى أو القلب، فإذا كان كذلك فالطبيب الإخصائي هو من سيفيدك. أما إذا كان الورم ناتجاً عن أي شيء غير ذلك فيمكنك عمل خلطة من المر والحلبة كعجينة مع الماء، ثم تضعها فوق الورم مرة واحدة عند النوم.

٥٨١- هل استعمال الجنسنج له تأثير على مريض ضغط الدم الذي يستعمل علاجاً للضغط؟

- توجد من الجنسنج جرعات تبدأ من ٢٠٠ ملجم إلى ١٢٥٠ ملجم، فكلما استخدم مريض الضغط جرعات زائدة من كبسولات الجنسنج أو من خلاصة الجنسنج، ولمدة تزيد عن ثلاثة أشهر، فإن ذلك يؤثر عليه ويجب عدم استعماله.

٥٨٢- أعاني من ضغط الدم من مدة سنة وأستعمل بعض الأدوية، هل يمكن الشفاء منه؟

- كلنا نعرف أن التدخين له دور في الضغط، وكذلك السمنة فإذا كنت تدخن فعليك إيقاف التدخين، وإذا كنت سميناً فعليك بإنقاص وزنك وذلك عن طريق المشي، ويمكنك استعمال الثوم والحلبة وشرب عصير الجزر صباح كل يوم، كما يجب عليك الالتزام بمواعيد أخذ الدواء والتفاهم مع المختص، وكذلك يلزمك الإقلال من المواد المحتوية على ملح الطعام، وسوف تشفى منه بإذن الله.

٥٨٣- أعاني من مرض الضغط المرتفع الذي أحياناً ما يسبب ماء على الرئتين ويسبب سعالاً وضيقاً في التنفس، فهل يوجد ما يساعدني؟

- لضغط الدم المرتفع يمكنك استخدام الثوم بمعدل فص واحد ثلاث مرات في اليوم أو حبوب الثوم الموجودة في الصيدليات بدون رائحة.. كما يمكن استخدام الزعرور البري وهو يوجد على هيئة مستحضر يمكنك شراؤه من محلات الأغذية التكميلية في المملكة، واسمه لديهم Hawthorn بالإضافة إلى الإكثار من أكل البروكلي على وجباتك اليومية كما يمكنك أكل حبة جزر كل يوم صباحاً على الريق فالجزر يخفض الضغط.

٥٨٤- سائل يقول: إنه مصاب بارتفاع في وظائف الكلى وبعد الفحص تبين أن سبب ذلك هو ارتفاع ضغط الدم الذي كان عنده منذ سنوات طويلة ولم يعالجه، ويقول: نصحه بعض المعالجين بالأعشاب باستخدام وصفة مكونة من عسل القطن وحبوب اللقاح وغذاء الملكات وعشبة ذنب الخيل وعشبة البتولا ويقول: هل هاتان العشبتان يقصد بهما البتولا وذنب الخيل، وهل هما ينفعان لحالته، وهل لهما أضرار جانبية على الجسم، ويرجو الإفادة؟

- لا ضرر من هاتين العشبتين ويمكنك استخدامهما أما أضرارهما على المدى الطويل فغير معروفة وأنصحك بمراجعة المختص لاستعمال علاج للضغط، أولاً ثم علاج مقنن للكلى، وأتمنى لك الشفاء العاجل.

٥٨٥- هل الفلفل الأسود يرفع الضغط مثل الملح والقهوة، حيث إن بعض الأطباء يقولون: إنه يرفع الضغط؟

- لا يوجد في المراجع العلمية ولا في الدراسات الحديثة ما يفيد أن الفلفل الأسود يرفع الضغط، كما يفعل الملح.

٥٨٦- كيف يحضر الكركديه بهدف علاج ضغط الدم؟ وهل له آثار جانبية؟

- الكركديه يستخدم على البارد إذا كان الهدف تخفيض ضغط الدم المرتفع، حيث يؤخذ مقدار أربع ملاعق أكل، وتوضع على مقدار لتر ماء، وينقع لمدة ١٢ساعة ثم يصفى ويشرب منه كوب صباحاً وكوب مساءً. أما إذا كان المراد رفع ضغط الدم المنخفض فيستخدم على الساخن أي تؤخذ ملعقة متوسطة وتوضع على ملء كوب ماء مغلي وتترك ١٠ دقائق ثم يصفى ويشرب بمعدل كوب صباحاً وآخر مساءً، والكركديه ليس له أضرار خطيرة.

٥٨٧- ما هي الوصفات والأكلات النافعة لخفض ضغط الدم، وما هي المواد التي تنصح بتجنبها لمريض ارتفاع ضغط الدم؟

- الوصفات النافعة لضغط الدم المرتفع هي الكركديه على البارد وكذلك الثوم والبصل. وننصح بعدم أكل المواد التي يوجد فيها ملح بكمية كبيرة، ويجب أكل الموز والبروكلي والزبيب الأسود.

٥٨٨- أريد تجنب شرب القهوة لتحاشي رفع الضغط الدموي. ولكن ما هو البديل في المذاق والمكونات عدا قهوة الشعير؟

- يمكنك شرب الشاي الأسود أو البابونج.

٥٨٩- هل قشور القهوة ترفع الضغط كالحبوب نفسها - بمعنى هل هي مساوية لها في التأثير والمحتوى؟ وكيف يمكن استخدامها كقهوة.. وما هي الإضافات التي يمكن وضعها معها عند استخدامها كقهوة؟ وهل تؤثر على المرأة الحامل؟

- يمكنك استخدام قشرة القهوة بأمان، والطريقة أن يحمص القشر ويسحق ثم يعمل كما تعمل القهوة ويمكن إضافة الهيل أو الزنجبيل عليه، وهذه جميعها جيدة، ولا تؤثر على الحامل.

٥٩٠- إذا كان لابد من استخدام القهوة. فما هي الطريقة أو الوصفة التي يمكن معها الاستمتاع بالقهوة مع تخفيض تأثيرها أو تقليله على ضغط الدم؟

- استخدم القهوة المنزوع منها الكافيين، وهي متوافرة في أي مكان، وتسمى Decaffenated Coffee.

الجهاز الدوري
الدموي

٥٩١- شاب في مقتبل العمر يعاني من ألم في جهة الصدر اليسرى ويخشى أن يكون لديه شيء في القلب، وأخبروه في المستشفى انه مجرد ألم عضلي في الصدر ويقول: إنه يشعر بحكة في تلك الجهة مع ألم في اليد اليسرى يصل إلى طرف الإصبع الوسطى ويرافق الألم ألم في الأذن اليسرى ومعه عطاس وحساسية في الخشم وصعوبة في التنفس ويرغب الإفادة.

- أرجو عمل فحوصات للكولسترول والدهون الثلاثية وضغط الدم واستشارة الإخصائي؛ ليتأكد من تخطيط القلب، وكذلك من الرئة اليسرى ويمكن عمل مساج لعضلات الصدر واليد اليسري بواسطة زيت زيتون مخلوط مع مسحوق الفلفل الأبيض.

٥٩٢- شاب عمره ٢١ سنة يشعر أحيانا بوخز بسيط في صدره جهة القلب ويخشى أن يكون لديه مرض القلب وأحيانا يقول لنفسه: إن ذلك وسوسة لا سيما أنها بدأت عنده بعد موت خاله الذي توفي بمرض القلب ويود معرفة أعراض أمراض القلب.

- يجب قطع الوسوسة باليقين بمراجعة إخصائي قلب، وسوف يقوم بعمل التخطيط اللازم والفحوصات التي تثبت أن قلبك سليم من عدمه وأنت لازلت في مقتبل العمر وأنا متأكد أنه لا يوجد لديك أي مشكلات قلبية، ولكن اقطع الشك باليقين.

٥٩٣- وصفت عشبة العنبرة لشخص يستعمل أدوية للقلب، وسبق له أن تعرض لجلطة، فهل هناك تعارض بينها وبين أدوية القلب؟

- نعم هناك تداخل بينها وبين الأدوية التي يستخدمها وأنصح بالاستمرار في تعاطي الأدوية دون استعمال أدوية عشبية أخرى بما فيها العنبرة.

٥٩٤- ماهي الأطعمة الممنوعة في المجموعة الغذائية، وخاصة لمن يعانون من ارتفاع الكولسترول والدهون الثلاثية؟

- الأغذية الممنوعة هي الحليب كامل الدسم أو الزبادي المصنوع من حليب كامل الدسم والقشطة والحليب المكثف الحلى والكريمة واللبنة، والخضراوات المقلية أو المطهية مع الدهون أو في الصلصة البيضاء أو في مرق اللحم وكذلك الخضراوات المعلبة والمطهية. عدم أكل فاكهة الأفاكاتو، وكذلك الخبز المضاف إليه دهون

والأرز المطهي مع اللحم أو المضاف إليه زيت أو زبدة والمكرونة المضاف لها دهون أو صلصة حمراء أو بيضاء والبطاطا المغلية أو المضاف لها دهن أو زبدة أو الجريش والسليق. كذلك جميع أنواع الجبن العادية التي تزيد فيها نسبة الدسم عن ٥٪ والمصنوعة من الحليب العادي، والبيض المقلي أو الأومليت أو الشكشوكة أي المضاف لها دهون في الطهي، وكذلك البيض الزائد عن العدد المسموح به. اللحوم المقلية أو المدهنة المختلطة مع شحوم، جلد الدجاج أو المضاف لها دهون في أثناء الطهي، الكبدة، الكلاوي، القلوب، الكوارع، المخ، الطحال، لسانات، الأستكاوزا ولحم الغنم والربيان، الزيت، السمن، الزبدة، القشطة، الكريمة، الزيتون، المكسرات، الشحوم الحيوانية، المايونيز، الصلصات والمارجرين والأطعمة السابقة التجهيز والطحينة، الحلويات والمعجنات والكيك التي يدخل في صنعها زبدة أو مارجرين أو كريمة بيضاء أو بيض، والآيس كريم والمهلبية وكريم كراميللي والشوكلاتة والحلوى التي يدخل فيها المكسرات وجوز الهند ومكسبات النكهة مثل الماجي والخردل ومرق اللحم أو الدجاج والشوربة السابقة التجهيز أو المعلبة.

أما الأغذية المسموح بها، فهي: الحليب خالي الدسم، اللبن أو الزبادي المصنوع من حليب خالي الدسم، الخضراوات جميعها مسلوقة أو خضراء كما هي، جميع الفواكه والعصيرات عدا الأفوكاتو، جميع أنواع الخبز بدون إضافة دهون إليها، الأرز، المكرونة، البطاطا بدون دهون، جبنة قريش قليلة الدسم أقل من ٥٪ دهون، أما البيض فهو بحد أقصى ثلاث بيضات فقط في الأسبوع وليكن مسلوقاً ويمكن تناول أكثر من ثلاث حبات بيض بعد نزع الصفار أي الزلال فقط، أما اللحوم فيمكن تناول الدجاج بدون جلد والطيور الأخرى مثل الرومي والسمك المسلوق أو المشوي أو بالفرن بدون إضافة دهون إليها في أثناء الطهي، وكذلك لحم البقر والعجل خالي الشحم أو لحم الغنم خالي الشحم على أن يستعمل بحد أقصى مرتين فقط في الأسبوع والتونة، أو الساردين بدون زيت وفول وعدس وحمص.

أما فيما يتعلق بالمشروبات وبعض الأطعمة مثل التمر والعسل والمربى والشاي والقهوة والمشروبات الغازية والبهارات والتوابل والأعشاب والكاتشب والشوربة خالية الدسم وشوربة الخضار فهي مسموح بها.

٥٩٥- هل هناك علاج بالأدوية العشبية لارتفاع نسبة الدهون الثلاثية والكولسترول؟

- بالنسبة للدهون الثلاثية فإن المشي يخفضها بالإضافة إلى استعمال الثوم، وأما الكولسترول فيعد الثوم من الأدوية العشبية الناجحة في تخفيضه ولكن عليك التأكد من نوع الأدوية التي تستخدم من قبل الطبيب المختص. كما يمكن استخدام الكرفس والحلبة والأفوكاتو وبذور السمسم ونوع من الفطر يعرف باسم شيتاك SHIITAKE.

٥٩٦- يوجد في بعض المحلات ثوم مخلل، ويقولون: إنه عديم الرائحة وإنه جيد لتخفيض الكولسترول فهل هذا صحيح؟ وأيهما أفضل الثوم المخلل أو الثوم الطازج أو الثوم الموجود في الصيدليات على هيئة أقراص؟

- يوجد نوع من الثوم الياباني الطازج عديم الرائحة وقد يعمل منه مخلل ويكون عديم الرائحة أيضاً وقد يعمل مخلل من الثوم العادي ويكون عديم الرائحة لكن إذا مضغ تطلع رائحته وكلا النوعين يخفض الكوليسترول، لكن الثوم الطازج أفضل بكثير من النوع المخلل بدون شك ولكن تكمن مشكلته في رائحته القوية ولكن يمكن تضييع الرائحة نوعاً ما باستخدام لبن زبادي معه ثم أكل عدد من أوراق البقدونس بعده، أما فيما يتعلق بأقراص الثوم الجاهزة في الصيدليات والخالية من الرائحة فإنها تخفض الكولسترول لكن أقل من الثوم الطازج.

٥٩٧- هل بذور الكتان مخفضة للكولسترول؟ وهل استعمالها يسبب أعراضاً جانبية للكلية أو أي من أعضاء الجسم؟

- نعم بذور الكتان تخفض نسبة الكولسترول وأما الأعراض الجانبية فلا يوجد أعراض إذا لم يزد الشخص عن الجرعة المحددة.

٥٩٨- لدي كولسترول وراثي مع بقية إخواني وأرغب معرفة أفضل الأشياء التي تخفض الكوليسترول؟ هل نبات الكرفس يخفف الوزن وهل له ضرر وهل له فائدة في إنزال الدهون والكولسترول؟

- أفضل الأشياء التي تخفض الكوليسترول هي التفاح والخرشوف والثوم وفول الصويا. أما الكرفس فلا خوف من استعماله وليس له أعراض جانبية إلا أنه لا يخفض الكوليسترول، ولا الدهون.

٥٩٩- سائل يسأل ويقول: إنه يعاني من ارتفاع الكوليسترول ووالده لديه كولسترول، ويقول: إنه بدأ يستعمل العلاج الذي يستعمله والده دون استشارة طبية، ويسأل فيما إذا كان ما فعله خطأ أم صحيحاً، وهل في ذلك خطر على صحته ومتى يتوقف عن استعماله؟

- الشيء الذي استعملته خطأ ١٠٠٪ فالذي يصلح لوالدك لا يصلح لك ويجب عليك استشارة المختص؛ ليكتب لك العلاج المناسب ويجب الحذر من استخدام أي علاج لوالدك أو لأحد الأقارب أو نصيحة أحد الأقارب أو الأصدقاء باستخدام علاج هم يستخدمونه. أما الأدوية العشبية الجيدة لتخفيض الكوليسترول فعليك باستعمال الشوفان، وبإمكانك أن تعمل منه شوربة يومياً وأيضا شرب كوب عصير جزر يومياً وأكل ثلاث تفاحات من النوع الأحمر وبإذن الله سوف ينخفض الكوليسترول ولكن عليك بمراجعة المختص، كما أن أقراص الثوم الموجودة على هيئة مستحضر صيدلاني والموجودة في الصيدليات جيدة للكوليسترول.

٦٠٠- يقول الناس: إن أقراص الأسبرين تقي من أمراض القلب وتنظم الدورة الدموية وفائدتها تكون بعد سن الأربعين سنة، بحيث يأخذ الشخص حبة واحدة يومياً مع وجبة العشاء، فهل ذلك صحيح؟ وما هي فوائده؟

- للأسبرين فوائد في حالات تخثر الدم، وعادة يصف المختصون الأسبرين للأشخاص الذين أصيبوا بجلطات، حيث يقوم بتخفيف لزوجة الدم والجرعة حبة واحدة عيار ٨١ ملجم، ويفضل أن يكون من النوع المكسي أو المغلف وعادة تؤخذ هذه الحبة بشكل ثابت بعد وجبة الإفطار أو الغداء أو العشاء، ولكن يجب أن تكون ثابتة أي إذا أخذتها بعد الإفطار مباشرة فيجب أن تستمر على أخذها بعد الإفطار مباشرة ولا يصح بعد ذلك أن تغيرها إلى بعد الغداء أو العشاء، وخاصة للأشخاص الذين سبق وأن أصيبوا بجلطة، أما الأشخاص العاديون فيجب مراجعة المختص واستشارته قبل الإقبال على أخذها.

٦٠١- هل الثوم مفيد لمرضى الشريان التاجي الذين قاموا بعمل تبديل للشرايين التاجية؟

* الثوم مفيد لمرضى الشريان التاجي، حيث إنه يخفض الضغط ويخفض الكوليسترول، ولكن إذا كان مرضى الشريان التاجي يستخدمون أدوية خاصة بذلك، فيجب عدم استخدام الثوم كعلاج، ولكن يمكن استخدامه بمعدل فص واحد من رأس الثوم الذي يحوي عدداً من الفصوص، وذلك بمعدل مرتين في اليوم.

٦٠٢- هل هناك عشبة تفيد في حرق الدهون إذا كانت الدهون عالية؟

* لحرق الدهون هناك مستحضر عشبي يسمى Hydroxycut يؤخذ كبسولتان إلى ٦ كبسولات يومياً وهو يباع في محلات الأغذية التكميلية.

٦٠٣- سائل يقول: إن والده قد تعرض لجلطة دماغية وتركت ضعفاً في يده ورجله اليسرى، ويستعمل حالياً علاجات مسيلة للدم وتعتبر هذه هي الجلطة الثانية، حيث سبق أن تعرض لجلطة أولى قبل خمس سنوات وهو حالياً يستعمل العلاج الطبيعي بمنزله، ويسأل عن أوراق نبات الزيزفون بعد تقطيره وعن فعاليته كعلاج مساعد أورئيس للجلطة، حيث نصحه أحد الأصدقاء ويرغب الإفادة.

* أنا دائماً أنصح بعدم الاستجابة لنصح الأصدقاء أو الجيران أو أقرب المقربين عن استعمال عشب معين؛ لأن العشب الذي يصلح لفلان من الناس قد يكون قاتلا لشخص آخر، وكم من مشكلات ووفيات حصلت نتيجة لاستخدام عشب جاء عن طريق نصيحة. أوراق الزيزفون لا يوجد في المراجع العلمية ما يفيد أنها تستخدم للحالة الموجودة لدى والدك، والأفضل أن يستمر على مزاولة العلاج الطبيعي واستعمال الأدوية المصروفة له من قبل المستشفى، فهذا هو الأفضل.

٦٠٤- عمري ٣١سنة ووزني ٩٨كيلو جرام ومتزوج وقد اكتشفت أني مصاب بالكولسترول وعازم على ممارسة الرياضة مع الحمية. وبعض الزملاء نصحوني باستعمال بعض الأدوية المخفضة للوزن، وبالأخص المسجلة والتي تباع في الصيدليات وأرغب التوجيه؟

- الرياضة مهمة جداً وبالأخص المشي والحمية أي الإقلال جداً من اللحوم الحمراء والألبان ومشتقاتها والبيض وبالأخص صفار البيض والكبدة والكلاوي والمخ والروبيان والتونة والساردين والدجاج وإذا لا بد من أكل فينزع الجلد ويسلق الدجاج أفضل من القلي أو الشوي والإكثار من الخضراوات والفواكه.

٦٠٥- أبلغ من العمر (٣٧عاماً) وأعاني من الكوليسترول، فهل هناك بعض الأعشاب التي تساعد في تخفيضه؟

- يوجد عدد كبير من الأعشاب يمكن استخدامها، فيمكن استخدام الثوم حيث يخفض الكوليسترول بشكل جيد ويمكنك استخدام فص إلى فصين بمعدل ثلاث مرات في اليوم، ويوجد في الصيدليات ثوم خالٍ من الرائحة يمكنك استخدامه، كما يمكنك استخدام مغلي ورق التوت الأسودِ بمعدل ملء ملعقة صغيرة على ملء كوب ماء مغلي، ويترك لينقع لمدة ١٠ دقائق ثم يصفى ويشرب بمعدل مرة في الصباح وأخرى في المساء، كذلك يمكنك استخدام مغلي ماء الشعير وذلك بأخذ قبضة اليد من حبوب الشعير المجروشة وتوضع في وعاء ويضاف لها ملء كوبين من الماء الصافي وتغلي على النار الخفيفة حتى يتركز الماء إلى نصف كوب ثم يصفى ويشرب بمعدل مرة واحدة في اليوم، وهذه الوصفة جيدة وأنصحك بها.

٦٠٦- ما هي الزيوت النافعة لمريض الكولسترول؟

- الزيوت النافعة لمريض الكلوليسترول هي زيت الزيتون وزيت الذرة.

٦٠٧- أحس بألم في القلب لكن الأطباء يؤكدون سلامة القلب. ما هو برأيك السبب؟ وما هي المواد المناسبة لإزالة هذه الآلام بعد الله؟ علماً بأنني فتاة أبلغ من العمر ٢٥سنة.

- قد يكون لديك غازات في البطن وهي التي تضغط على القلب فتشعرين بالمشكلات التي تعانين منها، بالرغم من أن القلب سليم.

٦٠٨- أود من سعادتكم إفادتي عن فائدة بذور الرجلة، وهل هي تساعد في إنقاص معدل الكلسترول في الجسم، حيث سبق وأن نصحني بها طبيب بأن آخذ ملعقة بعد وجبة الغداء، وهل لها تأثير على بقية أعضاء الجسم مثل الكبد والكلى؟

- أنصحك بعدم استخدام بذور الرجلة، حيث يوجد أفضل منها وهي بذور الكتان.

٦٠٩- هل استخدام بذر الكتان وخل التفاح مفيد لعلاج الكلسترول؟ وكيف تستخدم؟ وما هي مدة الاستخدام؟

- يؤخذ ملء ملعقة من مسحوق بذر الكتان وتوضع على ملء كوب ماء شرب وتحرك ثم تشرب بمعدل مرة في الصباح وأخرى في المساء. أما خل التفاح بالنسبة للكولسترول، فالأفضل استخدام بكتين التفاح أو التفاح الأحمر أكلاً، بمعدل ثلاث تفاحات يومياً بقشورها، واستعمال ذلك حتى يكون الكولسترول طبيعياً.

٦١٠- زوجتي عمرها ٥٠ سنة وقد فحصت نسبة الدهون في الدم، حيث تبين أنها ١٨٩٥ وهي نسبة مرتفعة جداً حسب إفادة الطبيب المعالج وقد منعها من أكل اللحوم والدهون والروبيان ووصف لها حبوب(200m LI*ANTHYL) حبة واحدة يومياً ولمدة شهرين. آمل من سعادتكم التفضل إذا كان هناك دواء عشبي أيضاً يساعد على تخفيف نسبة الدهون وهل الحبوب المذكورة لها أثار جانبية؟

- الحبوب المذكورة ليس لها أضرار جانبية، ويمكن أن تستخدم مع هذه الحبوب مسحوق بذور الكتان (يوجد لدى العطارين) حيث يؤخذ ملء ملعقة متوسطة من المسحوق، ويوضع على ملء كوب ماء شرب، ويحرك جيداً، ويشرب بمعدل مرة في الصباح ومرة في المساء. كما يفضل أكل حبة جزر واحدة يومياً على الريق وحبة تفاح من النوع الأحمر بقشره بعد كل وجبة.

سكر الدم

٦١١- هناك وصفة تروج من قبل طبيب شعبي مكونة من حوالي ١٣٢ عشبة، ويقول: إنها تستعمل للسكر ولعلاج النوعين، المعتمد على الأنسولين وغير المعتمد على الأنسولين. فهل يمكن استخدام هذه الوصفة للكبار والصغار المصابين بالسكر؟

- لقد اطلعت على هذه الخلطة والتي تتكون من عدد كبير من الأعشاب ولها ادعاءات مضللة. هذه الوصفة مجهولة الهوية ومحضرة بطريقة غير علمية ويوجد فيها تداخلات خطيرة قد لا توجد في أي وصفة أخرى، ويجب عدم استخدامها بأي حال من الأحوال وعلى أولياء أمور الأطفال الذين يستخدمون الأنسولين عدم استخدام هذه الوصفة، فقد يكون فيها نهاية حياة أطفالهم ويجب عليهم عدم استخدام أي شيء غير الأنسولين. إن هذه الوصفة تروج في المدينة المنورة وفي جدة فاتقوا الله في أنفسكم، وفي أولادكم واحذروا من استخدام هذه الوصفات الخطيرة.

٦١٢- هل تنصح باستخدام أوراق النيم لعلاج السكر لمريض يأخذ حقنة أنسولين مرتين يوميا بواقع ٣٥ وحدة صباحا و١٥ وحدة مساء؟ وكيف طريقة التحضير والاستخدام؟

- أي شخص يستعمل الأنسولين يجب ألا يتوقف عن استعماله بأي حال من الأحوال، ويمكن استخدام أوراق النيم لمرضى السكري من النوع الثاني الذي لا يعتمد على الأنسولين وذلك بأخذ كمية من أوراق النيم قدرها ملعقتان ثم وضعها في كأس يملأ بعد ذلك بالماء المغلي، ويغطى لمدة عشر دقائق ثم يصفى ويشرب مرتين في اليوم. ويجب إذا كنت تستعمل الأقراص عدم إيقافها وحاول التحليل يوما بعد يوم مع التنسيق مع الطبيب المختص.

٦١٣- هل تساعد عشبة جاكاس في شفاء السكر؟ وهل تنفع لعلاج طفل عمره ١٣عاماً ويستعمل الأنسولين، وكيف نجده؟

- عشبة جاكاس استخدمت في الولايات المتحدة الأمريكية وكانت نتائجها طيبة جداً ويمكنك استخدامها، أما الطفل المعتمد على الأنسولين فمن الأفضل بقاؤه على الأنسولين ويمكن التنسيق مع الطبيب المختص بشأنها أما كيف تجده، فهو يوجد في الولايات المتحدة الأمريكية، مصنوع على هيئة مستحضر صيدلاني مقنن.

٦١٤- هل يدخل نبات جاكاس في خلطة العطارين المتحدين الخاص بخفض السكري، وما هو رأيكم بهذه الخلطة؟

• نبات جاكاس لا يدخل في خلطة العطارين المتحدين. ورأيي في هذه الخلطة أنها غير مقننة، وبالتالي غير صالحة للاستعمال.

٦١٥- ما مدى إمكانية استخدام نبات جاكاس لمصاب بالسكر منذ ١٩ عاما وعمره حاليا ٤٥ عاما، ويستعمل الأنسولين؟ وهل هذا النبات يخفض السكر ويقطعه نهائياً؟ وكيف يحصل عليه؟ وهل يباع لدى العطارين؟

• أرجو الاستمرار في استخدام الأنسولين. ونبات جاكاس لا يقطع السكر نهائيا، وإنما يخفضه. وهذا النبات لا يوجد لدى العطارين في المملكة؛ لأنه لا يوجد إلا في أمريكا. وليس له أضرار جانبية.

٦١٦- هل حبوب الماش عندما تطحن، ويؤخذ منها ملعقة وسط مع حليب أو عصير، ويشرب تزيد معدل الدم عند نقص الهيموجلوبين؟

• لا أنصح باستخدام الماش كعلاج ويمكن استعماله مع الأرز ومع الأكل فقط.

٦١٧- ما هي الكمية اللازمة من الحلبة لتخفيض السكر؟ وهل يمكن الاستمرار على حبوب السكر في الوقت نفسه؟

• حبوب السكر يجب ألا تترك ويجب الاستمرار في استعمالها. ويمكن استعمال الحلبة معها، وذلك بأخذ ملء ملعقة متوسطة من مسحوق الحلبة وتسف ثم تشرب بعدها قليلا من الماء أو يمكن مزجها مع نصف كوب من الماء وتحرك ثم يشرب مرة في الصباح وأخرى في المساء قبل الأكل بربع ساعة، ويجب قياس مستوى السكر يوماً بعد يوم، فإذا وجدت أن نسبة السكر انخفضت عما كانت عليه قبل استعمال الحلبة فيجب مراجعة الطبيب المختص من أجل تخفيض جرعات الحبوب المستعملة.

٦١٨- هناك وصفة تتداولها بعض النساء لعلاج أو لتخفيف السكر في الدم، وهي مكونة من ١٠٠غرام حبة سوداء + ١٠٠ غرام قمح + ١٠٠ غرام حب شعير + ١٠٠ غرام لبان ذكر، وتخلط جميعها وتضاف إلى وعاء به ملء

ستة أكواب من الماء، ثم توضع على النار حتى يغلي ويستمر بعد بداية الغلي عشر دقائق على النار، ثم يزاح من فوق النار ويبرد ويصفى ويوضع في قارورة ويترك في الثلاجة ويشرب منه فنجان يومياً على الريق ولمدة أربعة أيام، ثم بعد ذلك يشرب فنجان يوماً بعد يوم لمدة ستة أيام ليشفى المريض تماماً، ما رأيكم؟

- مكونات هذه الوصفة ليس فيها خطورة من ناحية الاستعمال لمريض السكري، لكن من المعروف أن هذه المكونات لا تخفض السكر في الدم بشكل جيد، فكيف يكون الشفاء من مرض السكر، حيث من المعروف أنه لا يوجد ما يشفي مرض السكر، ولكن جميع الأدوية تخفض مستوى السكر في الدم وتتحكم في عدم ارتفاعه وأعود وأقول: إن هذه الوصفة ليس لها أعراض جانبية.

٦١٩- هل الحلبة تحمل عنصراً مقاوماً للإصابة بالسكري؟

- الحلبة لا تحمل عنصراً يقاوماً الإصابة بمرض السكر، وإنما توجد فيها مواد ومن أهمها الدايزوجنين تخفض نسبة السكر في الدم، وهي جيدة لهذا الغرض.

٦٢٠- هل الخميرة المستعملة للخبز تعد من المقاومات للإصابة بالسكري؟ وما فائدة المواظبة عليها لدى العوائل التي تحمل تاريخاً وراثيًا بالسكري؟ هل تقلل الإصابة بها؟

- الخميرة المستعملة للخبز لا تعد من المقاومات للإصابة بمرض السكري، ولكنها تخفضه نوعاً ما، وهي أقل من الحلبة في هذا الصدد، وهي غنية جداً بمجموعة فيتامين (B) وهي منشطة ومقوية ومسمنة ومفيدة جداً للأعصاب والاستمرار عليها بالنسبة للكبار لا ضرر فيه..

٦٢١- توجد وصفة للسكر حالياً تروج في الأسواق تحت اسم «دياتيك» ومعروف مكوناتها، وهي من شركة كندية ولها دعاية قوية وتتكون من الجمينا والقريب فروت والقرفة والحلبة والشاي الأخضر وورق الزيتون والبرسيم والثوم والزنجبيل، فهل هي مخفضة للسكر؟ وهل لها أعراض جانبية؟ وهل تنصح باستخدامها؟

- النبات الأول في الوصفة والحلبة وورق الزيتون هي المواد في الوصفة التي تخفض السكر والمادة الرئيسة والأساسية هي الحلبة، فلو اشتريت الحلبة من السوق واستعملتها لقامت مقام الوصفة المذكورة، أما فيما يتعلق بما إذا كان هناك أضرار جانبية لهذه الوصفة أم لا، فأنا لا أستطيع أن أفتيك؛ لأن الوصفة المذكورة لم يعمل عليها اختبارات بعد خلط مكوناتها؛ لأنه قد يحدث تكون مركب جديد لم يكن موجوداً في مواد الخلطة قبل خلطها، وقد يكون ذلك المركب خطيراً وقد يكون نافعاً وعليه فإن أمان تلك الوصفة فيه شك، والمفروض أن تكون هناك دراسة جادة على الوصفة بعد تجهيزها ونصيحتي لك ولكل شخص يرغب في استعمال تلك الوصفة أن يستعمل الحلبة فقط وأقول الحلبة فقط.

٦٢٢- ما هو العلاج الجديد للسكر الذي نشر حوله الحوار الصحفي مع البروفيسور عوض منصور في أحد الصحف حول اكتشافه لعلاج السكر والسرطان؟

- في السنتين الأخيرتين بدأت تروج داخل المملكة مستحضرات تأتي من مدعين الاكتشافات. من الأردن على سبيل المثال هذا العلاج المعروف باسم ديابتك وكذلك العلاج الآخر لأحد الأشخاص أيضاً من الأردن تحت اسم (سل أيد) بالنسبة للمستحضر ديابتك فكما أعرف أن البروفيسور المذكور ليس متخصصاً في مجال الأدوية، وأعتقد أن ما ذكر حول هذا الدواء الذي يعالج السكر والسرطان ينقصه الدعم العلمي وكذلك بالنسبة لمستحضر «سل أيد» الذي يدعي صاحبه، ومروجوه أنه علاج لكل شيء مع العلم أنه يستعمل خارجياً ويعالج جميع الأمراض وهذا ما لا يصدقه عقل، علماً بأن المواد الموجودة في المستحضر الذي يوجد على هيئة مرهم لا تمت بصلة للأمراض التي يدعي صاحبها أنه يعالجها، وفي اعتقادي أن وزارة الصحة السعودية عليها أن تتخذ قراراً حازماً بشأن مثل هذه الأدوية.

٦٢٣- هل الحلبة تخفض سكر الدم؟ وإذا كان كذلك، فما نوعها وهل هي حلبة الخيل أم الحلبة العادية؟ وما مقدار ذلك وما طريقة تحضيرها وهل هي محمصة أم مسحوقة؟

- الحلبة العادية وليست حلبة الخيل هي التي تخفض السكر وهي تستخدم مسحوقة وليست محمصة والمقدار ملء ملعقة متوسطة تمزج مع ملء كوب ماء بارد وتحرك جيداً ثم تشرب قبل الأكل بربع ساعة.

٦٢٤- هل بذور الكتان مخفضة للسكر؟ وهل استعمالها يسبب أعراضاً جانبية للكلية أو أيًّا من أعضاء الجسم؟

- بذور الكتان لا تخفض نسبة السكر، أما الأعراض الجانبية فلا يوجد أعراض إذا لم يزد الشخص عن الجرعة المحددة.

٦٢٥- هل يمكن استخدام الأدوية العشبية لعلاج السكر من النوع الثاني مع استخدام أقراص بجرعات محددة؟

- يمكن استخدام الأدوية العشبية لتخفيض نسبة السكر، ولكن دون أن يقطع استعمال الأقراص، وبالإمكان التنسيق مع الطبيب لاستخدام العشب مع الأقراص ويحلل الدم يوما بعد يوم ويستمر في العلاج لمدة شهر، وسوف يقرر الطبيب المختص عن الحالة وهل يمكن الاستمرار على العشب من عدمه.

٦٢٦- هناك محلول يباع في إحدى محلات السوبرماركت لعلاج السكر ومحتواه ماء وجعدة وحلبة وشيح ومرامية وهو من إنتاج مصنع الجسر في البحرين. فهل يمكن استخدامه أم لا؟

- أنصح بعدم استخدامه؛ لأنه قد سبق أن حللناه ووجدنا أنه ملوث بالبكتيريا الضارة والفطريات المعدية. وبإمكانك استخدام الحلبة مع القرفة السيلانية وحدهما، وذلك بأخذ كميات متساوية من القرفة والحلبة وتسحق وتمزج جيدا وتحفظ في علبة ويؤخذ منها ملء ملعقة صغيرة على نصف كوب ماء وتحرك وتشرب قبل الوجبة بعشر دقائق. وأكرر نصحي بعدم استخدام الشراب الموجود في القارورة من مصنع الجسر «البحرين» لخطورته.

٦٢٧- هل يجفف القرع المر قبل الطبخ أم أنه لا يطبخ؟ وهل يمكن خلط الملعقتين المأخوذتين من مسحوق القرع المر بحليب أو شاي للحد من المرارة؟ والاستعمال هل هو على الريق أم بعد وجبة الإفطار أو العشاء؟ وما المدة التقريبية للاستعمال؟ وهل يتناول معه حبوب السكر وإبرة الأنسولين؟

- القرع المر يجفف نيئا بدون طبخه، ويمكن مزج الملعقتين مع الحليب أو الشاي. والاستعمال يكون عادة قبل الأكل والمدة التقريبية للاستعمال ستة أسابيع، ثم

يتوقف أسبوعا ويعاود استعماله مرة ثانية. يمكن استعماله مع الأقراص ولكن يجب ألا توقف الأقراص ويجب التشاور مع الطبيب المختص باستعماله والتحليل يوما بعد يوم والطبيب سوف يقرر مدى ملاءمته. أما بالنسبة لمن يستخدم حقن الأنسولين فأرجو ألا يتوقف عن الأنسولين، وبالإمكان استخدامه ولكن بعد التنسيق مع الطبيب المختص.

أما الطريقة الثانية فهي أكل الثمرة كما هي أو تقطع وتغلى مع الماء، بحيث يؤخذ من الخيار الكوري ١٢٠ جراما وتؤكل أو تعصر أو تقطع إلى قطع صغيرة وتوضع في لتر من الماء وتغلى حتى يكون حجم الماء نصف لتر ويبرد ويصفى ثم يشرب مرة واحدة في اليوم.

٦٢٨- سائلة تقول: إنها مصابة بداء السكر وتستعمل حبوب السكر (لم تذكرها) وترغب استعمال الحلبة مع حبوب السكر في وقت واحد، وتسأل ما هي الحلبة التي تخفض السكر هل هي الحلبة العادية أم حلبة الخيل؟ وهل استعمال الحلبة بعد الأكل أو قبله؟

• يمكنك استخدام الحلبة البلدي وليست حلبة الخيل، حيث إن الأخيرة لا تخفض السكر والجرعة من الحلبة البلدي ملعقة متوسطة من مسحوق الحلبة مع نصف كوم ماء وتحرك جيداً وتشرب قبل الأكل بربع ساعة مرتين في اليوم، ولكن يجب عليك التحليل يوما بعد يوم لمعرفة كمية النقص في مستوى السكر.

٦٢٩- هناك وصفة تروج حاليا في الأسواق لتخفيض السكر، وهي عبارة عن كيس صغير، علماً أن هذا الكيس لا يحتوي أي معلومات عن التركيبة، أرجو التكرم بالإفادة عن مدى سلامة هذا المستحضر، خصوصاً لطفل مصاب بالسكر.

• إذا لم يوجد أي معلومات على الوصفة العشبية فإن هذه الوصفة تعتبر مجهولة الهوية، ونظرا لخطورة هذه الوصفة فقد قام قسم العقاقير بكلية الصيدلة بتحليلها ووجد أنها تحتوي على أربعة نباتات من نباتات البيئة، وبعض هذه النباتات تخفض السكر إلا أن أحدها خطير والمفروض ألا يدخل في هذه الخلطة لا سميا أن المجموعة الكيمائية فيه تسبب مشكلات للكبد.. بالإضافة إلى أن نسب

هذه الأعشاب وضعت بطريقة عشوائية لا تمت للتقنية العلمية بأي صلة، وعليه فأني أنصح أي مريض بالسكري، سواء النوع الأول أو الثاني بعدم استخدام هذه الوصفة على الإطلاق؛ لما تشكله من أضرار صحية خطيرة، وعلى الأشخاص الذين استعملوا هذه الخلطة مراجعة إخصائي كبد للكشف عن إنزيمات الكبد. ولي رجاء واحد هو أن يتقي الله أولئك الذين يقومون بعمل مثل هذه الخلطات، وليتقوا الله في الأطفال المصابين بالسكر الذين يمكن أن يستخدموا مثل هذه الخلطات فتودي بحياتهم.

٦٣٠- هناك خلطة عشبية داخل كيس بلاستيك تباع لدى العطارين، ولا يوجد عليها أي معلومات ويبيعونها كعلاج للسكر، فما هي هذه الخلطة؟ وهل تم تحليلها أم لا؟

* هذه الخلطة تروج من زمن ليس بالبعيد لعلاج السكر، وقد قمنا بتحليلها ووجدنا أنها تحتوي على بعض الأعشاب المحلية ومخلوطة بطريقة بدائية ومضاف لها بعض المنكهات مثل اليانسون، هذه الوصفة يجب ألا تستخدم؛ لأنها مجهولة الهوية ومن نتائج التحليل أيضا وجدنا أنها غير صالحة للاستخدام الآدمي وتشكل خطرا على المتعاطي وقد كتبنا عنها من حوالي أربعة أشهر تقريبا، وعليه فإني أنصح مرضى السكر بعدم استخدام أي وصفة أو خلطة عشبية لعلاج سكر الدم أو تخفيفه بأي حال من الأحوال ما لم تحتو هذه الوصفة على معلومات متكاملة مثل محتويات الخلطة (أسماء المواد الداخلة في تركيبها) ونسبها وأسماء المادة الفعالة في كل مكون والجرعات للكبار والصغار وأعراضها الجانبية ومدى خطورتها على الحامل والمرضع والطفل الصغير وتاريخ الإنتاج وتاريخ انتهاء الصلاحية، فإذا توافرت هذه المعلومات فيجب أيضا عدم استخدامها إلا بعد التنسيق مع الطبيب المختص.

٦٣١- سائل يقول: إنه قرأ إعلانا بهذا النص (السكر مرض العصر، فإذا أردت التخلص منه بإذن الله فاتصل بـ (......) رقم جوال (......) ويذكر السائل أنه اتصل بهم فقالوا له: إن هذا العلاج عبارة عن علبة قيمتها سبعون ريالا ومصنع خارج المملكة، وتقوم هذه الدولة بالتصدير لأمريكا وألمانيا. وذكر أن مهمة هذا العلاج تنشيط جدار البنكرياس، وهو عبارة

عن أعشاب طبية، ويقول السائل: إن صاحب العلاج يبيع عادة بالكمية لا يقل عن سبع علب وتؤخذ ثلاث حبات يوميا مع الحمية خلال هذه المدة ويضيف أن النتيجة سوف تظهر بعد استكمال العلاج. نريد الإفادة.

- أقول للسائل ولكل مريض أن يفكر جيداً، فهذا العلاج لا يباع في الصيدليات ولا في محلات العطارة ولا في أي مكان آخر، إنما يباع عن طريق الجوال فما رأيكم بالله عليكم

لا أخفيكم سراً أنني قد اتصلت بالمذكور وقال: إنه يبيع هذا الدواء عن طريق التفاهم بالجوال والاتفاق على مكان يسلمني الدواء وأسلمه المبالغ.

وعلى أي حال هو لا يبيع إلا كميات كبيرة. إن هذا شيء لا يصدق. كيف يحصل مثل هذا الشيء، حيث إنه نصب واحتيال ولقد خدع الناس بفكرة المصنع، إنني أنصح السائل الكريم، وبالأخص مرضى السكر بعدم شراء مثل هذا العلاج الذي قد يكون عبارة عن أدوية السكر الكيميائية الموجودة في الصيدليات ويغش ببعض النباتات وقد حصل مثل هذا الشيء وكشفناه في قسم العقاقير، إنني أوجه النداء إلى المسؤولين لإنقاذ المرضى من مثل هؤلاء النصابين وهم في الحقيقة كثيرون.

وإذا كان الدواء مفيداً، فلماذا لا يباع في الأسواق؟

٦٣٢- هل شاي الأعشاب الصينية مفيد لمرضى السكري، وما مدى فعاليته لتنشيط البنكرياس؟

- لم أسمع عن شاي الأعشاب الصينية، ولا أستطيع أن أفيدك عن هذا الموضوع حتى أرى هذا النوع من الشاي.

٦٣٣- هل صحيح أن خليطاً مكوناً من القرفة والحلبة والترمس المطحون يخفف من نسبة السكر في الدم؟ وإذا كان صحيحا، فكم مقدار الجرعة ومتى يتناولها المريض وهل تؤخذ على شكل سفوف أم مخلوطة بالماء؟

- المخلوط المكون من القرفة والحلبة والترمس يخفض السكر تخفيضا جيدا، وبالأخص الحلبة والترمس ويمكن إضافة القرفة كمادة منكهة والجرعة ملء ملعقة أكل قبل الوجبات ويمكن أخذها سفاً أو تخلط مع ماء وتشرب ولكن يجب قياس نسبة السكر إذا كان يستخدم أقراص السكر، أما إذا كان يستخدم حقن الأنسولين فأنصح بعدم استخدام تلك الوصفة ويجب مراجعة المختص.

٦٣٤- هل الحلبة تتعارض مع علاج السكر (الدايمكرون)؟ وما هي نصيحتك حيال الحلبة وفوائدها، وما هي نصيحتكم تجاه الثوم والبصل وهل استخدامها باستمرار يفيد مريض السكر؟

- الحلبة جيدة لتخفيض السكر ولا تتعارض مع علاج السكر (الدايمكرون) ويجب عدم إيقاف الدايمكرون وبإمكانك استخدام الحلبة معه، لكن حلل السكر يوما بعد يوم، فإذا انخفض السكر عما كان عليه قبل استعمال الحلبة فاستشر طبيبك، وكما ذكرت للحلبة فوائد جمة، أما البصل والثوم فالبصل يخفض السكر بنسبة جيدة وإذا كنت تستعمله بصفه مستمرة فاعمل تحليلا للسكر يوما بعد يوم وإذا انخفض فاستشر طبيبك ولا توقف الدايمكرون وليس للبصل أضرار جانبية، أما الثوم فهو يخفض الكولسترول بشكل جيد ولكن يجب التأكد من أنك لا تستخدم أدوية خاصة بالقلب مع الثوم.

٦٣٥- هناك طبيب شعبي يبيع وصفات لعلاج السكر المعتمد على الأنسولين، ويقول: يجب التوقف عن الأنسولين واستخدام ذلك العلاج الذي يحوي ١٣٥عشبة أرجو الإفادة هل هذا صحيح وهل لديك خلفية عن هذا المعالج الشعبي؟

- هذا المعالج الشعبي الذي ذكرته من أكبر الدجالين والمشعوذين ووصفته المركبة من ١٣٥عشبة خطيرة جداً وقد تقتل الشخص الذي لديه السكر من النوع المعتمد على الأنسولين إذا استخدم هذا العلاج وترك الأنسولين؛ لأن مريض السكر المعتمد على الأنسولين ليس له أي علاج بالأعشاب على الإطلاق وعلاجه الوحيد الأنسولين أوزراعة الخلايا المفرزة للأنسولين في البنكرياس، وهو يتم حالياً في مستشفى همر سميث بلندن.

٦٣٦- هل هناك بعض الوصفات العشبية لمرض السكر؟

- إذا كان يستخدم الأنسولين، فأنصح بعدم استخدام أي عشب أو دواء آخر، أما إذا كان لا يستخدم الأنسولين، فيمكن استخدام الخيار الكوري وهو يشبه الخيار العادي إلا أنه خشن، ويؤكل عادة مع السلطة وطعمه مر أو يمكن تجفيفه جيداً وسحقه وأخذ ملعقة صغيرة منه ثلاث مرات في اليوم قبل الأكل. ويمكن أيضاً استخدام الحلبة فهي جيدة.

٦٣٧- يباع حالياً مسحوق نوى التمر على أساس أنه علاج لداء السكري، النوع المعتمد على الأنسولين وغير المعتمد على الأنسولين، وكذلك لعلاج الفشل الكلوي وعلاج أمراض القلب،فهل لهذه الادعاءات المذكورة ما يؤيدها علمياً؟ علما أنه يروج عن طريق الجوال ويباع أيضاً في بعض المكتبات، نرجو التكرم بالتوضيح عن صحة ما قيل عنه؟

- كل الادعاءات التي ذكرتها لا أساس لها من الصحة، وهناك خطورة كبيرة في استخدامه ضد داء السكري المعتمد على الأنسولين، والذي يعرف بالنوع الأول وكذلك الفشل الكلوي وأيضاً أمراض القلب والذي قام بتحضير هذا النوع من النوى ليس لديه خلفية أساساً عن هذه الأمراض ولا عن تداخلاتها وأنا لا أدري كيف لشخص مسلم أن يقوم بهذا العمل الذي ليس إلا مجرد ابتزاز للمال دون النظر في صحة الشخص الذي سوف يتعاطاه. لقد قمنا بدراسة على نوى التمر قبل ١٥ سنة ووجدنا أنه يحتوي على دهون مشبعة، وكذلك على معادن ونشر في مجلة ألمانية ولا يوجد له أي ادعاء من الادعاءات المذكورة، وأحب أن أشير إلى وجود نوعين من مستحضر نوى التمر، نوع محمص ونوع غير محمص، وفي استعمالهما خطورة، حيث وجد أن الاثنين ملوثان بالبكتريا وبالفطريات المعدية، كيف لا والنوى يجمع بعد أكل التمر ويصبح ملوثاً بلعاب آكلي التمر، فالحذر الحذر من استعماله. كما أنه يحتوي على معدني الرصاص والكادميوم، وهما من المعادن الثقيلة الخطيرة.

٦٣٨- ما هي أفضل الأعشاب لتخفيض سكر الدم؟

- توجد أعشاب كثيرة تخفض سكر الدم، ولكن آمنها هو البصل الأحمر والحلبة والترمس والصبر ويجب عدم استخدام أي دواء عشبي إذا كان الشخص يتعاطى الأنسولين.

٦٣٩- هل المرة تخفض السكر وما هي، وما فوائدها؟

- المرة لا تخفض السكر ولكنها مطهرة ومضادة للغازات أو الأرياح وتتكون من خليط متجانس من مواد راتنجية وصمغية وزيوت عطرية مثلها مثل الحلتيت إلا أنها لا تحتوي على كبريت. وليس للمرة أضرار جانبية إذا استخدمت في حدود الجرعات المحددة لها.

٦٤٠- هل الحرمل يخفض السكر؟ وهل هو سام؟

- الحرمل لا يخفض السكر ويعتبر من النباتات السامة ويجب تفاديه.

٦٤١- هل هذه الوصفة لعلاج السكر مفيدة، وهي أرطة حمراء مطحونة مع قشر رمان مطحون، بحيث يغلي لمدة عشر دقائق مع كمية من الماء وتصفى ويؤخذ مقدار بيالة أو كأس لمدة أسبوع، ويقال: إن هذه الوصفة يمكن أن تعالج الضغط والقولون أيضاً، فهل لهذه الوصفة أضرار جانبية؟ وهل ممكن أن تستعملها المرأة الحامل؟

- الأرطة وحدها تخفض السكر، ولكن لا تعالجه وبالنسبة للضغط والقولون فلا يوجد ما يبرر استعمالها علمياً ويجب عدم استخدامها من قبل الحوامل والمرضعات.

٦٤٢- ما فائدة ورق الزيتون في علاج السكر؟

- ورق الزيتون يخفض نسبة بسيطة من سكر الدم، ولكن يجب الحذر عند استخدام ورق الزيتون، فقد تقطف أوراق لنبات آخر تشبه أوراقه أوراق الزيتون، وإذا كان ولابد من استخدامه فعليك بالذهاب إلى مكان معروف بأشجار الزيتون واجمعها بنفسك تلافياً للخلط بين بعض النباتات.

٦٤٣- عمري حوالي ٥٨ عاماً وأعاني من السكر وأرغب في وصفة من الأعشاب لتخفيض السكر؟

- هناك مواد تستخدم لتحفيز البنكرياس على زيادة إفراز الأنسولين، وقد تحدثت عنها وهي الخيار الكوري المر المعروف باسم كاريلا وكذلك الحلبة والبصل الأحمر ويمكن استعمال الخيار الكوري بمعدل نصف خيارة تقطع مع السلطة قبل كل وجبة أو شراء ٢كيلو جرام وتنظيفها وتقطيعها إلى شرائح وفردها على فراش نظيف في الشمس حتى تجف تماماً ثم تطحن وتوضع في علبة ويستعمل منها ملء ملعقة صغيرة تمزج مع نصف كوب ماء ويشرب قبل الوجبة بعشر دقائق ولا خوف من الاستمرار في استعماله.. أو يمكن استعمال ملعقة متوسطة من مسحوق الحلبة سفاً قبل الوجبات ويشرب بعدها قليل من الماء.. أو استعمال عرق متوسط في حجم البيضة من البصل الأحمر مرة في الصباح وأخرى في المساء.

٦٤٤- ابني عمره ١٨سنة يتناول الأنسولين، هل هناك بديل للأنسولين؟

- يجب ألا يستعمل أي شيء غير الأنسولين مهما كان السبب وأرجو له الشفاء.

٦٤٥- سائل يسأل عن عشبة معروفة لدى العطارين تعرف بعشبة سيناء تستعمل لتخفيض سكر الدم، وما هي فوائد هذه العشبة ومضارها لمرضى السكري، وهل يتوقف الشخص الذي يستعمل حبوب السكر المتعارف عليها طبياً عندما يستخدم هذه العشبة؟

- هذه العشبة تنمو بكثرة في صحراء سيناء بمصر، وكذلك في شمال المملكة وتعرف بالسموه وتعرف علمياً باسم Cleome drosirifolia ويستخدمها المصريون كعلاج مخفض لسكر الدم. يحتوي النبات على جلوكوزيدات وأحماض دهنية وفلافونيدات. النبات ليس له أضرار إلا أنه توجد منه عدة أنواع وأغلبها ضار بالكلى، وعليه لا أنصح باستخدامه لمدة طويلة كما لا أنصح بتوقيف حبوب السكر التي تصرف لك من المستشفى إلا باستشارة المختص.

٦٤٦- هل هناك أي علاج لمرض السكر سواء، أكان أعشابًا أو حبوبًا؟ هل هناك أي وصفة أعشاب خفيفة وبسيطة أستطيع أن أستعملها دائماً، حيث أعاني من السكر الثاني المعتمد على الحبوب؟

- لا يوجد إلى الآن أي دواء عشبي أو غير عشبي يشفي من السكر ولكن هناك أدوية عشبية وكيميائية تخفض السكر بالنسبة للنوع الثاني مثل الحلبة والبصل والخيار الكوري. أما النوع الأول المعتمد على الأنسولين فيجب ألا يستخدم غير الأنسولين.

٦٤٧- هناك وصفة وصفها شخص للتخلص من مرض السكري. هل الوصفة نافعة لإزالته أم لا؟ وهل لها أي أضرار أو أعراض جانبية؟ الوصفة هي: فنجان صبر - فنجان كركم - ملعقة زنجبيل - ملعقة فلفل أسود - نصف علبة تمر هندي. طريقة التحضير للوصفة: تخلط المقادير وتعجن، ومن ثم تعمل كحبات صغيرة وتدخل الفرن وبعد إخراجها من الفرن تؤخذ منها سبع حبات صباحاً وسبع أخرى مساءً، مع شرب ثماني كاسات ماء يومياً لمدة شهر ودون استخدام إبر الأنسولين. علماً بأن المريض مصاب بالضغط وجلطة بالجانب الأيسر كاملاً.

- أنصحك بعدم استخدام هذه الوصفة على الإطلاق، فليس لها علاقة بعلاج السكر. صحيح أن الصبر يخفض السكر نوعاً ما. ولكن ليس علاجاً واستمرعلى علاج المستشفى.

٦٤٨- أنا سيدة أبلغ من العمر ٥٠ سنة ومصابة بالسكر وأنا على حمية ووصف لي علاج للسكر من الشيح والقيصوم، يطحن ويؤخذ منه كأس في الصباح والمساء. أرجو من سعادتك إعطائي رأيك في هذه الوصفة، وهل لها مضار؟

- أنصحك بعدم استخدام هاتين العشبتين؛ لأن تخفيضهما للسكر قليل جداً ولا تعرف الأضرار الجانبية لهما، فابتعدي عنهما والأفضل من ذلك الحلبة البلدي، حيث يؤخذ من مسحوقها ملعقة متوسطة سفاً، ثم يشرب بعدها قليل من الماء بمعدل ثلاث مرات في اليوم قبل الوجبات. كذلك عرق بصل من النوع الأحمر متوسط بحجم البيضة، يؤكل نيئاً بمعدل واحد في الصباح وآخر في المساء.

٦٤٩- والدتي تعاني من مرض السكر وتتعاطى الأنسولين (إبر) من مدة. وقد ذكر لي أحد الأصدقاء أن والده قد عوفي من السكر عندما استخدم أعشاب (الحرمل) التي يتم تنقيعها بماء حار، حتى يتغير لونها ثم تؤخذ يوميا عند الصباح (بيالة شاي) واحدة يوميا. وكما تعلم أن هذا النبات مر جدا، ويقول البدو: إنه من النباتات السامة. هل تنصح يا دكتور، بهذه الوصفة؟

- هذا النبات من النباتات السامة فعلاً، وهو يخفض السكر نوعاً ما، ولكنه لا يشفي السكر وهو خطير فأرجو عدم استعماله.

٦٥٠- هل للحنظل فائدة لمريض السكري الذي يستخدم الحبوب؟ وكيف يستخدم؟ وإذا كان غير مفيد للسكري فهل يفيد لأمراض أخرى؟

- بذور الحنظل تخفف سكر الدم نوعاً ما، ولكن يوجد أفضل من ذلك، وهو الخيار المر.

عشبيات

٦٥١- ماهي فوائد الأترج؟

* الأترج ثمر كبير من مجموعة البرتقال والليمون وشجرة الأترج كشجرة الليمون أو البرتقال وتعطي ثمارا أكبر بكثير من البرتقال ذات لون برتقالي وقشرة الثمرة سميكة جدا والأترج له رائحة زكية وحامض الطعم. وقد ورد ذكره في سفر اللاويين من التوراة «تأخذون لأنفسكم ثمر الأترج بهجة» وثبت في الصحيحين أن النبي [قال: «مثل المؤمن الذي يقرأ القرآن كمثل الأترجة، طعمها طيب وريحها طيب».

وقد عرفه العرب منذ القدم وتغنى به الشعراء في شتى العصور، منهم ابن الرومي الذي قال في معرض الحديث عن أحد ممدوحيه:

كُلّ الخِلَالِ الَّتِي فِي محَاسِنكم   تشَابهَت مِنْكم الأَخْلاقُ والخُلق
كأَنَّكم شَجرُ الأترجِ طابَ معا   حِمْلا ونَورا وطابَ العودُ والورَقُ

وللأترج منافع كثيرة حيث يستعمل من الثمرة قشرها ولبها وماؤها وبذرها ولكل منها منافع خاصة.

يستعمل القشر بعد جفافه كمانع للسوس وخاصة سوس الملابس. طيب النكهة إذا مضغ ويحلل الرياح وإذا جعل في الطعام أعان على الهضم. وعصارة القشرة ضد نهش الأفاعي شربا وينفع قشره ضمدا ورماد قشره بعد الحرق يستعمل طلاء ضد البهاق. ويستخدم لبه لإطفاء حرارة المعدة ونافع لأصحاب المرة الصفراء. وماؤه قاطع للقيء مُشه للطعام وبذره ملين للطبيعة مطيب للنكهة مضاد للسموم، كما أن استعمال الأترج صباح كل يوم يخفف الوزن.

٦٥٢- ماهو الإذخر، وما هي فوائده، وأين يوجد؟

* الإذخر عبارة عن نبات عشبي معمر لا يزيد ارتفاعه عن متر ويعرف علمياً باسم Cymbo*ogon Citratus من الفصيلة النجيلية والجزء المستعمل من النبات جميع أجزائه، وينمو في منطقة الحجاز، وأهم فوائدة قاتل للحشرات، يستعمل في صناعة العطور لاحتوائه على زيوت طيارة ذات رائحة عطرية متميزة، لعلاج الإمساك، وكذلك لعلاج الحمى ومخفف للآلام ومهدىء.

٦٥٣- كيف يستخدم نبات الأرطة؟ وهل هي مادة تشرب أم تؤكل أم تدهن أو ماذا؟

- يستعمل نبات الأرطة أكلا وشرابا ودهانا. فالأفرع الطرفية الغضة من نبات الأرطة تفرم وتوضع مع الأرز أو تخلط مع اللبن أو تطبخ مع الأرز لطيب رائحته ويؤكل. كما تدق الأفرع الغضة مع قليل من الماء ثم، يشرب لعلاج المعدة. كما يمكن سحق نبات الأرطة بعد جفافه وخلطه مع الفازلين واستعماله كمرهم. كما أن المادة الإفرازية التي تفرزها الأرطة يمكن أن تؤكل بكميات مقننة ضد الكحة.

٦٥٤- ماهو الأشق؟ وهل هو الحلتيت أو المرة أو الصبر؟ وهل هو معروف لدى العطارين، أم هو موجود بالصيدليات؟

- الأشق ليس بالحلتيت ولا المر ولا الصبر فهو مختلف تماماً من حيث النوع والجنس وهو يتشابه مع الحلتيت والمر فقط في المحتويات الكيميائية، وهو لا يوجد بالصيدليات ولكن يمكن الحصول عليه لدى بعض العطارين.

٦٥٥- ما هو الأشق وكيف يحضر وهل هو موجود كدواء مستحضر، وما هي الجرعة المطلوبة منه؟

- الأشق هو عبارة عن مادة صمغية يستخرج من سيقان شجرة تعرف في بلاد الشام بالكلخ وفي مصر باسم قنا وشق وهذه المادة موجودة لدى العطارين ولا يوجد مستحضر له في الأسواق ويؤخذ منه نصف ملعقة صغيرة ويذاب في ملء كوب ماء مغلي ويشرب مرتين في اليوم قبل الأكل أو بعده.

٦٥٦- أريد معلومات عن نبات الأطمنطا.

- الأطمنطا هي وصفة شعبية وليس نباتا قائما بذاته وأهم النباتات الداخلة في تركيبة الأطمنطا بذور الخلة الشيطانية المعروفة علمياً باسم Ammi majus وأهم محتويات البذور الكيميائية مركب الأمودين Ammoidin وهو يستعمل لعلاج مرض البهاق، وقد حضّرت شركة ممفيس بالقاهرة عدة مستحضرات من هـذا المركب لعلاج البهاق، أما النبات الثاني فهو النانخة Ammi co*ticum وهو يحتوي على زيت طيار، وأهم مادة فيه هي الثيمول Thymol..

٦٥٧- أريد شرحاً مفصلا عن بذور الكتان وكيفية استخدامه؟ كذلك زيت بذر الكتان، وما فوائده؟ وهل بذر الكتان عندما يحمص ويطحن يؤخذ على الريق أم لا، وهل لها فائدة في إزالة الكرش؟

- بذر الكتان يستعمل على هيئة مسحوق، حيث تؤخذ ملعقة متوسطة تمزج مع نصف كوب ماء شرب ويشرب مباشرة مرة في الصباح وأخرى في المساء، وذلك لخفض الكولسترول ولإنقاص الوزن وضد الإمساك وقرحة المعدة والتهاب الجهاز البولي، أما زيت بذر الكتان الذي يعرف بالزيت الحار فهو يستخدم في الطعام وهو ملين ويسكن الالتهابات والآلام، كما يستخدم لعلاج الحروق كدهان موضعي، وبذر الكتان عندما يحمص ويؤخذ على الريق فليس له تأثير إطلاقاً على إزالة الكرش.

٦٥٨- سائل يقول: إنه سمع مقولة تقول: إن فاكهة البروجو تعالج أمراضاً عديدة ويريد معرفة صحة ذلك، وما هذه الفاكهة وهل هي متوافرة في الأسواق وبأي اسم وهل صحيح أنها تعالج الزهايمر والخرف وأمراض القلب والشد؟

- فاكهة البروجو فاكهة تأتي من شرق آسيا، وقد صنع منها أنواع من المربيات وأيضا يضاف لها زيت الفول السوداني أو زبدة الفول السوداني وتؤكل عادة مع الخبز، وهي لا تعالج الأمراض المذكورة وغير مرخصة وغير مقننة.

٦٥٩- ماهي فوائد البردقوش ومضاره وكم الكمية الكافية منه؟

- فوائد البردقوش أنه يزيل انتفاخ البطن وينبه تدفق الصفراء ومضاد للالتهابات الصدرية واللوزتين والتهابات القصبة والربو، ومدر للحيض وجيد لآلام المعدة. أما مضاره فلا يوجد له مضار إلا إذا استعمل بطريقة عشوائية ولم يتقيد الشخص بالجرعة والجرعة هي ملء ملعقة صغيرة توضع في كوب ويصب عليها الماء المغلي، وتترك لمدة عشر دقائق ثم تصفى وتشرب بمعدل مرتين في اليوم صباحاً ومساءً.

٦٦٠- ماهي شجرة اللزاب؟ وماهي خواصها واستخدام أوراقها وتركيبها؟ وهل لها تأثير على القلب؟

- لم أسمع باسم اللزاب إلا إذا كنت تقصد الوزاب الذي ينمو بكثرة في المناطق الباردة من المملكة مثل الطائف والباحة وبني شهر وأبها وأيضا في المدينة وهو أصلا نبات البردقوش، يسمى في منطقة عسير بالوزاب وفي المدينة بالدوش، فإذا كان ذلك هو المقصود فليس له تأثير على القلب وهو مخفض للضغط ويشرب كما يشرب النعناع وطريقة تحضيره مثل النعناع تماما، أما إذا كان غير ذلك فأرجو تزويدي بأي كمية منه وكذلك معلومات عنه، مثلا أين يباع أو إذا كان ينبت في المملكة، فأين ينبت وما هي استخداماته الشعبية مع جزيل الشكر.

٦٦١- هل شاي البرسيم الأحمر يوجد في السعودية، وما هي أماكن بيعه؟

• نعم شاي البرسيم الأحمر والذي يعرف باسم نفل المروج Red Clover يوجد في السعودية ويباع في بعض محلات العطارة إلا أنه يمكن زراعته وله أزهار جميلة.

٦٦٢- ما هي فوائد البصل والثوم وكيف يتخلص من رائحتهما الكريهة؟

• للثوم والبصل فوائد لا تحصى، فهي تخفض السكر والضغط والكولسترول وقاتلة للبكتريا... إلخ، ويوجد مستحضر من الثوم.. يباع في الصيدليات، خالٍ من الرائحة وبمكانك استخدام البصل مشويا أو مطبوخا، حيث تكون رائحته شبه معدومة والفائدة موجودة وثابتة.

٦٦٣- هل فائدة البصل في طبخه أو كما هو؟

• الفائدة العظمى في البصل الطازج كما هو، وتقل الفائدة قليلاً مع الطبخ أو الشوي.

٦٦٤- هل البقدونس خطر على الحيوانات القارضة مثل الأرانب والخنزير الهندي؟ وهل له التأثير نفسه على الإنسان؟

• البقدونس الأخضر إذا استعمل مثل ما نستعمله في العادة مع السلطات، أو مع أنواع من الأكل فلا خطر فيه إطلاقاً وأحياناً الشيء الذي يكون خطراً على الحيوان قد لا يكون خطراً على الإنسان والعكس صحيح، و لا يوجد في المراجع العلمية ما يقول: إن البقدونس الأخضر فيه خطر على الإنسان إذا استعمل باعتدال، وربما بذور البقدونس إذا استعملت بكثرة يكون فيها خطر على الإنسان.

٦٦٥- كيف يمكن الحصول على بقلة الخطاطيف، وكيف تستخدم؟

• بقلة الخطاطيف غير موجودة لدى العطارين كمادة خام ، ولكنها توجد وتباع لدى محلات الأغذية الصحية. وبالنسبة لاستخدامها فتوجد تعليمات على العلبة والبروشور الموجود داخل العلبة.

٦٦٦- البورق هل هو نبات أم حيوان وما هي فوائده؟

• البورق ليس بنبات ولا حيوان وإنما هو ملح يعرف بثاني بورات الصوديوم ويعرف أيضاً بلزاق الذهب أو ملح الصاغة أو التنكار وهو يوجد على هيئة رواسب بللورية مالحة علي شواطئ بعض البحيرات.. يستعمل البورق لعلاج عرق النسا وعسر البول ويدمل الجروح ويقاوم السموم وجفاف البواسير، كما يستخدم في الصناعة لجلي الفضة وفي علميات الدباغة وفي صنع الصابون.

٦٦٧- ماهو البورون وما هي فوائده وأين يوجد؟

- البورون (Boron) عبارة عن معدن يوجد بتركيز عالٍ في غدد الجارات الدرقية، وهو طبيعي ولا يصنع ويوجد في المواد الآتية: التفاحٍ، الجزر، الخل، العنب، الحبوب بأنواعها، البقوليات، الجوز، الخضراوات، ومن فوائده المحافظة على العظام، يخفف من هشاشة العظام ويزيد من امتصاص الكالسيوم والأيض، يساعد على النمو، يعالج هشاشة العظام، يحسن من مستوى المناعة، وربما يخفف ضغط الدم.

٦٦٨- ماهو البوكو؟

- البوكو هو نبات شجيري معمر يصل ارتفاعه إلى ٢متر بدون ساق، حيث يطلع من الأرض على هيئة باقة مكونة من أغصان متجاورة، الجزء المستخدم منه أوراقه، تحتوي الأوراق على زيت طيار بنسبة ١,٥ -١- ٢,٥٪ وأهم مركب فيه منثون وبوليجون وكذلك مركبات كبريتية وفلافونيدات ومواد هلامية، وأهم تأثيراته مطهر المسالك البولية، مدر، ومنبه ومنشط للرحم ويستخدم مع الخلة الطبية لتوسيع الحالب فتخرج حصاة الكلية، وهذا النبات لا يوجد لدى العطارين.

٦٦٩- هل تمر العبيد هو التمر الهندي المعروف؟

- تمر العبيد ليس بالتمر الهندي المعروف، ويوجد لدى العطارين باسم اللالوب وهو عبارة عن ثمار تشبه إلى حد ما التمر اليابس.

٦٧٠- هل يؤخذ ورق التوت قبل الأكل أو بعده أم في أثناء الأكل؟ وما هي الكمية؟

- ورق التوت عادة تؤخذ قبل الأكل بعشر دقائق وتؤخذ بمعدل ملعقة صغيرة من مسحوق الورق على نصف كوب ماء وتحرك جيدا ثم تشرب.

٦٧١- ماهي فوائد الثوم؟ وكيف يستعمل؟ وهل هو من الموجود في سوق الخضار أو يباع في محلات العطارة أو من الصيدليات؟

- الثوم يوجد في محلات الخضار وفي البقالات وفي كل مكان كما يوجد في الصيدليات، ويستعمل الثوم بأكل فصين إلى ثلاثة فصوص من رأس الثوم يومياً ويمكن أكله بعد الأكل، كما توجد منه مستحضرات مقننة على هيئة أقراص وحبوب وكبسولات تباع في الصيدليات وفي محلات الأغذية التكميلية ولدى العطارين، والثوم له فوائد جمة فهو قاتل لجميع أنواع البكتيريا وبعض الفيروسات ولبعض الفطريات ويخفض الضغط المرتفع والسكر والكولسترول ويوسع الشرايين ويقوي جهاز المناعة، كما يوجد منه ثوم مخلل عديم الرائحة، وأنا أفضل الثوم المخلل.

٦٧٢- هل الثوم الموجود على هيئة مستحضر في الصيدليات تحت مسمى «كواي» مفيد وتنصح باستعماله؟

- الثوم الموجود في الأسواق المحلية، وبالأخص في الصيدليات تحت مسمى (كواي) مفيد ومقنن ومسجل لدى وزارة الصحة ويمكنك استخدامه بأمان ولكن أيضاً إذا كنت تتحمل رائحة الثوم الطازج فهو أفضل بكثير ويمكنك استعمال فصين من فصوص الثوم يومياً.

٦٧٣- هل صحيح أنه يوجد بصل أو ثوم الدببة؟ وما هو وما هي استعمالاته وأضراره؟

- يوجد نبات اسمه ثوم الدببة ويعرف علمياً باسمAllium ursinum وهو عشب معمر يتراوح طوله ما بين ٤٠ - ٥٠ سم، وهو يشبه إلى حد ما الثوم العادي إلا أن فصوصه طويلة وتحوي زيتاً طياراً يتكون أساساً من جلوكوزيدات الألين، كما يحتوي على مواد مضادة للبكتريا وفيتامين ج، يستعمل ثوم الدببة وهو طازج عكس الثوم العادي الذي يستخدم مضاداً لأمراض الجهاز الهضمي، فهو يقضي على أنواع البكتريا الضارة في الأمعاء، كما أن الزيت يستخدم لعلاج القروح المتقيحة، أما أوراق ثوم الدببة الطازجة فيستخدم في السلطات لرفع الشهية وزيادة الإفرازات وتحسين عملية الهضم.

٦٧٤- أين توجد عشبة جاكاس وأين تباع وما هو الاسم العلمي لها؟

- عشبة جاكاس توجد في الولايات المتحدة الأمريكية، ولا توجد مع الأسف في السعودية، وتعرف علمياً باسم NEUROLAENA LOBATA.

٦٧٥- هل نبات جاكاس هو نبات الجعدة أم لا؟

- نبات جاكاس ليس بنبات الجعدة، وهو لا يوجد في الوطن العربي، ويوجد في الولايات المتحدة الأمريكية.

٦٧٦- ما هو جذر الكلفر؟

- جذر الكلفر هو عشب ينمو في أمريكا الشمالية والجزء الطبي منه هو الجذر، ويستخدم كملين ولاضطرابات الكبد وإفراز الصفراء. كما يستعمل لانتفاخات البطن.

٦٧٧- ما هو الجنسنج وما فائدته؟

الجنسنج هو عبارة عن جذور لنبات يعرف علميا باسم *anax ginseng وهو كوري الأصل وعشب طبي كان يستخدم كدواء للمحافظة على الحيوية الجسدية في جميع دول الشرق الأقصى بما فيها كوريا والصين منذ زمن طويل، ومعنى جنسنج حسب ماسماه العالم السوفيتي كارل أنطون هو علاج لكل الأمراض، وجذور الجنسنج التي يتم جمعها بعد خمس سنوات من زراعة النبات، والتي تنتج أصلا في كوريا حازت على المركز الأول، وتوجد عدة أنواع من الجنسنج مشابهة للجنسنج الكوري في أمريكا الشمالية واليابان والصين وروسيا، ولكنها تختلف عن الجنسنج الكوري في نواحي الأصل والشكل والمقومات اختلافاً كبيراً وتختلف الأشكال كما يلي:

- **الجنسنج الكوري** *anax ginseng عدد أوراقه ٥ وشكله كشكل جسم الإنسان، ويوجد في كوريا و منشوريا.

- **الجنسنج الأمريكي** *anax ginsenquefolium عدد أوراقه ٥ شكله كالعمود، ويوجد في أمريكا الشمالية.

- **الجنسنج سانتشي** *anax nofoginseng عدد أوراقه ٧ ويشبه الجزر الصغير، ويوجد في اليونان والصين.

- **جنسنج الخيزران** *anax Ja*onicuim عدد أوراقه (٥) وشكله يشبه شكل جذر الخيزران، ويوجد في اليابان واليونان والصين.

- **جنسنج القز** Tnifolium *anax عدد أوراقه (٣) شكله شكل الكرة، ويوجد في شمال شرق أمريكا.

- **جنسنج هامالايا** *anax *seudoginseng عدد أوراقه (٥) شكله شكل البصلة، ويوجد في نيبال وشرق هامالايا أما تأثيرات الجنسنج فهي عديدة منها:

ضد الالتهابات وإزالة السمية في الجسم - ضد تجلد الدم - ضد التهاب الكبد - مسكن للحمى - زيادة إفراز هرمون مثير قشرة الكظر - ضد البول السكري - إزالة الألم الخاص بخلايا العصب الدماغي - تحسين قوة الذاكرة - مضاد للتعب - ضد الفيروسات وخاصة فيروس الأنفلونزا - يوقف القيء الشديد - جيد لعسر الهضم ويعزز عملية الهضم - يساعد على تقليل الغازات في المعدة والأمعاء

- يقوي وظيفة الرئة - مقو - يجب عدم استخدامه للأطفال وكذلك للحامل والمرضع، كما يجب عدم استخدامه من قبل المصابين بالأوعية الدموية ومرضى السكر الذين يتعاطون أدوية لتلك الأمراض، ومن أعراضه الجانبية إذا استمر الشخص في استعماله لأكثر من ستة أسابيع، وهي: الصداع - النرفزة والقيء والأرق والرعاف والأوديما وارتفاع الضغط.

٦٧٨- هل الاستمرار في استعمال الجنسنج يسبب مشكلات لأي جزء من أجزاء الجسم؟ وهل الفوائد المعطاة عنه صحيحة؟

• الجنسنج إذا أخذ حسب الإرشادات ودون تعدي الجرعة المحددة، فليس له أضرار جانبية كما أنه يجب عدم الاستمرار في تعاطيه بصفة مستمرة، وإنما يستعمل مدة ٦ أسابيع ثم تتوقف عنه لمدة حوالي عشرين يوماً ثم يستخدم مرة ثانية وهكذا.

٦٧٩- ما هو أفضل أنواع الجنسنج؟

• أفضل أنواع الجنسنج هو الكوري ثم الصيني.

٦٨٠- كيف يمكن الحصول على الجنسنج الصيني الأصل؟ وماذا عن كبسولات الجنسنج التي تباع في الصيدليات «٥٠٠مجم» هل هي مفيدة؟

• يمكن الحصول على الجنسنج الأصلي من بعض الصيدليات، وهو على هيئة جذور بيضاء تميل إلى الصفار وإذا لم تجدها فيمكن طلبها من الصين فهي متوافرة. أما الكبسولات عيار «٥٠٠ملجم» فإذا كانت العلبة مكتوباً عليها رقم تسجيل وزارة الصحة السعودية فهي جيدة وتقوم مقام جذور الجنسنج الصيني، وإذا كانت غير مسجلة فلا تستعملها، حيث توجد أنواع من الجنسنج مغشوشة.

٦٨١- سائل يسأل عن فوائد الجنسنج وكيفية استخدامه إذا كان على شكل حبوب وكم أسبوعاً يمكن استخدامه وكم حبة في اليوم، وهل له أعراض جانبية أو أضرار في المستقبل وهل استخدام هذه الحبوب يتطلب سناً معيناً؟ و ما هي أفضل عبواته؛ نظراً لوجود عبوات متعددة في الصيدليات؟.

• فوائد الجينسنج مقو ومنشط ومخفض للسكر ومدر ومعرق، ويقول الصينيون والكوريون: إنه علاج لكل شيء ويوجد من جذور الجينسنج مستحضرات كثيرة

على هيئة جذور كما هي وعلى هيئة شراب وعلى هيئة كبسولات وأقراص وخلافه ويوجد في أسواق المملكة حوالي ١٩ مستحضراً وأغلب هذه المستحضرات مسجلة لدى وزارة الصحة، وأفضل نوع هو النوع الكوري ثم الصيني ثم الأمريكي ثم البرازيلي ويجب عدم استخدامه من قبل الأطفال الصغار ومن قبل الحوامل والمرضعات، وطريقة الاستعمال مذكورة على كل مستحضر وأنصحك بشراء الجذور الكورية إذا وجدتها كما هي وسحقها واستخدام جرعة بمقدار لا يزيد على ٢٠٠ ملليجرام في اليوم ولمدة لا تزيد على أربعة أسابيع.

وإذا لم تجد هذه الجذور فعليك بشراء أي من كبسولات الجينسنج المكتوب عليها رقم تسجيل وزارة الصحة. يجب اتباع التعليمات بدقة على النشرة المرفقة بالمستحضر، وعدم التمادي في زيادة الجرعة.

٦٨٢- أستعمل كبسولات الجنسيانا منذ عدة سنوات بمعدل كبسولتين كل صباح، وأشعر بأني أدمنتها، فهل الجنسنج يسبب الإدمان أم لا؟

* لم تحدد الجرعات التي تستخدمها كم كميتها هل ٢٠٠ملجم أم أكثر ولم تذكر فيما إذا كنت تتعاطى أدوية أخرى أم الجنسيانا فقط، حيث إن الجنسيانا تتعارض مع أدوية مرض السكري ومع أدوية الضغط ومع المنشطات وحتى مع الكافيين؛ نظراً لأن الجنسنج منشط والكافيين منشط فيزيد التنشيط، وعليه فإن الاستمرار على استعمال الجنسنج عدة سنوات فيه مجازفة والمفروض ألا يزيد استعمال الجنسنج عن ثلاثة أشهر فقط وبجرعات لا تزيد عن ٥٠٠ملجم مرتين في اليوم. والجنسنج لا يسبب الإدمان.

٦٨٣- سائل يقول: إن عطاراً وصف له عشباً يسمى الجنسنج اليمني لتخفيف الإجهاد والآلام، ويرغب معرفة هذا النبات وفوائده، ومضاره، وهل ننصح باستخدامه؟

* هذا النبات ليس من أنواع الجنسنج، ولكن يشبه جذور الجنسنج في الشكل ويعرف علمياً باسم Mandragora officinaium من الفصيلة الباذنجانية، والجزء المستخدم من النبات جذوره، ويحتوي على بعض المواد المهلوسة وتأثيراته يزيد نبضات القلب، ويوسع حدقة العين، يسبب تهيجاً للكلى، يسبب هلوسة، يقلص حركة العضلات المعوية، يخفف الآلام ومهدئ، يفيد في علاج بعض الأمراض

الجلدية، ومضار هذا النبات أنه مهلوس ويؤثر على الكلى وبالأخص الأشخاص الذين يعانون من التهابات مزمنة في الكلى، أما نصيحتي فهي عدم استخدام هذا النبات لاسيما وأنت لم تذكر ما هو المرض الذي تعاني منه ولا كم عمرك، حيث إن الأشخاص فوق سن الـ ٥٥سنة يجب عليهم عدم استعماله وكذلك الأطفال والحوامل والمرضعات.

٦٨٤- ماهو نبات الجنكة؟ وهل يمكن استخدامه بشكل مستمر؟ وهل هناك تأثيرات غير مستحبة في حالة التوقف عنه مباشرة دون تدرج؟وهل لهذه المستحضرات تأثيرات ضارة على الكبد أو الكلى أو أي جزء من أجزاء الجسم؟ وهل يمكن استخدام هذا المستحضر لعلاج التنميل في الجانب الأيسر من الجسم؟

- نبات الجنكة عبارة عن شجرة كبيرة والجزء المستخدم منها الأوراق والبذور وتحتوي الأوراق على مركب الجنكوليد وهو المركب الذي يعزى إليه التأثير الدوائي ويوجد مستحضر مقنن يباع في الصيدليات تحت اسم جنكسين - أف (Ginexin -) وهو على هيئة أقراص تستعمل خلاصة الأوراق أو المستحضر الذي يحتوي على المركب جنكوليد في علاج ما يلي:
- علاج أمراض الدورة الدموية وهي تفيد بشكل خاص في تحسين جريان الدم باتجاه الدماغ وقد أثبتت الدراسات أنه يمكن لمركب جنكوليد أن يقوم وبجدارة على علاج حالات عدم الانتظام الشديد لنبضات القلب، كما يقوم بعلاج تصلب الشرايين في الدماغ وخاصة عند المتقدمين في السن، كما تستخدم خلاصة الأوراق في علاج أمراض الدوالي والبواسير وقرحات الساق، أما بالنسبة للبذور فتستخدم لعلاج الاضطرابات الربوية وحالات السعال المصحوب بالبلغم وللبذور تأثير مقو على الجهاز البولي، ولذلك يستعمل في علاج حالات السلس وفرط التبول، ويمكن استخدام مستحضرات جنكسين لمدة ثلاثة أشهر، ثم يرتاح المريض مدة بسيطة ويعاود الاستعمال، أما فيما يتعلق بتأثيره على الكبد فلم تذكر المراجع العلمية أي أعراض جانبية على الكبد، ويمكن للشخص المصاب بالتنميل استعمال مستحضرات الجنكة ولا يوجد لمستحضرات الجنكة أي أعراض على الكبد أو الجسم إذا أخذ بالطرق المقننة، ولم يتعد الجرعات المعطاة.

٦٨٥- هل هناك ضرر من استخدام حبوب الجنكة التي تباع في محلات الأغذية التكميلية مع حبوب الثيروكسين؟ وكذلك استخدام حبوب الحديد مع التراميجا؟ وهل الأدوية السابقة تتعارض مع مريضة السكر التي تستعمل الأنسولين؟

- لا يوجد تعارض بين الأدوية التي تستخدمينها مع الأنسولين، وكذلك لا يتعارض مستحضر الجنكة مع الثيروكسين وإذا لاحظت أي تأثيرات ضارة فتوقفي عن تلك الأدوية ولكن يجب أن تحرصي على عدم إيقاف تعاطي الأنسولين.

٦٨٦- من أين يمكن الحصول على جنين القمح هل يتواجد في محلات الأغذية التكميلية أم في أماكن أخرى؟

- جنين القمح يمكن الحصول عليه من صوامع الغلال بالكمية التي ترغبها.

٦٨٧- هل زيت جنين القمح الذي يباع لدى بعض محلات العسل هو زيت جنين القمح المعني؟

- نعم الزيت الذي يوجد عند محلات العسل هو المعني.

٦٨٨- كيف يستخدم جنين القمح هل يطبخ أم يؤكل نياً كما هو؟ وهل من الضروري مضغه أو بلعه؟

- جنين القمح يؤكل نيئا أو مطبوخا أو مستنبتا ويمكن أكله في أي وقت. ويمكن استخدام جنين القمح ممزوجاً مع العصير أو الحليب ويمكن استعماله منقوعاً مع الماء أو مغلياً ويمكن أكله مضغاً أوبلعه.

٦٨٩- ما هو الجوزبوا واستعمالاته؟

- الجوزبوا هو جوزة الطيب، طيب الرائحة هاضم للطعام، يقتل الديدان ويعتبر أحد التوابل المشهورة.

٦٩٠- أين يوجد حب العروس؟

- حب العروس له اسم مرادف هو الكبابة وهو ابن عم الفلفل الأسود ويشبه الفلفل الأسود إلا أن فيه ندبة زائدة وهو يوجد لدى العطارين وإذا لم تجده لدى العطارين فيمكن طلبه من الهند فهو مشهور هناك باسم (Cubeb) .

٦٩١- ماهو حب العزيز وما فوائده؟

- حب العزيز هو ثمار نبات شجرة يشبه في شكله نبات الرمان، أوراقه بيضاء اللون إلى رصاصي والأغصان طويلة يميل لونها إلى اللون الأحمر والشجرة تحمل ثماراً مستديرة في حجم الحمص الكبير وهو لين الملمس فيه لزوجة وطعمه حلو المذاق، يعرف حب العزيز باسم آخر هو (حب الزلم) ويعرف علمياً باسم Cy*erus esculentus وقد سمي حب العزيز؛ نظراً لأن أحد ملوك مصر كان مولعاً بأكله، وقد عثر بعض علماء الآثار على ثمار حب العزيز في بعض مقابر البداري وفي إحدى حجرات (دير أبو النجا) حيث وجدوا كوباً مملوءاً بثمار حب العزيز. وعثروا أيضاً على حب العزيز حول رقبة مومياء الأمير (كنت) ثم أطلق العرب القدامى، بعد ذلك على هذا النبات حب الزلم.

الجزء المستخدم من النبات هي الثمار الطازجة والجافة والدقيق والزيت، يحتوي حب العزيز على ٣٠٪ زيت ٢٨٪ نشا وسكر وبروتين.

كان القدماء يستخدمون حب العزيز كفاكهة، وقد جاء حب العزيز ضمن الوصفات الفرعونية لطرد ثعبان البطن ولعلاج كتاركتا العين وللأكزيما وضد حكة الجلد والتهابات الرحم.

وقد قال عنه ابن سينا: إنه طيب الطعم جداً يزيد في المني جداً ويسمن ويحسن لقد اتضح من الأبحاث أن حب العزيز يعتبر علاجا مثاليا لمعظم أنواع الصداع، كما أن لثمار هذا النبات قدرة بالغة على تكرير البول وتنقيته من الشوائب الضارة، كما أنه يدر اللبن ولعلاج بعض الأمراض الجلدية.

٦٩٢- هل لحب العزيز آثار جانبية على الكبد أو الكلى أو المعدة إذا استخدمه لمدة ١٥ يوماً؟

- إذا استخدم حسب الطريقة المشروحة وحسب الكميات ولمدة خمسة عشر يوماً، فليس له تأثير ضار على الكبد أو الكلى أو المعدة.

٦٩٣- هل استعمال حبة البركة بشكل يومي مقبول؟ وهل صحيح أنه يجب إيقافها لمدة ١٤ يوماً ومن ثم معاودة استعمالها؟

- طبعاً أي مادة دوائية يجب ألا يستمر الشخص في استعمالها مدة طويلة. لكن حبة البركة يمكن استخدامها خاصة بالجرعات البسيطة ٧ - ٠ حبّات مع ملعقة

عسل يوميا لمدة ثلاثة أشهر ثم التوقف لمدة حوالي شهر ثم يعاود الشخص في استعمالها ثم يتوقف وهكذا لكي يعطي الجسم راحة جيدة ويبدأ يتكيف على استخدامها ولا ينصح بتاتا بالاستمرار لوقت طويل في استخدامها.

٦٩٤- هل هناك ضرر في الإكثار من تناول الحبة السوداء، وما هي الأضرار؟

• يجب ألا تزيد الجرعة عن سبع حبات فقط على ملء ملعقة عسل وتؤكل مرة واحدة في اليوم على الريق، أما الإكثار منها فلها أضرار ومن الأضرار القيء والدوخة.

٦٩٥- قيل: إن الحبة السوداء المعروفة باسم nigella sativa هي الوحيدة طبيا التي تستخدم، والأنواع الأخرى يجب عدم استعمالها، والسؤال كيف يمكن التعرف على هذا النوع وتميزه عن غيره من الأنواع الأخرى الموجودة في الأسواق؟

• النوع الموجود حالياً في الأسواق هو النوع الأصلي المعروف باسم nigella sativa ويوجد من هذا النوع ما يزرع في القصيم ويسمى بالقصيمية والنوع نفسه يزرع في الحبشة ويسمى الحبشية والنوع نفسه يزرع في الهند ويسمى بالهندية، هذه الأنواع الثلاثة هي التي تباع في الأسواق السعودية ومحتوياتها الكيميائية متساوية ولا فرق بينها وتعرف هذه الأنواع بثقل حبتها وطعمها الحار وقوة رائحتها وشدة سوادها، أما الأنواع الأخرى والتي أشرنا لها فهي نادرا ما تستعمل ولكن يمكن لبعض ضعفاء النفوس أن يغشوا بها الحبة السوداء الأصلية ولكن نادرا ما يحدث ذلك وللتفريق بينهما فهناك فروق مثل خفة الوزن، اختلاف اللون، حيث تميل إلى اللون البني طعمها عادي ورائحتها غير نفاذة وحبوبها أصغر حجما من الأصلية.

٦٩٦- ما هي أفضل طريقة لاستعمال الحبة السوداء؟

• أفضل طريقة لاستعمال الحبة السوداء هو أخذ ما لا يزيد عن سبع حبات وخلطها مع ملعقة عسل ثم هرشها على الأسنان وبلعها، وهذه أحسن طريقة لجهاز المناعة.

٦٩٧- كم المدة الواجب استخدام الحبة السوداء بمعدل ٧حبات كل صباح؟ وهل هناك عودة لاستعمال الحبة السوداء بعد انقطاع استخدامها؟

• يمكن الاستمرار في استعمال الحبة السوداء(٧حبات) مع ملعقة عسل على الريق يومياً ولمدة شهرين ثم تتوقفين وتعاودين الاستعمال بعد ٣ أسابيع وهكذا.

٦٩٨- إذا طحنت الحبة السوداء فهل تفقد فوائدها؟

- يفضل ألا تطحن الحبة السوداء إلا عند الاستعمال؛ لأنها إذا سحقت وتركت ولو لعدة ساعات قبل استعمالها فإن المادة الفعالة تتطاير منها؛ لأنها عبارة عن زيت طيار. لكن إذا سحقت الحبة السوداء ثم مزجت مع عسل مزجاً جيداً وحفظت في علبة قاتمة اللون ومحكمة الغلق فإنها تحتفظ بفائدتها نوعا ما.

٦٩٩- يوجد عسل يباع في الأسواق ويقولون: إنه من زهرة الحبة السوداء، فهل في أزهار الحبة السوداء رحيق؟ وإن وجد فهل له تأثيرات حبة البركة؟

- نبات الحبة السوداء نبات صغير لا يزيد ارتفاعه على ٣٠سم أزهاره صغيرة ولا يوجد فيها مكان لتجمع الرحيق، حيث إنها مفتوحة وهي لا تحتوي على أي نوع من الرحيق وأزهار الحبة السوداء قد أخضعت للدراسة، ووجد عدم احتوائها على المادة المتوافرة الموجودة في الحبة نفسها وهي عبارة عن زيت طيار ويعرف باسم الثيموكينون. والناس في هذه الأيام يتعمدون وضع عناوين جذابة خادعة لترويج منتجاتهم بغض النظر عن المصداقية وكل همهم هو الحصول على المال بأي طريقة شرعية أو غير شرعية. وأنصح بعدم استخدام مثل هذا النوع من العسل.

٧٠٠- كم المدة الواجبة لاستخدام ملعقة وسط كل صباح على الريق من حبوب اللقاح؟ وكم المدة الواجب التوقف عنها ثم العودة إليها مع ذكر فوائدها؟

- المفروض ألا تزيد الكمية عن ملعقة مرة واحدة في اليوم وليس بشرط استخدامها على الريق والاستعمال عادة لمدة ٨ أسابيع، ثم التوقف لمدة ٣ أسابيع، ثم يعاود الاستعمال وهكذا.

٧٠١- ما هي مكونات الحرمل؟ وهل له فوائد كثيرة؟

- يعتبر الحرمل من النباتات السامة.

٧٠٢- ماهو الحزاء؟ وما تأثيراته؟

- الحزاء عبارة عن نبات عشبي حولي أو معمر لا يزيد ارتفاعه عن ٦٠ سم ويعرف علمياً باسم Ducrosia ismaelis من الفصيلة الخيمية، يحتوي النبات على فلافو نيدات وستيرولات وزيوت طيارة وكومارينات، أما تأثيراته فهو مضاد للبكتريا وطارد للغازات ومهضم وملين معتدل.

٧٠٣- ماهي حشيشة الأوز أو الوزة؟ وما هي فوائدها وطرق استعمالها؟ وهل صحيح يوجد نبات بهذا الاسم أم لا؟

- نعم يوجد نبات باسم حشيشة الأوز ويعرف علمياً باسم otentilla ansring* من الفصيلة الوردية وهو عشب معمر يصل ارتفاعه إلى ٧٠سم، أزهاره صفراء ذهبية اللون. الجزء المستعمل من النبات جميع أجزائه وهو يحتوي على مواد مرة وفيتامين (ج) وزيت طيار وأحماض عضوية ومواد ملونة. يستعمل مغلي النبات، وذلك بأخذ ملعقتين صغيرتين من العشب وتوضع على ملء كوب ماء مغلي ويشرب ساخناً بمقدار كوبين مرة في الصباح وأخرى في المساء، وذلك لعلاج النزلات البردية والتهابات الأغشية المخاطية للمعدة والأمعاء والجروح المتقرحة.كما يستخدم ضد آلام المغص وآلام الرحم والمبيض والزحار والذبحة الصدرية والربو والحصاة المرارية.

٧٠٤- ما هي حشيشة الدينار؟ وما هي المواد الفعالة فيها؟

- حشيشة الدينار هي الجُنجُل والمعروفة باسم HO*S وهي نبات من الحشائش المعمرة، وهو نبات متسلق يبلغ طوله ٣ - أمتار ساقه مبرومة من اليمين لليسار ومكسوة بشعيرات خشنة. وتستعمل عادة في تخمير البيرة، وموطنه أوروبا ويحتوي على مواد مرة وحمض الفاليريانيك وزيت طيار وفلفوينديات ومواد مولدة للأستروجين وإسبراجين وهو منوم ومضاد للشنج ومساعد للهضم وليس له أضرار.

٧٠٥- ماهي فوائد حشيشة الدينار؟

- تستخدم حشيشة الدينار على نطاق واسع، حيث تعالج الجروح والقروح المزمنة. وتعالج اضطرابات الهضم وضعف الشهوة للطعام وذلك بنقع ملعقة كبيرة من الأزهار في كوب من الماء البارد لمدة ١٢ ساعة، ثم يشرب بعد تصفيته. كما تستعمل وسادة صغيرة من الأزهار الجافة لمعالجة الأرق. وقد ثبت مؤخرا أن مستخلص الأزهار يفيد في علاج بعض أمراض الحساسية الناتجة من حبوب اللقاح النباتية للأنواع المختلفة من نباتات الحقول.

٧٠٦- توجد حشيشة تأتي من الأردن اسمها حشيشة النجم الرمداء، فما هي استعمالاتها؟

- حشيشة النجم الرمداء هي نبات معمر يصل ارتفاعه إلى متر واحد والجزء المستعمل منه الجذور والأوراق،وهو يحتوي على مواد صابونية وستيرودية ومواد راتنجية وزيت طيار، أما استعمالاته فهي ضد آلام المعدة وضد لسعات الأفاعي، كما تفيد ضد آلام الحيض والدورات الشهرية غير المنتظمة،كما يستخدم ضد فقد الشهية ويجب عدم استخدام هذا النبات إلا تحت إشراف طبي.

٧٠٧- أين يوجد نبات حشيشة النحل أو مستحضراته؟

- يوجد مستحضر لنبات حشيشة النحل يباع في أي صيدلية تباع بها مستحضرات الأغذية التكميلية.

٧٠٨- ما هي حشيشة ذات الجنب و ما هي فوائدها وأين يمكن الحصول عليها؟

- حشيشة ذات الجنب هي عشبة يصل ارتفاعها نحو متر،لها أوراق رمحية وسنابل زهرية جميلة ذات لون برتقالي جذاب والجزء المستخدم من هذه الحشيشة هو الجذور، أما فوائدها فهي تخفيف آلام ذات الجنب وطاردة للبلغم وتساعد في خفض الحرارة وتستعمل أيضاً لعلاج الزحار المزمن، ويجب عدم استخدام هذا العقار في أثناء الحمل. وتوجد في محلات الأغذية الصحية.

٧٠٩- هل إكليل الجبل يسبب ارتفاع ضغط الدم وهل يسبب آثاراً سامة؟

- إكليل الجبل لا يرفع ضغط الدم وليس له سمية إلا إذا تعذر على الشخص اتباع الجرعات المنصوص عليها وكذلك عدم الاستمرارية في استعماله بصفة متواصلة لمدة طويلة.

٧١٠- سائل يسأل عن نبات الدوش (بهار الشاي) وهو مشهور كما يقول في منطقة المدينة المنورة والطائف ويطلب معرفة اسم النبتة العلمي وفوائدها أو مضارها على جسم الإنسان.

- نبات الدوش يعرف في منطقة عسير باسم الوزاب ويزرع في أغلب المنازل ويعرف في الحجاز باسم الدوش وفي الدول العربية باسم البردقوش أو المردقوش وفي تركيا وإيران باسم المرزنجوش ويسمى باليونانية السمق ويعرف في الشام باسم مرو وحبق الفتى وهو من الفصيلة الشفوية التي تضم النعناع والحبق والزعتر والمرمية والريحان وإكليل الجبل وجميعها تحتوي على زيوت طيارة. يعرف هذا النبات علميا باسم Origanum majorana.

يعتبر البردقوش من النباتات الطبية المهمة قديما وحديثا، فهو مقو للمعدة وطارد للغازات ومنظم للدورة الشهرية. ويستخدم زيته الطيار لعلاج المفاصل وآلام الروماتيزم دهانا، حيث يؤخذ بضع قطرات وتخلط مع ملء ملعقة زيت زيتون. يعتبر من أهم الأعشاب المسكنة للأعصاب ومطهر للقصبة الهوائية من المواد المخاطية، وذلك باستنشاق البخار المتصاعد من غليه أو الدخان الناتج من حرقه. كما أن مغليه يخفف أوجاع الصدر والربو والسعال وليس له أضرار جانبية.

٧١١- ما هو نبات روزمري وما اسمها العلمي واسمها بالعامي، ومواقع وجودها وبيعها واستخداماتها العلاجية وأعراضها؟

- نبات الروزمري هو نبات عشبي معمر لا يزيد ارتفاعه عن ٥٠ سم ويعرف باسم إكليل الجبل وباسم حصى البان وأما كلمة رزومري فهي اسمه بالإنجليزي Rsoemary ويعرف علميا باسم Rosemary officialis وهو من نباتات حوض البحر الأبيض المتوسط، فهو يوجد بكثرة في أوروبا وفي سوريا ولبنان، وهو من النباتات العطرية ويحتوي على زيت طيار وأحماض وفلافوتيدات وتربينات ثلاثية ويستخدم لعلاج فرط ضغط الدم المرتفع ولمشكلات سوء الهضم ولنقص الشهية ولعلاج الروماتيزم وهو مصرح باستعماله في دستور الدواء العشبي الألماني، ويباع في محلات العطارة.

٧١٢- ما هو الاسم الآخر لنبات إكليل الجبل؟

- الاسم الآخر لنبات أكليل الجبل حصا ألبان أو روزماري.

٧١٣- ماهي فوائد الحلبة؟

- الحلبة لها فوائد عظيمة، فقد قيل فيها: (لو علم الناس بما في الحلبة من فوائد لاشتروها بوزنها ذهبا). فهي مقوية تخفض نسبة السكر، تخفض الضغط، مدرة للحليب تفيد في مشكلات القولون، منشطة.

٧١٤- هل الأفضل أن تطبخ الحلبة ويشرب ماؤها أو أن تنقع ويشرب ماؤها مثلها مثل الشاي وهل هناك ضرر منها على الكلى؟

- الحلبة لا ضرر منها على الكلى إذا ما أخذت بمقادير مقننة ولم يستمر الشخص في تناولها لمدة طويلة ويمكن أن تسحق الحلبة وتسف على هيئة سفوف أو تخلط مع ماء وتشرب أو تطبخ وتؤكل بعد الطبخ أو تنقع ثم تحرك وتؤكل ويشرب ماؤها.

٧١٥- هناك حلبة يمانية مطحونة موجودة بالأسواق، هل لها فائدة؟

- دائماً أي شيء مسحوق لدى العطارين لا أستطيع أن أقول: إنه العقار الأصلي نفسه؛ لأنهم قد يضيفون له بعض الإضافات، وعليه أنصح بعدم شراء المساحيق ويوجد حلبة يمينة على هيئة حبوب هذه في الحقيقة هي الأفضل ويمكنك شراؤها وطحنها عند العطار لتضمن أنها هي الحلبة الأصلية.

٧١٦- سائل يسأل عن الحلبة وخاصة المحضرة والمقننة كمستحضر عشبي صيدلاني، ما اسمها حيث إنه بحث عنها ولم يجدها؟

- الحلبة توجد على هيئة مستحضر صيدلاني تحت اسم Fenugreek وتوجد في محلات الأغذية التكميلية وفي بعض الصيدليات وهي مقننة ومسجلة.

٧١٧- هل الحلبة المتعارف عليها عند العطارين هي نفسها الحلبة المنبتة؟ وهل تسبب السمنة؟

- يوجد نوعان من الحلبة المنبتة في الأسواق الكبيرة المركزية ومكتوب على النوعين حلبة، لكن أحد هذين النوعين ليس بحلبة وهو عبارة عن بذور الماش المنبت ويباع على أساس أنه حلبة، أما النوع الثاني فيوجد فيه مستنبت به ورقتان أو ثلاث وبذوره مدورة وآخر مستنبت يباع على هيئة حزم به أغصان وأوراق وربما أحياناً أزهار، هذان النوعان هما الحلبة الموجودة لدى العطارين حلبة بلدي، ولمعرفة الفرق بين مستنبتي الحلبة والماش الذي يباع مغلفاً ونادراً ما نجد فيه عدداً من الأوراق وبذرته متطاولة نوعاً ما وشكلها يشبه شكل اللوبيا أو الفاصوليا الصغيرة.

٧١٨- ماهي الحلبة المنبتة؟ وهل تأثيرها مثل الحلبة العادية؟ وأين توجد؟ هل هي مثل الحلبة العادية؟

- الحلبة المنبتة هي بذور الحلبة العادية ولكنها بدأت في الإنبات يعني توجد عليها ورقة أورقتان والنوع الثاني هو الذي صار نباتاً كاملا مثل النعناع في طريقة ربطه، حتى إنه تظهر عليه بعض الأزهار وأوراقه تشبه أوراق البرسيم ويعرف في المحلات التي تبيعه باسم Fenugreek وبالإمكان تنبيتها في البيت، وذلك بفرش أكياس في مكان مظلم ثم ترش بالماء حتى يبتل، ثم تفرش عليه كمية من بذور الحلبة وتغطى بخيش نظيف وترش بالماء يومياً، أي لا بد أن يكون مبللا بالماء وبعد ثلاثة

أيام تبدأ الأوراق في الظهور، يمكن جمع هذه البذور المنبتة واستعمالها مباشرة والجرعة منها قبضة اليد مرتين في اليوم صباحاً ومساءً وهي جيدة للصدر وليس لها أعراض جانبية.

٧١٩- أرغب في استعمال الحلبة المنبتة، فما هي المقادير؟

* الحلبة المنبتة يمكن الحصول عليها من الأسواق الكبيرة، وهي تباع مع الخضراوات ويمكن استخدام قبضة اليد في الجرعة الواحدة مرتين في اليوم.

٧٢٠- يوجد في الأسواق ما يسمى بحلبة الخيل يزعم الناس أنها تؤثر على مستوى السكر في الدم، حيث يغني عن تعاطي أدوية السكري فهل هذا الاعتقاد صحيح أم لا؟

* حلبة الخيل لا تستعمل إطلاقاً لتخفيض سكر الدم، ويمكن أنه حصل التباس بين الحلبة البلدي العادية وبين حلبة الخيل، حيث إن الحلبة العادية ذات اللون الأصفر أو التي تميل إلى اللون الأخضر هي التي تخفض السكر وهي تخفضه تخفيضاً جيداً وتؤخذ عادة ملعقة صغيرة من مسحوقها ويسف أو تضاف إلى نصف كوب ماء بارد وتحرك وتشرب قبل الأكل مباشرة وهي جيدة أيضاً للقولون ولبعض الأمراض الجلدية، أما حلبة الخيل ذات اللون الأحمر التي تميل إلى اللون البنفسجي أحياناً والتي تكون حبتها طويلة، فهي لا تستعمل إطلاقا لتخفيض السكر في الدم ويجب عدم استعمالها؛ لما فيها من أضرار غير مستحبة.

٧٢١- ماهي حلبة الحصان وما هي فوائدها وآثارها الجانبية؟

* يمكن أنك تقصدين حلبة الخيل؛ لأنه لا توجد حلبة باسم حلبة الحصان، وحلبة الخيل بذور تختلف في الشكل واللون عن الحلبة العادية المعروفة فحلبة الخيل بذور طويلة وذات لون بنفسجي إلى محمر، وهي عادة لا تستعمل مغذية ومقوية كالحلبة العادية ولكن لها استعمالات خاصة مثل آلام أسفل الظهر وآلام المعدة، ونظراً لأن حلبة الخيل لا يوجد في المراجع العلمية ما يبرر استعمالها، فإن الأفضل عدم استعمالها ولو أنها تستخدم على نطاق شعبي ولكن نظراً لعدم معرفة أضرارها الجانبية فيفضل تجنبها ويمكن أن تستبدل بها الحلبة العادية التي لو عرف الناس فوائدها لاشتروها بوزنها ذهباً.

٧٢٢- هل الحلتيت نباتي أم حيواني وما هي مكوناته وهل له أضرار؟

- الحلتيت مشتق نباتي وهو عبارة عن إفراز يستحصل عليه من جذور نبات يعرف علمياً باسم ferula asa - foetida من الفصيلة الخيمية.. أما مكوناته فهو عبارة عن خليط متجانس من مادة راتنجية (Resin) وصمغ (Gum) وزيت طيار (volatile oil) ويحتوي الحلتيت على حمض الفريوليك وعلى الكبريت، ولذلك يشبه في الرائحة رائحة الثوم.. ولكن له أضرار على الجهاز الهضمي، خاصة إذا أخذ بمقادير كبيرة أو استمر الشخص على استعماله لمدة طويلة، حتى لو كانت الكمية صغيرة ويحذر إعطاؤه للأطفال؛ لأنه قاتل.

٧٢٣- هل الحلتيت له مضاعفات؟

- نظراً لأن الحلتيت يجمع من جذور نبات الفريولا والتربة أحياناً يكون فيها رصاص، فإذا كان النبات الذي يستخرج من جذوره الحلتيت في منطقة بها رصاص فإن الحلتيت سيكون ملوثاً بالرصاص، ومعروف أن الرصاص سام ويمتص من أي جزء من أجزاء الجسم ، ولذا فإن خطورة استعمال الحلتيت تكمن في احتوائه على الرصاص.

٧٢٤- هل الحمص أنواع؟ وما هي فوائده؟

- نعم الحمص أنواع كثيرة، فمنه الأبيض والأحمر والأسود والكرسني ومنه البستاني والبري، وقد أطنب الأطباء العرب القدامى في الحديث عن فوائده، حيث قال عنه ابن سينا: إنه ينفع في سائر الأورام ودقيقه للقروح الخبيثة والحكة ومن وجع الرأس والأورام تحت الأذنين وطبخه نافع لليرقان والاستسقاء ويفتح سدد الكبد والطحال ويجب ألا يؤكل في أول الطعام أو في آخره، بل يؤكل في وسطه وطبخ النوع الأسود منه يفتت حصوة المثانة والكلى، وجميع أصنافه تخرج الجنين، والحمص في الطب الحديث يستخدم مدرا للبول ومفتتا للحصى ومسمنا ومنشطا للأعصاب والمخ وينصح بعمل شربة بالحمص للأطفال من سن ٤ - سنوات.

٧٢٥- هل يوجد في الحمص بالطحينة مادة سكرية إذا كان تركيب الطحينة ١٠٠٪ من السمسم؟

- الحمص مع الطحينة المكونة من ١٠٠٪ سمسم يوجد بها سكر خفيف ناتج عن الحمص،حيث إن الحمص من ضمن محتوياته نسبة من السكر ولكن تلك النسبة لا تؤثر.

٧٢٦- ما هو الفرق بين الحناء السوداء والكتم والحناء الحجازية السوداء؟
- كلها عبارة عن الكتم.

٧٢٧- ما هو خاتم الذهب وما فوائدة؟
- خاتم الذهب هو نبات ذو مظهر غير عادي، فتوجد له ثمرة واحدة تظهر في وسط الورقة وهذا نادراً ما يحدث في أي نبات وهذه الثمرة كأنها فص ولذلك سميت بخاتم الذهب وللنبات جذر متشعب كثير وتخرج من جذيرات شعرية كثيفة والجزء المستخدم من النبات الجذور، وتحتوي على قلويدات وزيت طيار ومواد راتنجية ويستعمل مضاداً للالتهاب وموقفاً للنزيف الداخلي، مضاداً للجراثيم ومنبهاً للرحم وقابضاً وخافضاً النزيف الحيضي الشديد وعادة يستخدم لوقف النزيف بعد الولادة ويجب عدم استخدام هذا العقار في أثناء الحمل؛ لأنه يسقط الجنين.

٧٢٨- هل الخرزة تزيد الوزن؟وهل الخرزة هي خلطة خرز البقر التي تباع عند العطارين أم أن هناك نوعا آخر؟
- نعم الخرزة هي خلطة خرز البقر التي تباع لدى العطارين، وهي تزيد الوزن.

٧٢٩- من أين يمكن الحصول على نبات الخرشوف وكيف أو ما هي الأجزاء التي يتم تناولها منه؟
- توجد مستحضرات مقننة تحت مسمى Milk Thistle أو Silymarin وهي تباع في محلات الأغذية التكميلية. أما الجزء المستعمل من نبات الخرشوف فهي البذور والأزهار وهي لا تباع لدى محلات العطارة، ولكن يمكنك جمع هذا النبات في وقت نهاية الربيع من المناطق الجنوبية من المملكة. وتؤخذ ملء ملعقة شاي من مسحوق أي منهما ثم توضع في ملء كوب ماء سبق غليه ويترك لمدة ١٥دقيقة ثم يصفى ويشرب مرتين في اليوم.

٧٣٠- سائل يسأل عن خل التفاح الطبيعي المسمى وارد شهابي يباع لدى محلات المحامص، وقيل: إنه طبيعي ١٠٠٪؟
- يقولون: إن الخل طبيعي ١٠٠٪ ولكن لا ندري ما مدى صحة هذه المعلومة ولكنني سأعطيك طريقة تحضير الخل الطبيعي ١٠٠٪ وهو أن تشتري ثلاثة كيلو جرامات من التفاح الأحمر وتنظفها جيداً ثم تقطعها بعد تجفيفها تماما من الماء إلى قطع صغيرة على هيئة مكعبات (٢سم*٢سم) وتوضع في وعاء يتسع للتفاح ويكون نظيفا وخالياً من الرطوبة ثم يغطى هذا الوعاء بقطعة شاش ويربط

على العنق برباط مطاط ويترك الوعاء في غرفة أو مكان ليس بـه تكييف ويترك حتى يذوب التفاح تماما ثم يؤخذ إلى إناء آخر وذلك باستعمال قطعة شاش على فتحة الوعاء الجديد ثم يصب محتوى التفاح على الشاش، حيث يترشح في الوعاء الجديد ويعصر مخلفات التفاح ثم يغطى الوعاء الذي يحتوي على الخل بغطاء محكم، وهذا هو الخل الطبيعي ١٠٠٪ راجياً لك التوفيق.

٧٣١- كيف تعرف الخلة البلدي؟ وكيف تستعمل؟ هل تسخن بالماء أم تؤكل؟

• الخلة البلدي موجودة لدى العطارين ويمكن شراء النوع الأصلي من شيخ العطارين بجمهورية مصر العربية، حيث إنه هو أفضل واحد يبيعها، والسبب أن هناك نوعاً آخر يعرف بالخلة الشيطانية وهي قريبة جداً في شكلها من الخلة البلدي، أما طريقة استخدام الخلة فهي ملء ملعقة من مسحوق الخلة البلدي وتغلى مع ملء كوب ماء لمدة عشر دقائق ثم تبرد وتصفى وتشرب مرتين يومياً قبل الأكل ولمدة أسبوع.

٧٣٢- هل حبوب الخميرة فيها ضرر على جسم الإنسان وهل تسبب انخفاضاً في الضغط، وإذا كانت مفيدة وليس فيها ضرر فكيف أستعملها وما هي الكمية المناسبة لتناولها؟

• هل تقصد بحبوب الخميرة أقراص الخميرة التي تباع في الصيدليات إذا كان ذلك ما تقصده فتلك الأقراص مقننة ومسجلة في وزارة الصحة السعودية، وهي لا تخفض الضغط ولكن يجب استعمالها حسب ما يصفها الصيدلي لك وعلى أي حال عليها تعليمات والصيدلي الذي ستشتريها منه سوف يزودك بالاستعمال الأمثل لها وكذلك الأضرار الجانبية لها فهذه مهمته.

٧٣٣- ما هو الخواجوا؟ وما فوائده وهل له أضرار وأين يوجد؟

• الخواجوا عبارة عن جذور ذات قشور كثيفة لها لون بنفسجي زاه جميل، وهي لنبات عشبي من نباتات الفصيلة المركبة ويمكن الحصول عليها من العطارين، وتستخدم على نطاق واسع لعلاج الجروح حيث تسحق سحقاً ناعماً وتخلط مع زيت زيتون وتوضع على الجروح فتلئمها وهي جيدة لهذا الغرض. كما أنها تستخدم للتخفيف من آثار بعض الحروق والهالات السوداء، وتستخدم أيضاً للنساء بعد الولادة لتخفيف آلام المغص وكذلك لمغص الأطفال وضد الغازات، تستعمل صبغة الخواجوا البنفسجية لصبغ بعض المأكولات وكانت هذه الصبغة تستخدم فيما مضى لصبغ الملابس وبعض المفروشات.

٧٣٤- أين يوجد نبات الدايوكا؟ هل يوجد لدى العطارين أو لدى محلات الأغذية التكميلية؟

- هذا النبات لا يوجد لدى العطارين وكذلك لدى محلات الأغذية التكميلية ولا يمكن الحصول عليه إلا من الولايات المتحدة الأمريكية، حيث يوجد لدى محلات الأغذية الصحية التكميلية.

٧٣٥- ما هي فوائد الدخن وأضراره على مريض السكر والضغط؟

- ليس للدخن أي أضرار على مريض السكر والضغط أما فوائده فهو مغذٍ كأحد محاصيل الغلال وهو غذاء جيد.

٧٣٦- ماهي الدردار؟ وما هي فوائدها؟

- الدردار هو نبات كبير يصل ارتفاعه إلى ١٨ مترا وجذع الشجرة كبير، والجزء المستخدم من النبات قشور السيقان وتحتوي القشور على مواد هلامية ونشا وحمض العفص وتستخدم كمطهر وملطف للجلد ومغذٍ وملين وضد حموضة المعدة وكذلك لتخفيف آلام المثانة المزمن.

٧٣٧- ماهو الدريدار الأبيض؟ وهل هو الدردار؟ وما هي استعمالاته وأين يوجد؟

- الدريدار الأبيض ليس هو الدردار فالدريدار الأبيض عبارة عن نبتة معمرة ذات رائحة عطرية قوية يصل ارتفاعها إلى ٨٠سم، له أزهار بيضاء إلى قرنقلية جميلة جداً.. والجزء المستخدم من النبات الأزهار والجذر، وهي تحتوي على زيت طيار وقلويد سام يعرف باسم الديكتامين. لم يعد يستعمل الدريدار في الوقت الحاضر في الطب؛ نظراً لسميته مع العلم أن له تأثيرا مقويا لعضلات الرحم وله تأثير مضاد للتشنج، أما الدردار فهو عبارة عن شجرة كبيرة.

٧٣٨- ما هو الدرونج؟ وما فوائده فهل هو من نبات أم من حيوان أم معدن؟

- الدرونج عبارة عن عروق بيضاء تشبه إلى حد ما الأصبع وهو قريب من الزنجبيل يؤتى بها من الصين وفي طعمه شيء من الحرارة ومادة عطرية: وهو مقوٍ للقلب مضاد للخفقان، مضاد للأرياح الموجودة في الرحم.

٧٣٩- ماهو الاسم العلمي لنبات دم الأخوين؟

- الاسم العلمي لنبات دم الأخوين هو DRACAENA CI NNABARI من الفصيلة LILACEAE ويعرف بالإنجليزية باسم DRAGON TREE وهو عبارة عن صمغ ومن أفضل الأدوية لعلاج الجروح وخاصة القروح الرطبة ومقوٍ للمعدة وضد الإسهال ومانع للنزف.

٧٤٠- أين يوجد نبات الدمسيسة؟ وهل هو متوافر لدى العطارين أو الصيدليات وتحت أي اسم يمكن الحصول عليه؟

- يمكن الحصول على نبات الدمسيسة من العطارين وليس من الصيدليات ويمكن البحث عنه تحت اسم آخر هو الأفسنتين.

٧٤١- ما هي الدميانة وما هي استعمالاتها؟

- الدميانة نبات عطري يصل ارتفاعه إلى مترين، له أوراق خضراء باهتة وأزهار صفراء صغيرة وهو نبات أمريكي يستخدم من قبل شعب المايا في أمريكا الوسطى للنشاط الجنسي وهو مقوٍ ومنبه ومضاد للاكتئاب ومولد لهرمون التستستيرون وضد سرعة القذف.

٧٤٢- أين توجد الدميانة؟

- الدميانة توجد كمستحضر في محلات الأغذية التكميلية.

٧٤٣- عند استعمال كبسولات الدميانة، كم حبة يجب أخذها في اليوم؟ ومتى يبدأ مفعولها؟

- عند شراء كبسولات الدميانة يمكن طلب معلومات كاملة من البائع، فهو ملم بطريقة الاستعمال وكم عدد المرات وكذلك متى يبدأ المفعول.

٧٤٤- ما هو القصوان وما فوائده الطبية؟

- القصوان هو نبات عشبي ينمو في المروج والأحراج ويصل ارتفاعه إلى ٤٠ سم ويحتوي على مواد هلامية وعفصية ويستخدم طاردا للبلغم ومهضماً ومدرًا للبول. ويستعمل عصير النبات الطازج علاجا للحروق والجروح ويشرب مستحلب النبات لتقوية الجسم في النقاهة من الأمراض ولمعالجة قرحة المعدة والاثنا عشر واضطرابات الكبد.

٧٤٥- أين توجد بذور دوار الشمس؟

- توجد بذور دوار الشمس جاهزة في الأماكن التي تباع فيها المكسرات

٧٤٦- كم الكمية المستخدمة من بذور دوار الشمس؟

- يمكن استعمال ملء ملعقة كبيرة أكلاً مرتين في اليوم، وذلك لمدة شهر إلى شهرين.

٧٤٧- كيف تستعمل بذور دوار الشمس؟

- تؤكل بذور دوار الشـمس بعد نزع غلافها الخارجي بمعدل ملعقة أكل ثلاث مرات في اليوم وتوجد البذور مقشرة في أماكن بيع المكسرات.

٧٤٨- لقد بحثت عن ورق دوار الشمس الذي سبق أن كتبت عنه لعلاج الحمضية في الصيدليات ولم أجده، كمالم أجد عشب البحر؟

- فيما يتعلق بورق دوار الشمس فيوجد في المزارع والحدائق وهو مشهور بزهرته الكبيرة وأما عشب البحر فيوجد في العطارات تحت اسم الفوقس أو في محلات الأغذية التكميلية تحت اسم Kel*.

٧٤٩- هل الديرم له سلبيات وإيجابيات؟

- الديرم أو الديرمان أو الديرمة عادة تسـتخدم خارجياً فقط لتنظيف الأسنان ولتحمير الشفايف ولا يوجد لها سلبيات إلا إذا بولغ في استعمالها، فقد تسبب بعض المشكلات البسيطة في اللثة.

٧٥٠- ما هو ذنب الخيل؟ وهل هو ما يعرف بذيل الحصان؟ وما فوائده وأين يوجد؟

- ذنب الخيل هو ذنب الفرس وذنب الحصان وحشيشة الطوخ والكنباث وكلها مرادفات وتسميات تختلف من بلد إلى آخر، وقد أطلق على هذا النبات وخاصة لدى عطاري المدينة المنورة اسم عشبة المدينة ويعرف باللغة الإنجليزية باسم Horsetail، وهذا النبات ينمو في المناطق السـبخة وفي المستنقعات وهو يشبه ذيل الحصان وعبارة عن سـيقان رقيقة جداً ولا توجد به إلا ندب صغيرة من الأوراق، يستخدم ذنب الخيل أو الكنباث كمدر للبول ومطهر بولي في معالجة سلس البول وحصى الكلى، كما يستخدم لعلاج الجروح يجب عدم الإفراط في اسـتخدام هذا النبات من قبل الأم الحامل، حيث إنه يحتوي على كمية كبيرة من معدن السلينيوم والذي يسبب تشوهات في الجنين.

٧٥١- أين يمكن العثور على نبات الربلة؟

- نبات الربلة يمكن الحصول عليه في نهاية فصل الربيع، لاسيما إذا سقطت أمطار في الوسـمي ولكن يوجد مستحضر مقنن ومسجل تحت اسم *syllium يباع في محلات الأدوية العشبية المقننة والمكملات الغذائية.

٧٥٢- مارأيك في رجل الأسد؟

- رجل الأسد هو نبات عشبي ويستعمل لالتهابات المبيض عند النساء وذلك بغلي العشـب في ماء ثم القعود فيه، كما يستعمل لعلاج الإسهال والنزيف الداخلي والكثير من الأمراض النسائية كعدم انتظام الحيض وآلامه وزيادة نزفه حيث يضاف ربع لتر من الماء السـاخن إلى مقدار ملعقة كبيرة من العشب الجاف وشربه على جرعات متعددة في اليوم. كما يستعمل لتخفيف الوزن والبول السكري وذلك بشرب فنجانين إلى ٣ فناجين من المستحضر السابق يومياً.

٧٥٣- هل لاستخدام أقراص أكناسيا الردبكية البنفسجية من منتجات الأغذية التكميلية أضرار سيئة؟ وما مميزاتها؟

- يمكن استخدام مستحضر Echinacea بأمان وليس لها أضرار وهي تستخدم لكثير مـن الأمراض، فهي منبهة لجهاز المناعة، مضادة للالتهابات، مضاد حيوي جيد، مزيلة للسموم من الجسم، تزيد التعرق، لائمة للجروح ويدرس حالياً استعمالها ضد فيروس الإيدز.

٧٥٤- ماهو الرشاد؟

- الرشاد هو بذور الثفاء والثفاء يزرع في المنطقة الجنوبية بكميات كبيرة وخاصة في فصل الشتاء، حيث عادة تزرع مع البرسـيم الجديد، وبذور الرشاد تباع في أغلب محلات العطارة ومتوافر بشكل كبير.

٧٥٥- مامدى صحة استعمال نبات الرمرام في علاج الغرغرينا، وذلك بغليه ثم شرب كأس منه مرتين ويوضع باقي المادة المغلية من الرمرام بعد التبريد على موضع الغرغرينا؟

- يعتبر الرمرام أحد النباتات السامة واستعماله داخلياً يسبب تلف الكبد وأنصح أي شخص بعدم اسـتخدامه داخلياً، أما خارجياً فيمكن استخدامه علماً أنه لا توجد دراسات حول امتصاصه عن طريق الجلد.

٧٥٦- ماهي الروتانيا وهل هي نبات أم حيوان وما فوائدها؟

- الروتانيا عبارة عن نبات يعرف علمياً باسم Krameria triandea والجزء المستعمل من النبات جميع أجزاء النبات ويحتوي على مواد عفصية وصموغ ونشا وسكارين وتستعمل كمضادة للالتهابات وتساعد في علاج تسوس الأسنان ولعلاج التهابات الحنجرة، ولمعالجة الإمساك المزمن ولعلاج الإسهال ولها تأثير كبير في تطهير الفم.

٧٥٧- ما هي شجرة الرياح وهل هي علاج للروماتيزم؟

- الرياح هي شجرة معمرة تنمو في المناطق الباردة من المملكة وتكثر في بني مالك الطائف وبلاد غامد وزهران وأبها وضواحيها. وقد استخدم بعض المواطنين أوراق هذا النبات الذي يعرف في منطقة بني مالك والطائف باسم شجرة الرياح وفي أبها وضواحيها باسم الغشوة حيث يضعون الأوراق مباشرة على مكان الألم ويربطونها لمدة ساعة وربما أكثر ثم يزيلون الرباط فيخرج من مكان الألم سائل أصفر ويتقرح مكان الألم ويعتقد الناس أنها بهذه النتيجة تشفي الروماتيزم وفي الحقيقة أن هذا الاستعمال خاطئ جدا وخطير لاسيما وأن هذا النبات يعتبر من النباتات السامة وقد كتبنا عنه بالتفصيل في جريدة «الرياض». وزرنا مواقع النبات، وخطورة استعمال هذا النبات تكمن في أكله للجلد وتقرحه وهذا يجعل الجرح عرضة للإصابة ببكتيريا خطيرة، بالإضافة إلى أن الناس الذين يعانون من مرض السكر تكون هذه الطريقة خطيرة جداً، حيث يصعب اندمال الجرح وقد حدثت مشكلات كبيرة لكثير من مستعمليها.

٧٥٨- هل الريحان يستخدم مع السلطة؟ وهل يفيد في عدة أمراض؟

- الريحان من النباتات العطرية المشهورة ورائحته فواحة مفرحة وكيف به وقد قال عنه رسول الله ‏ﷺ: «من عرض عليه ريحان فلا يرده فإنه خفيف المحمل طيب الرائحة»، كما ورد ذكره في القرآن الكريم والغرب والهنود يستخدمونه على نطاق واسع في السلطات وقد بدأت الولايات المتحدة تزرعه على نطاق تجاري واسع وتصدر زيته إلى فرنسا وتحضر منه وصفات عشبية تشرب على هيئة شاي، حيث أثبتت الدراسات العلمية أنه مقو ومهدئ للأمعاء والمغص وكذلك الصداع والدوخة، بالإضافة إلى آلام الطمث، وكذلك يستعمل في تصنيع

العطور وفي بعض المشروبات، وقد قال عنه ابن سينا: إنه ينفع البواسير والرعاف وكذلك في حالات التشنجات والأرق العصبي ومطهر للأمعاء. كما يستخدم لبعض الأمراض الجلدية على هيئة دهان، ويجب عدم استعمال بذور الريحان؛ لأنها مضرة والجزء المستخدم الأوراق فقط.

٧٥٩- هل الآس هو الريحان؟ وهل يستخدم لتكثيف الشعر وتطويله؟

- ألآس ليس بالريحان ولكن بعض الشعوب تسميه الريحان، وهما يختلفان فكل منهما من جنس مختلف وفصيلة مختلفة إلا أنهما يتفقان في الرائحة العطرية ويعرف علمياً باسم Myrtus Communis بينما الريحان يعرف علمياً باسم Ocimum Basilicum واستعمالاتهما تختلف، أما فيما يتعلق بتكثيف الشعر وتطويله وتسويده، فالأس هو الذي يستعمل لذلك الغرض.

٧٦٠- هل يوجد دور لزيت الزيتون في تخفيض الكوليستيرول؟ وما هي الكمية التي يمكن لمريض السكر والقلب استخدامها؟

- نعم زيت الزيتون يخفض الكوليستيرول ويمكن لمريض القلب أو السكر استخدامه بمعدل ملعقة أكل مرتين يوميا.

٧٦١- هل هناك تحذيرات أو ضرر من استعمال حبوب زيت كبد الحوت لمدة طويلة أو لمدة قصيرة؟

- ليس في استعمال حبوب أو كبسولات زيت كبد الحوت ضرر ولكن يجب عدم التمادي في استخدامها بجرعات كبيرة أو لمدة طويلة أكثر من سنة.

٧٦٢- هل السحلب نباتي أم حيواني؟ وما فوائده ومضاره؟

- السحلب هو نبات وليس بحيوان ويعرف شعبياً باسم خصي الثعلب وجاءت هذه التسمية من الاسم العلمي للسحلب الذي يعرف باسم Orchis Mascula وهو نبات عشبي معمر ذو درنات مستطيلة أو بيضاوية الشكل لونها من الخارج أسمر فاتح ومن الداخل قشدي مصفر، الأوراق رمحية الشكل سميكة منقطة باللون الأسود أو الأرجواني. أما الأزهار فلونها أرجواني.

الجزء المستخدم من السحلب هو الدرنات الموجودة تحت سطح الأرض والتي تحتوي على حوالي ٥٠٪ مواد صمغية وهلامية وعلى بروتين ومواد مرة وعلى

حوالي ٣٠٪ نشا، ١٣ دكسترين وبتوزينات وسكروز وأكزلات كالسيوم ومعادن وزيت طيار. يستعمل السحلب في العالم العربي على نطاق واسع، وبالأخص في مصر وتركيا وبعض مناطق المملكة وخاصة مكة وجدة فهو ذو قيمة غذائية عالية ويستعمل منه مشروب سميك يعرف بالسحلب ويعتقد كثير من الناس أنه منشط جنسي؛ اعتمادا على شكله ويستخدم عادة بعد تحليته بالسكر كغذاء ملطف قابض لإسهال الأطفال وضعاف المعدة وللمصابين بحالات الدسنتاريا. وفي بريطانيا يستخدم السحلب لمرض السل والناقهين، كما يوصف أيضا لحالات التسمم حيث إنه ملطف، منشط للدورة الدموية ويستخدم السحلب على هيئة حقنة شرجية لحالات المغص المعوي والنزلات المعوية.

٧٦٣- سائل يقول: أين يجد نبات السعد؟

* تجد نبات السعد في منطقة جازان، حيث ينمو في بعض الوديان بكميات كبيرة وهو لا يباع، حيث إن الذي يباع هو الدرنات أو العقد الموجودة تحت سطح الأرض، أما الأوراق الطازجة المستخدمة لإزالة الشعر فيجب جمعها طازجة.

٧٦٤- هل السفرجل طبي؟ وما هي فوائده؟

* السفرجل الذي يعرف علمياً باسم Cydonis vulgaris يعتبر من الثمار الجميلة التي تشبه الكمثرى في حجمها ولكنها تختلف في لونها حيث تكون ذات لون مخضر إلى مصفر وهي أحياناً متمعجة الشكل مثل الأترنج، وشجرة السفرجل شجرة معمرة يصل طولها إلى ٥أمتار وهي تسقط أورقها في وقت الخريف، للثمار رائحة عطرية. الجزء المستخدم الثمار والبذور. لقد قال أبو ذر رضى الله عنه : عندما كان النبي [في جماعة من أصحابه وبيده سفرجلة يقلبها، فلما جلست إليه دحا بها إلى ثم قال: «دونك أباذر، فإنها تشد القلب وتطيب النفس وتذهب بطخاء الصدر» ومعنى (بطخاء الصدر) هو ثقل الصدر وربما المقصود بهذا المعنى طبياً كثرة البلغم وإفرازات الرئتين.

وقد قال ابن البيطار في السفرجل: (السفرجل يحفظ الأجنة في بطون الأمهات ويزيل الخشونة والسعال اليابس من الصدر). تحتوي ثمار السفرجل على العديد من الفيتامينات، أهمها فيتامين أ و ب وأملاح معدنية وكمية كبيرة من الماء حوالي ٧٠٪ وحوالي ٨٪ سكر وبروتين ومواد دهنية وألياف وكبريت وفوسفور وكالسيوم

وكلور وصوديوم وبوتاسيوم وقد أكدت الأبحاث أن تناول السفرجل يحفظ المعدة والأمعاء من الأمراض ويزيل متاعب الهضم والتهابات الأمعاء ويساعد في علاج السعال الديكي للأطفال ومرض الربو.

يستعمل مغلي بذور السفرجل ملعقة مع ملء كوب ماء مع قليل من مسحوق الأرز والجرعة كوب صباحاً ومساء، وذلك لاضطرابات الهضم والأمراض الصدرية والنحافة والإسهال.

تقطع ثمار السفرجل إلى شرائح وتغلى في لتر ماء حتى يتبخر نصفه ثم يضاف إليه مقدار ٥٠ جراماً سكر، ثم يؤخذ بمقدار من ٢ - أكواب يومياً وذلك لالتهابات الأمعاء وعسر الهضم.

كما يستعمل مغلي البذور غسولاً لعلاج الجروح والحروق والبواسير وتشققات الجلد وبالأخص لحالات خشونة بشرة الوجه.

٧٦٥- ماهو السماق؟ وما فوائده واستعماله؟

- السماق هو نبات ويوجد منه نوعان السماق المعروف بسماق الدباغين وآخر يعرف بسماق الصباغين وهما نوعان مختلفان إلا أن محتوياتهما الكيميائية تقريبا واحدة، حيث يحتويان على مواد عفصية (قابضة) ومواد فلافونيدية، يستعمل مغلي نبات السماق غرغرة لالتهابات أغشية الفم والحلق والبلعوم، وذلك بأخذ ملء ملعقة من مسحوق النبات وغليها لمدة دقيقتين ثم تبريدها واستعمالها كغرغرة، ويمكن استعمال نبات السماق على هيئة مرهم لعلاج الحروق والتشققات الجلدية، كما يستعمل مغليه في حالات التسمم بالمعادن الثقيلة والقلويدات.

٧٦٦- ما هو السنا مكي؟

- سنا مكي هو عبارة عن نبات السنا الذي ينمو على نطاق واسع في مكة المكرمة ومنطقة جازان ويعرف بالسنا مكي وهو أفضل الأدوية المسهلة وقد نصح به رسول الله صلى عليه وسلم هو والسنوت ويعرف في بعض مناطق المملكة باسم العشرق ينمو في المنطقة الوسطى نوع من العشرق يختلف في الشكل عن السنا مكي أما فيما يتعلق باستخدامه لتخفيف الوزن والذي يخلص الجسم من السوائل فإن في ذلك خطورة على المستعمل ولكن يوجد منه مستحضر يباع في الصيدليات، مخصص لتخفيف الوزن ويعتبر من الأدوية المقننة.

٧٦٧- كيف يستخدم السنا مكي؟ وهل يفضل شربه يومياً؟

- طريقة استعمال السنا مكي هي على طريقتين، الطريقة الأولى تؤخذ ثمار السنا مكي والمعروفة لدى العطارين بالبذور تؤخذ ثلاث ثمرات وتوضع في كوب ثم يضاف لها حبتا قرنفل (مسمار) ونصف ملعقة صغيرة مسحوق زنجبيل ثم يضاف ماء مغلي حتى يمتلئ الكوب ويحرك ويغطى عند الذهاب إلى النوم ويترك ينقع حتى الصباح ثم يصفى ويشرب على الريق ولا يؤكل بعده شيء لمدة ساعتين وبعد ذلك يمكن شرب شاي ساخن أو شربة وهذه الوصفة مرة واحدة في الأسبوع فقط، أمر الوصفة الأخرى وهي مسهلة تستخدم أوراق السنا بمعدل قبضة اليد وتوضع في وعاء به ملء كوبين من الماء ثم يغلى على النار لمدة نصف ساعة ويزاح من فوق النار ويترك مغطى حتى الصباح ويمكن إضافة ملعقة من اليانسون أو السنوت ثم يصفى في الصباح ويشرب على الريق ولا يؤكل أو يشرب بعده أي شيء لمدة أربع ساعات ثم يمكن شرب شاي ساخن وفي الغداء يشرب شوربة فقط ثم يبدأ الإنسان يأكل في العشاء أي شيء ولكن تستبعد اللحوم.

٧٦٨- أين توجد عشبة سيشاندرا؟ وكيف يمكن الحصول عليها؟

- هذه العشبة من الأعشاب الصينية ولا توجد في المملكة ويمكن طلبها عن طريق السفارة السعودية في الصين أو إذا كنت تعرف أحدًا في الصين فبإمكانك طلبها منه.

٧٦٩- هل الشار يخفض ضغط العين؟ وهل هو مفيد للغدة الدرقية؟ وماهي الكمية المطلوبة وطريقة الاستعمال؟

- الشار يمكن استخدامه طازجاً، الأغصان بما فيها من أوراق حيث تؤكل طازجة بمعدل غصن واحد مرة في اليوم، ويمكن تجفيف أغصان النبات بدون الجذور ومن ثم سحقها واستخدام ملء ملعقة صغيرة من المسحوق على ملء كوب ماء مغلي ويترك لمدة دقائق ثم يصفى ويشرب بمعدل مرتين في اليوم صباحاً ومساءً بعد الأكل. والشار لا يخفض ضغط العين وغير مفيد للغدة الدرقية ويستعمل ضد بحة الصوت.

٧٧٠- هل للشاي الأخضر الصيني أضرار على الصحة؟ وما هي أفضل أنواعه الموجودة في المملكة والطريقة المثلى لاستخدامه؟

- الشاي الأخضر الصيني ليس له أضرار على الصحة إذا استخدم باعتدال، بل بالعكس الأبحاث التي نشرت عنه تفيد أن استعماله يحمى من الإصابة بمرض السرطان وأفضل وقت لشربه بعد الأكل ويستعمل كما يستعمل الشاي العادي وأفضل أنواع الشاي الأخضر هو النوع المعروف باسم الأولو.

٧٧١- فوائد الشاي الأخضر كثيرة، فهل هناك ضرر من شرب هذا الشاي بكثرة وبمعدل عشرة أكواب في اليوم أو أكثر؟

• هناك فوائد للشاي الأخضر،وبالأخص في الحماية من الإصابة بالسرطان ولكن عشرة أكواب يومياً كثيرة و لا أدري كم كمية الشاي التي تضعها فإذا كان خفيفاً فلا خوف أما إذا كان مركزاً أو أعلى من المتوسط فأنصحك بشرب النصف فقط إلا إذا كنت تقصد عشرة بيالات في اليوم فهذا ليس بكثير.

٧٧٢- ما هو أفضل وقت لشرب الشاي الأخضر؟ وكيف يحضر؟

• أفضل وقت لشربه هو بعد الأكل مباشرة، أما عن طريقة تحضيره فهي بغلي الماء ثم تؤخذ ملء ملعقة صغيرة من الشاي الأخضر وتوضع في كوب ثم يصب عليه الماء المغلي ويترك لمدة ١٠ دقائق ثم يصفى ويشرب ويمكن عمله في البراد ولكن لا يغلي إطلاقاً.

٧٧٣- ماهي فوائد الشاي الأخضر ومضاره الصحية؟، وهل له دور في نزول الوزن، وهل له مضار على الأطفال.

• فوائد الشاي الأخضر كثيرة فهو يمنع حدوث السرطان، وله تأثير قوي في منع تسوس الأسنان ومقبض في حالة الإسهال ومهضم وبالأخص بعد الوجبات الدسمة ومفيد جداً للربو. أما مضاره الصحية فهي قليلة وبالنسبة لتخفيضه للوزن فلا يوجد في المراجع العلمية ما يدعم ذلك، وبالنسبة لضرره على الأطفال فهو غير مفيد، وبالأخص للأطفال دون الست سنوات.

٧٧٤- من أين يمكن الحصول على الشاي الصيني المسمى باولو؟

• يوجد هذا الشاي في المحلات الكبيرة في علب معدن بلون أخضر.

٧٧٥- ماهي الشبة البيضاء؟ وماهي فوائدها؟

• الشبة: Alum : عبارة عن ملح يعرف علميا بكبريتات البوتاسيوم والألمنيوم وتوجد منه أصناف كثيرة وأهمها الصنف الرطب وأجودها المشقق الأبيض ويستعمل لشد اللثة وضد الجروح وقاطع للنزيف وتقطع رائحة الإبط وتفيد لآلام اللثة واللهاة ويجب عدم استخدامه داخليا، كما يستعمل في صناعة الورق ودباغة الجلود.

٧٧٦- ماهي فائدة الشبث وهل الشبث هو السنوت أم الكمون؟

- الشبث ليس بالسنوت ولا بالكمون ولكنه من الفصيلة نفسها و يختلف عن الاثنين، حيث إن السنوت والكمون تستخدم ثمارهما بينما يستخدم من الشبث أوراقه وسيقانه الغضة الطازجة وبذوره. وللشبث فوائد ومن أهم فوائده أنه يخفف آلام القولون بنوعيه العصبي والعادي، حيث تؤخذ حزمة من الشبث الطازج وتفرم بعد غسلها جيداً ويضاف لها ملعقة صغيرة من بذور الشبث وتوضع في قدر ثم يضاف له نصف لتر ماء «ما يعادل كوبين» ويترك على النار حتى يغلي لمدة دقيقة ثم يزاح من فوق النار ويترك ليستقر ثم يصفى تماما ويؤخذ من المحلول الصافي الخالي من أي شوائب نصف كوب مرة واحدة بعد كل وجبة مباشرة ومرة أخيرة عند النوم. ويجب عدم استخدام التفل المتبقي بعد تصفية المغلي مهما كانت الأسباب.

٧٧٧- ما هي شجرة مريم وأين توجد؟

- شجرة مريم تعرف أيضا بشوكة مريم وكذلك بالشوك الفضي أو الحرشف البري. وشجرة مريم عبارة عن نبات عشبي معمر، أوراقه كبيرة جدا متعرجة لامعة ولها أزهار حمراء إلى بنفسجية، ويشتهر النبات أيضا باسم أبو كعيب Milk Thistle وهو من النباتات المشهورة وله مستحضرات صيدلانية مقننة ويستخدم على نطاق واسع لتحسين وظائف الكبد وتعديل أنزيماته ومضاد للحمى والمرارة. وهو يوجد في بلدان الحوض المتوسط.

٧٧٨- ماهو الشربين؟وماهي فوائده وأضراره؟

- الشربين هو أشجار كبيرة يستحصل منها على القطران وثمرته تشبه ثمار السرو، غير أنه أصغر وهو من فصيلة نبات العرعر نفسها، إذا رضت أوراقه وطبخت وشرب ماؤه شفي الجروح الباطنة والظاهرة، الاغتسال بمائه يمنع انتشار الشعر، وإذا استنجي بمائه شفى الأرحام والمقعدة من آلامها، وإذا سحق وذر بمسحوقه على الجروح أوقف النزف وأدملها بإذن الله، يفسد النطفة إذا مسح به رأس الذكر في وقت الجماع ولذلك يعتبر أنفع الأدوية في منع الحمل، إذا قطر في موضع الجزء المأكول من السن فتته وسكن الألم، إذا خلط بشحم الإبل ثم دهن الجلد به لم يقربه شيء من الهوام.

٧٧٩- ماهي فوائد قهوة الشعير الذي يروج لها بأنها مفيدة؟

- يعتبر الشعير من الغلال المغذية والمفيدة لجسم الإنسان بما يحتويه من معادن وفيتامينات، وقد وجد أن الشعير إذا حمص حتى يتلون باللون البني وعمل منه مشروب، فإنه أقرب إلى مشروب القهوة، وخاصة لو وضع معه مسمار (قرنفل) ففيه فائدة عظيمة حيث إنه يخفض الضغط ويدر البول ويزيل التهابات الكلى والمثانة، ولا يحتوي على الكافيين الذي تحتويه القهوة والتي لها أثرها المنبه.

٧٨٠- ما هي عشبة الشعيرة؟ وهل لها اسم آخر، ويقول خبير أعشاب: إن عشبة الشعيرة لها تأثير فعال على احتكاك الركب والتهاب المفاصل إذا أخذ منها نصف ملعقة صغيرة لمدة ٤٥ يوماً؟ وهل لهذه العشبة تأثير على الضغط المرتفع وعلى الكبد؟

- توجد مادتان بهذا الاسم، إحداهما الشعير المعروف وهو أحد المحاصيل من فصيلة القمح نفسها والشعير يؤكل خبزاً وسويقاً وخلاف ذلك أما إذا كان المقصود بعشب الشعير فهذا يعني جميع أجزاء الشعير (الأوراق والسنابل وخلاف ذلك) وفي هذه الحالة فإن المقصود أوراق الشعير وهو في سن صغير لم تتكون فيه السنابل والأوراق تستخدم على نطاق واسع في أمريكا وأوربا كمادة مضادة للسموم وكمخفضة للضغط والسكر، أما البذور فهي مغذية ومقوية للقلب وملين وهاضم ومجدد للنشاط ويفيد في أمراض الكلى والمثانة ويستخدم طحين الشعير بعد عجنه بالماء الدافئ ويعمل لبخة على التهابات الجلد المتقرحة والتورمات فإنه يشفيها.

أما النوع الثاني فيسمى هندي شعير وهو عبارة عن ثمار صلبة جداً كبيرة الحجم وتؤخذ من أشجار وتستخدم كمسهلة.

٧٨١- هل يمكن استخدام الشفلح لعلاج زيادة الدهون في الدم وكثرة إنزيمات الكبد واحتمال وجود فيروس الكبد؟

- لا يمكن استخدام الشفلح لهذه الأعراض.

٧٨٢- لقد لاحظت بعض الإخوة في الخرج يستعملون نباتاً شبيهاً بالشفلح مع الاختلاف في لون الورقة وشكلها. كما أن الثمار تختلف عن النوع الموجود في السودان والمعروف باسم (الجُنبل والذي يأخذونه من الشجرة المعروفة (بالطندب) أو (التنضب). فهل هناك أنواع من الشفلح؟

- يوجد من نبات الشـفلح عدة أنواع ولكن النوع الأصلي هو النوع الذي يعرف علمياً باسم (Ca**aris s*inosa) وهي جميعاً متشابهة وتوجد اختلافات بسيطة بينها إلا أنه يوجد نوع يعرف باسـم الطندب وهو من نفس الشـفلح نفسه ولكن النوع يختلف والذي يعرف علمياً باسم (Ca**aris dacidua)والاسـم المرادف له هـو (Ca**aris a*hylla)وأيضا (sodada deciduas) وهو عبارة عن شـجيرة يصل طولها إلى ٥ أمتار بينما نباتات الشفلح الأخرى عبارة عن نباتات صغيرة وفي الغالب تكون ممددة على الصخور أو متعلقة بنباتات أخرى، لكنها لم تكـن مطلقاً مثل الطندب. والطندب يحتوي على فلوريدات وجلوكوزيدات وهو يستعمل أيضاً لعلاج الروماتزم مثله مثل الشفلح إلا أن الشفلح هو الأفضل.

٧٨٣- هل شمار الماء هو الشمر العادي (السنوت) أم لا وإذا كان لا يمت له بصلة فما هو وما هي استعمالاته؟

- شمار الماء ليس الشمر (السنوت) ولا يمت له بصلة ولكنه من الفصيلة نفسها وهو عشب معمر له ساق قوي وجذر قوي وساقه مجوف ويصل ارتفاع النبات إلى متر ونصف، ينمو شمار الماء على أطراف الجداول المائية والأنهار والسيول، تحتوي البذور على زيت طيار وأهم مركب في الزيت مركب الفيلاندرين ومواد أخرى مقشعة ومدرة للبول. يستعمل مغلي البذور في معالجة أمراض الصدر، كخراريج الرئة وكذلك البلغم الصديدي ويؤخذ من مسحوق البذور ملء ملعقة صغيرة وتشرب منه ثلاثة فناجين يوميا. كما أنه يخفف من أزمات الربو والحصى الكلوية والتهابات المثانة.

٧٨٤- هل نبات الشهدانج هو نبات القنب المعروف بالحشيش المهلوس؟

- نبات الشهدانج لا علاقة له بالقنب المهلوس. ويستعمل الشهدانج لقتل القمل والدود وإذا أخذ مع العسل سكن الآلام. وعصارته مسهلة.

٧٨٥- ماهو الشوكران؟ وما هي أضراره أو فوائده؟

- الشوكران يعتبر من أخطر النباتات سمية وهو نبات جميل جداً يصل ارتفاعه إلى مترين ونصف وساقه مبقع باللون الأحمر وأوراقه جميلة مفصصة وعناقيد من الأزهار البيضاء وبذوره صغيرة. بالرغم أن الشوكران سام إلا أن أوراقه وبذوره تستخدم في الطب وهي تحتوي على قلويدات وأهمها الكونين وزيت طيار. مركب،

الكونين شديد السمية ويسبب تشوهات خلقية. وكان الشوكران يعطى بمنزلة العقوبة القصوى في اليونان القديمة، وكان يوصف كعلاج للصرع قديماً ولكن نظراً لشدة سميته لم يعد يستخدم داخلياً؛ لأنه يؤدي إلى الشلل والموت مباشرة وله استعمال خارجي، حيث تدق أوراقه وبذوره وتعجن بالماء ثم يوضع على العضو التناسلي الذي ينتصب ويبقى مستمراً في الانتصاب مع آلام شديدة، فيقوم هذا الخليط بتخفيف الألم وعودة العضو التناسلي إلى وضعه الطبيعي.

٧٨٦- ماهي الشيبه وأين توجد؟ وما هي استعمالاتها؟

- الشيبه هي نوع من أنواع الفطر والأشن تنمو على جذوع الأشجار وعلى الصخور الرطبة وتعرف لدى العطارين بالبشعة أو حزاز آيسلندا. ولها تأثير منكه وملطف ورائحتها زكية تضاف إلى الشربة وإلى بعض المأكولات.

٧٨٧- هل للشيح مشكلات صحية؟

- يوجد نوعان من الشيح: الأول شيح الجنوب وهو لا يستعمل وهو من الفصيلة المظلية وشيح نجد وهو يستعمل كالشاي ولا ضرر منه وهو من الفصيلة المركبة.

٧٨٨- ما هي أضرار عشبة الشيح وفوائدها؟

- يستعمل مغلي الشيح لعلاج الحميات ومنقوعه يستعمل في تخفيف البول السكري ويستعمل أيضاً لطرد الديدان، كما يستعمل الشيح بخوراً لتطهير المنازل ويعلق في أكياس على النوافذ والأبواب في القرى لطرد الهوام ومنها الثعابين وبالأخص في مزارع الطيور أما أضرار الشيح فيجب عدم استخدامه بكثرة أو بصفة مستمرة، حيث إنه يحتوي على مادة السانتونين التي لها آثار سامة إذا أخذت بكثرة أو زادت جرعاته.

٧٨٩- ما هو الصبر؟ وما فوائده وطريقة الاستعمال؟ وهل يستخدم كشرب مع القهوة؟

- الصبر هو العصارة المائية التي تستخرج من أوراق الصبر ويوجد من الصبر نوعان، نوع نقي يباع وهو داخل جلد ونوع آخر غير نقي لونه أسود على مخضر والنوع النقي لونه بني صاف والصبر من الأدوية المشهورة التي نصح باستخدامها ويستعمل على نطاق واسع كمادة مسهلة أو ملينة بجرعات بسيطة وكمادة مقوية للمعدة ومخفضة لسكر الدم ولكن يجب عدم الاستمرار على استخدامه لمدة

طويلة، حيث إنه يسبب الإسهال ولا بأس من أخذ قطعة صغيرة مثل حبة البن مع فنجان قهوة يومياً وللصبر استخدامات خارجية لمشكلات الجلد فتعتبر عصارة الصبر الطازجة أفضل علاج للحروق حيث تكسر الورقة ويؤخذ ماؤها ويوضع على الحرق أو الجروح أو الكدمات حيث لا يعادل ذلك شيئاً من الأدوية وهو مجرب كما أن عصارة الصبر جيدة جداً لفروة الرأس، حيث يقضي على التشققات والحكة وخلاف ذلك.

٧٩٠- يوجد نوع من الصبار يسمى (أم زياد) وهو على شكل الأصابع ويستعمل لتخفيض السكر. فهل يؤخذ قبل الأكل أو بعده وهل له آثار جانبية؟ وهناك نوع من الصبار ينمو في المقابر فهل يمكن استخدامه؟

- النوع المستخدم من صبار أم زياد هو النوع الذي له خمسة أضلاع وهو يخفض السكر ولكن يجب أن يؤكل طازجا ويجب عدم استخدام النوع الثاني الذي له أربعة أضلاع. كما يجب عدم استخدام النوع الذي ينمو في المقابر.

٧٩١- كيف يمكن الحصول على صمغ العنب؟ وهل قام أحد بتجربته في تفتيت حصوة الكلى؟

- يمكن الحصول على صمغ العنب من أفرع نبات العنب وبالأخص في الخريف. وقد جرب وأعطى نتائج جيدة في تفتيت الحصوة.

٧٩٢- أين يوجد صمغ النحل؟ كيف يستعمل وما الكمية والمدة الزمنية وهل له آثار جانبية أم لا؟

- يوجد صمغ النحل لدى العطارين وهو علاج ناجح للجروح ويستعمل في علاج الكالو (مسمار القدم) وذلك بتسخين الصمغ حتى يكون طرياً ثم يوضع على مسمار القدم ويربط عليه وتكرر العملية يومياً وسوف يسقط بعد ثلاثة أيام، يضاف على الجروح المتعفنة بعد تطريته على النار ويربط عليه؛ لكي لا تحدث الغرغرينا، كما يستعمل كمضاد للبكتيريا في الفم حيث يذاب في الماء الساخن ويتمضمض به. كما يفيد ضد الأكزيما المزمنة وبعض الأمراض الجلدية. أما الكمية فهي على حسب استعماله فيمكن استخدام قطعة تزن حوالي ٥ جرامات مرة في اليوم أما المدة الزمنية فيستعمل حتى يزول المرض وليس له آثار جانبية.

٧٩٣- كيف يمكن الحصول على نبات الضرم من الرياض؟

- لن تجد الضرم بالرياض وتستطيع الحصول عليه من الطائف حيث يعرف هناك بالضرم أو من أبها حيث يعرف هناك بالفكس أو حوض فاطمة. ولكنه يوجد مجففا لدى العطارين ويعرف بالخزامى.

٧٩٤- من أين يمكن الحصول على زيت اللاوندة؟

- زيت اللاوندة يباع في الصيدليات تحت مسمى زيت اللافندر Lavander وربما يباع لدى العطارين باسم زيت الخزامي.

٧٩٥- ماهي العرطنيثا؟ وهل هي نبات أم حيوان أم من المعادن وما هي فوائدها إن كانت من المواد المذكورة؟

- العرطنيثا هو عشب يطلقه بعض الناس على بخور مريم وأيضاً على نوع من الدواء يسمى (المهد) عند أهل الشام وخاصة بساحل غزة ومنهم من يسميه (العلج) وأهل المشرق يسمونه (القبلعي) يغسلون به ثياب الصوف فينقيها جيداً وهو نبات له ساق طوله نحو ٣٠سم فيه أغصان كثيرة، على أطرافه قشور شبيهة بقشور الحمص، تستعمل العرطنيثا لعلاج البواسير على هيئة تحاميل، إذا شرب مغليه نفع من نهش الهوامر، جيد لآلام الوركين، يستعمل مسحوقه ذروراً لعلاج الجروح النتنة.

٧٩٦- ماهو العرعر؟ وما الجزء المستخدم منه وما فوائده؟

- العرعر عبارة عن شجرة كبيرة معمرة وتشتهر المناطق الجنوبية بهذا النبات ويوجد بتلك المناطق نوعان من العرعر أحدهما ثماره ذات لون بنفسجي إلى مسود والآخر ثماره ذات لون بني والجزء المستخدم من العرعر ثماره، وكذلك أوراقه ويحتوي العرعر على زيت طيار ويستخرج من أخشابه القطران وصفوة القطران وتحتوي الثمار والأوراق على مركبات كثيرة، أما فوائد ثمار العرعر فهي مدرة وتهيج الكلى، تفيد في علاج اضطرابات الكلى المزمنة، تساعد الجسم في إخراج السوائل الزائدة عن طريق البول، تفيد في تخفيف مشكلات الهضم، وربما تخفف من ضغط الدم المرتفع، مضاد للالتهابات أما الأوراق فقد وجد فيها مضادات حيوية لعلاج السل.

٧٩٧- ما هو عرق الذهب المخزني وما هي فوائده وأين يباع؟

- عرق الذهب المخزني يعرف بعرق الذهب البرازيلي وأيضاً يوجد نوع آخر من عرق الذهب يعرف بعرق الذهب القرطاجني وهما عبارة عن جذور، الأول جذوره دقيقة متمعجة ذات لون بنفسجي إلى بني، والنوع الثاني جذوره أسمك من النوع الأول وأفتح لوناً وجميعها من الفصيلة الفوية. يحتوي جذور عرق الذهب المخزني الذي يعرف علمياً باسم Ce*halis i*ecacuanha على قلويدات من نوع الأيزوكولين وحمض العفص وجكولوزيدات، يستعمل عرق الذهب كمقيء وطارد للبلغم ومسهل عند أخذه بجرعات كبيرة ومضاد قوي للأمبيا. ويستخدم في المستشفيات كمقيء ضد تناول المواد السامة والأدوية التي تتجاوز جرعاتها عن الجرعات المحددة ويوجد من عرق الذهب علاج دستوري رسمي يستخدم ضد السعال المصحوب ببلغم وكذلك في علاج التهاب القصبات والشاهوق وكذلك للزحار الأميبي.

٧٩٨- ماهي عروق الصباغين؟ وما فوائدها وهل لها أضرار ولماذا تسمى بهذا الاسم؟

- عروق الصباغين هي جذور لنبات عشبي معمر لا يزيد ارتفاعه عن المتر له أزهار تظهر على شكل عناقيد صفراء اللون، يعرف النبات بأسماء أخرى مثل شجرة الخطاطيف وبقلة الخطاطيف. ينمو النبات عادة في الأراضي البور وقرب المنازل ومواطن هذا النبات أوروبا وغرب آسيا وشمال أفريقيا، يعرف باسم chiledonum majus من الفصيلة الخشخاشية، الجزء المستعمل من النبات جميع أجزاء النبات التي تعيش فوق سطح التربة وكذلك العصارة المائية للنبات ولا تستعمل الجذور أو العروق، علماً بأن اسم النبات عروق الصباغين، لقد استخدمت كعلاج منذ آلاف السنين لعلاج البصر وتصفيته حيث كانت طيور الخطاطيف الصغيرة تضع عصارة النبات على عيونها لشد بصرها، وفي القرن التاسع عشر اختبر العشاب البريطاني نيكولاس كليبر هذا الاعتقاد القديم بوضع العصارة السائلة للنبات على عيون طيور الخطاطيف الصغيرة؛ ليرى إن كان ذلك يحسن بصرها، ولكنه لم يجد نتيجة مرضية لذلك الادعاء، تعمل بقلة الخطاطيف أو عروق الصباغين كمهدئ معتدل وترخي عضلات الأنابيب التنفسية والأمعاء، وتستخدم في الصين والغرب لعلاج التهاب القصبات والشاهوق والربو، كما تساعد العشبة في تدفق الصفراء، ولذلك فهي تستخدم أيضاً في علاج اليرقان وحصى

المرارة وآلامها، كما أن العشبة تستخدم خارجياً للتخفيف من آلام الأكزيما، كما تستعمل العصارة لعلاج الثالول والسعفة والأورام الجلدية الخبيثة، ويجب عدم استعمال هذه العشبة في أثناء الحمل ويجب استشارة المختصين قبل استعمال هذه العشبة، حيث إن جرعاتها محددة.

٧٩٩- هل هناك ضرر من خلط عسل غذاء ملكات النحل مع العسل العادي سواء كان من النوع نفسه. سدر، زهور برسيم... إلخ) وكيف يتم الخلط؟

- من الأفضل ألا تخلط؛ لأن فائدة غذاء ملكات النحل تقل، وعليه يجب استخدام كل منهما على حدة.

٨٠٠- سائل يسأل عن العسل الذي يستخدم مع الحلبة ويقول: هل هو العسل الأسود الطبيعي أم العسل الأسود المصري؟

- العسل المقصود هو دبس قصب السكر.

٨٠١- ماهي العشبة الخضراء؟ وهل هي ضارة أم لا؟

- لم تحدد العشبة هل هي مسحوقة أم عشبة كاملة، فإذا كان قصدك العشب المسحوق الأخضر الذي يوجد في الأسواق فيوجد منه ثلاثة أعشاب، أولها مسحوق أخضر مكون من أوراق الشعير، والثاني مكون من البرسيم، والثالث مكون من الكلورفيل (اليخضور) وهو مستخلص من مجموعة من الأوراق الخضراء وإذا كان أي من هذه الثلاثة الأنواع يحمل رقم تسجيل وزارة الصحة السعودية فاستخدمه، حيث لكل منها تأثيره الخاص وأغلب هذه المساحيق الخضراء مخفضة للسكر وطاردة للسموم.

٨٠٢- أين توجد عشبة زئبق بواما؟ وكيف تستخدم؟

- عشبة زئبق بواما هي عشبة برازيلية مشهورة والجزء المستخدم منها الجذور والقشور والساق وأعتقد أنها غير موجودة لدى عطاري السعودية وبالإمكان طلبها من البرازيل واسمها Muira *uama.

٨٠٣- ما هو العصفر؟ وماهي فوائده؟

- العصفر Safflower : هو نبات عشبي حولي والجزء المستعمل منه هو الأزهار والتي تشبه أزهار الزعفران، ويعرف العصفر بعدة أسماء، منها قرطم

والبهرمان والزرد ويطلق عليه بعضهم الزعفران مع أنه ليس بزعفران وعادة يغش به الزعفران. يستخرج من العصفر صبغتان إحداهما حمراء تذوب في القلويات والأخرى صفراء تذوب في الماء، ويصنع من الحمراء أحمر الشفايف وحمرة الخدود، يستعمل العصفر في علاج البهاق والكلف والحكة والقوبة ويطيب رائحة الفم، تستخدم الأزهار لتنبيه العادة وتخفيف آلام العادة الشهرية كما يستخدم لتنظيف الجروح وعلاجها والانتفاخات، وكذلك لعلاج الحصبة كما أثبتت الأبحاث الصينية فائدة العصفر في تخفيف الكولسترول، كما ينبه جهاز المناعة ويستخدم زيت أزهار العصفر في تخفيض الكولسترول ويجب على المرأة الحامل عدم استخدام العصفر في أثناء مدة الحمل.

٨٠٤- ما هو العلق؟

- العلق هو نوع من الدود لها ممص قرصي الشكل في كل طرف. وللدودة فم في وسط القرص الأمامي. تعيش في المياه وتعتمد في غذائها على الدم من الحيوانات الأخرى. ويوجد منه العلق الطبي الذي يستخدم في الطب لمص الدم المتجلط.

٨٠٥- ماهو علك الأنباط وما هي فوائده ومضاره؟

- علك الأنباط عبارة عن صمغ من، إما نبات الفستق أو نبات البطم والنباتان قريبان الشبه في الشكل والقوة والصمغ والرائحة والطعم. يستعمل علك الأنباط كمدر للبول.

٨٠٦- ماهي فوائد العنزروت ومضارها؟

- العنزروت والذي يسمى بالكحل الفارسي والكحل الكرجاني صمغ يؤتى به من فارس ومنه أبيض وبني ويستخدم شعبياً لعلاج الغازات ومغص الأطفال كما يستعمل مع الحليب وسكر النبات بأجزاء متساوية لعلاج الإسهال، كما يستعمل مشروب العنزروت لزيادة الوزن ويتردد على ألسنة الأهالي في القصيم قولهم: «أعط وليدك عنزروت واجدعه وراء البيوت» ويستعمل لعلاج الجروح والحروق ومنع نزيف الجرح وينبت اللحم في الجروح المتعفنة. كما يستعمل لعلاج الجروح الخبيثة في الفرج والدبر وفي علاج مسمار الرجل. وعن رأيي الشخصي فإني أنصح بعدم استخدامه داخلياً على الإطلاق لما له من أضرار قد لايفهمها عامة الناس ويجب أن يقتصر استعماله على الاستعمال الخارجي فقط فهو في هذا المجال أفضل علاج.

٨٠٧- ماهو نبات العوسج؟ ومافوائده؟ وكيف يمكن الحصول عليه؟ وهل له أعراض جانبية؟

- نبات العوسج من النباتات التي تنمو في جميع مناطق المملكة وهو يوجد في المنطقة الوسطى والمنطقة الجنوبية بشكل كبير ولكن يوجد منه مستحضر مقنن يباع في محلات لبيع الأغذية التكميلية تحت اسم Lycine وفيما يتعلق بأعراضه الجانبية فلا يوجد إذا أخذ بالجرعات المحددة.

٨٠٨- هل الغبيراء نبات أم ماذا؟ وإذا كان نباتاً فما هو وما هي استعمالاته؟

- الغبيراء نبات يعرف علمياً باسم Sosrbus aucu*ahia ويختلف العلماء في تسميته من الناحية الشعبية فيعرف في بعض المناطق «القراحيا» وقوم يسمونه «الأنجرة» وقوم يسمونه «الزعرور الأسود» والغبيراء شجر كثير الوجود بالمشرق وإنطاكية وهو يشبه شجرة العناب، خشن الأوراق أملس العود. أزهاره تميل إلى الصفرة ومنه ذهبي، ثمره يشبه ثمر البندق ولكنه أصفر.

تستعمل الغبيراء لعلاج أمراض، كالربو وقرحة الرئة والاستسقاء واليرقان. وهو يثير الرغبة الجنسية ولو شمه سواء الرجل أو المرأة، لدرجة أن هناك أقواما يمنعون النساء من الخروج في زمن ازهرار النبات؛ لكي لا يزيد رغبتهن الجنسية أو يثيرها، وإذا «هري» في الزيت أودهن به الرأس أطال الشعر.

٨٠٩- ما هي فوائد غذاء ملكات النحل ومضاره؟ وما الكمية المقررة فيه؟ وهل إذا زاد له أضرار على الجسم وخصوصاً الكبد؟

- غذاء ملكات النحل هو الإفراز الغددي الذي تخرجه صغيرات النحل من ريقها وغدد فمها وتتغذى به ملكة النحل من ساعة تكوينها إلى يوم زوالها، وفوائده هي للضعف العام والشيخوخة وتصلب الشرايين والشعور بالتعب وفقر الدم أما أضراره فنظراً لأن غذاء ملكات النحل حساس جداً في طريقة حفظه وتخزينه فإذا لم تكن هناك عناية فائقة في حفظه وتخزينه فإنه يكون عديم الفائدة وربما يكون له ضرر كبير والكمية المقررة من غذاء ملكات النحل يجب أن تكون في ٢٥ ملليجرام فقط في اليوم ولا يوجد في المراجع العلمية ما يفيد أن لغذاء ملكات النحل تأثيراً على الكبد إذا أخذ بالطرق المقننة وتحت إشراف المختص.

٨١٠- هل كبسولات غذاء ملكات النحل التي لها دعاية عظيمة، مايذكر عنها صحيح؟ وهل تؤيد استخدامها وهل لها أضرار مستقبلا.. وكيف استخدامها؟

- كبسولات غذاء ملكات النحل كثيرة في السوق وكلما زادت الدعاية على أي مستحضر كان الأردأ، والغذاء الملكي المحضر على هيئة كبسولات جيد ولا خوف منه ولكن تأكد أنه مسجل بوزارة الصحة، أما ما عدا ذلك فأنصحك بعدم استعماله.

٨١١- يوجد في منطقتنا نبات يسمى الغلثي عندما تأكله الحيوانات تتأثر، هل هذا النبات خطير على الإنسان؟

- النبات معروف، حيث إنه عبارة عن سيقان سميكة مضلعة يصل ارتفاعه في بعض الأحيان إلى حوالي متر وله أزهار في قمة هذه الأغصان ذات لون بنفسجي، وربما في أحيان أخرى برتقالية وهو من النباتات السامة ولاسيما عندما يكون يابساً، حيث لو أكلته الماشية لتسممت به وقد حدث أن قطيعاً من الغنم مات بسبب أكله لهذا النبات وقد شرحت تفاصيل هذا النبات ومكوناته والتسمم والعلاج في كتابي «النباتات السامة في المملكة العربية السعودية - التعرف - الأعراض - التشخيص - الوقاية والعلاج» وهو أول كتاب يؤلف عن النباتات السامة في المملكة.

٨١٢- ما هي أضرار عشبة الفراسيون وفوائده؟

- الفراسيون والمعروف بالشنبار هو شجرة من أنواع البلوط ذو أغصان كثيرة وله أوراق في مقدار أصبع الإبهام يفيد في نزلات البرد والسعال، أوراقه مدرة للطمث وعصير أوراقه مفيد لالتهابات العين، حيث يستخدم كقطرة، كما يستخدم ضمادا للجروح والقروح الخبيثة وذلك بأن يذوب في ماء ثم يضاف عليه عسل ثم تغسل الجروح وتضمد به ويجب عدم استخدامه للأطفال أو للمرأة الحامل وعدم الإكثار منه.

٨١٣- ما هي الأماكن التي تباع فيها القراص؟ وهل هذه الأماكن تبيعه بشكل منفرد أم مع خلطات أخرى؟ وهل هذه الأماكن لا تضع مواد مضرة مثل الكورتزون مع هذا النبات؟ وماهي طريقة الاستعمال والجرعات؟

- الأماكن التي تبيع مستحضرات القراص هي محلات الأغذية التكميلية. كما يمكن الحصول على النبات من محلات العطارة على هيئة مادة جافة أو يمكن جمعه من البر ولكن في وقت الشتاء، حيث إن هذا النبات من النباتات الشتوية. ولا يوجد مع

هذا المستحضر مواد أخرى فهو عادة يباع كمادة نقية منفردة. والجرعات من أوراق النبات أو جذوره هي ملء ملعقة شاي من المسحوق والتي تعادل ١,٣ جرام حيث تضاف إلى كوب ماء سبق غليه وتركه لمدة ١٥دقيقة ثم تصفيته وشربه ثلاث مرات في اليوم، أي أن الجرعة اليومية من القراص ما بين ٤ - جرامات يومياً.

٨١٤- ما هي القردمانة وما هي فوائدها؟

- القردمانة نبات عشبي حولي يشبه في شكله نبات الكراوية، ولكن ثماره أطول وأصلب وورقها أشد خضرة وساقها أطول وأخشن وتنبت على مجاري المياه.. يقول داود الإنطاكي: إنها تصفي الصوت وتنقي الدم وتنقي أيضاً الصدر من البلغم وتستخدم لعلاج السعال. تفتت الحصي، ويقول ابن سينا: إنها تنفع للجرب والقوباء طلاء بالخل.

٨١٥- كيف يستخدم القرع المر ويحضر؟

- القرع المر يوجد في مكان الخضراوات وفي الأسواق الكبيرة ويعرف بالخيار الكوري وشكله مثل الخيار إلا أن عليه نتوءات حرشاء. يمكن استخدامه أكلا كما هو أو طبخه لتزول مرراته وأكله أو تجفيفه تماما، ثم سحقه.

٨١٦- ما القرمز وهل هو نباتي أم حيواني وهل له استعمالات طبية؟

- القرمز عبارة عن حيوان صغير مدور له لون أحمر زاه يعيش على بعض الأشجار في الربيع ويجمع من فوق النباتات ويجفف ويستخدم بشكل كثير في الأصبغة وخاصة الملابس، لما يتميز به من لون جميل. كما أنه يستخدم كقابض للجروح الحديثة ليعمل على التئامها بالإضافة إلى استخدامه في بعض الأدوية الخاصة بالجهاز الهضمي.

٨١٧- هل القرنفل المعروف في نجد بالعويدي يسبب مشكلات لمستعمليه،حيث تتناقل الناس في المجالس مخاطره وأنه يحتوي على مواد مسرطنة نرجو إفادتنا وإرشادنا.

- القرنفل يعرف في بعض مناطق المملكة بالمسمار، حيث يشبه المسمار وفي مناطق أخرى بالعويدي كما في بعض المناطق بالزر كالجنوب وهي مرادفات لاسم واحد. لقد حصلت حروب في أوربا على احتكار القرنفل في يوم من الأيام، وكان أثمن هدية تقدمها لأعز صديق. واستعملته الشعوب لآلاف السنين ولم نسمع أنه سبب

مشكلات سرطانية أو أي أمراض أخرى. والبدو في السعودية يكثرون من استعماله ولم نسمع في يوم من الأيام أن أحداً أصيب بالسرطان بسبب القرنفل. والقرنفل يحتوي على زيت طيار وهو مهدئ ومنكه ومن أفضل التوابل ويدخل في الأغذية بشكل كبير ولا يوجد له أضرار أو محاذير، فليطمئن مستعملو القرنفل.

٨١٨- ما هي حشيشة القزاز؟ وأين توجد؟ وما فوائدها وأضرارها؟

* حشيشة القزاز هي نبات عشبي معمر تفترش الأرض ولا يزيد طولها عن ١٥سم لها سوق مغطاة بالشعر وأوراقها بيضاوية اللون وهي تنمو في أوروبا وآسيا وتزرع اليوم في معظم أنحاء العالم، والجزء المستغل منها الأجزاء الموجودة فوق سطح الأرض فقط وتعرف علمياً باسم Stellaria media تحتوي حشيشة القزاز على مواد صابونية ثلاثية التربين وكومارينات وفلافونيدات وأحماض كربوكسيلية وفيتامين ج، تستخدم حشيشة القزاز في علاج مشكلات الجلد المتهيج، حيث توضع كلبخة أو كعصير على المناطق المتهيجة وتستخدم لتلطيف الحكة الشديدة عند فشل كل الأدوية الأخرى وغالباً ما تستخدم لتلطيف آلام الأكزيما والقروح الدوالية، تستخدم أيضا داخليا لعلاج المشكلات الصدرية وتساعد على الهضم، لا تدخل هذه العشبة في المواد المخففة للوزن، حيث إن بعضهم يعتقد ذلك.

٨١٩- ماهو القسط؟ وماهي فوائده؟

* القسط ryone* : ويسمى الكست وهو ثلاثة أصناف، أبيض خفيف طيب الرائحة ويعرف بالنوع الهندي وأسود خفيف أيضا وهو الصيني وأحمر رزين وجميعها عبارة عن قطع خشبية تجلب من نواحي الهند وهو يؤخذ من أشجار تشبه أشجار العود وله أوراق عريضة وقد ذكر القسط البحري (وهو الأبيض) في الحديث النبوي الشريف ففي الصحيحين من حديث أنس رضي الله عنه عن النبي [: «**خير ما تداويتم به الحجامة والقسط البحري**».

وفي المسند من حديث أم قسم عن النبي [: «**عليكم بهذا العود الهندي فإن فيه سبعة أشفية، منها ذات الجنب**» يستعمل القسط في وقف الصداع المزمن شرابا وسعوطا ودهانا بالسمن ويعالج ضيق النفس والربو والسعال المزمن وآلام المعدة، يزيل آثار الجروح والحروق بمزجه بالعسل واستخدامه كدهان، ويستعمل القسط في الهند والصين بكثرة كمنبه ومقوٍ ومدر للبول والطمث.

٨٢٠- هل يمكن وضع قشور الرمان إذا طحنت في كبسولات؟

- يمكن وضع مسحوق قشور الرمان في كبسولات واستخدامها ولكن يجب تحديد الجرعة، ومن الأفضل أن تستعمل مسحوق قشور الرمان مع العسل، وذلك بأخذ ملعقة صغيرة من مسحوق قشر ثمار الرمان وإضافتها إلى ملء ملعقة أكل من العسل الأصلي ومزجها جيدا ثم لعقها قبل تناول الوجبات بحوالي ربع ساعة، فهذا هو الأفضل.

٨٢١- ما هو القرطم؟ وما فوائده؟

- القرطم هو نبات زراعي من الفصيلة المركبة، أزهاره حمراء إلى برتقالية زعفرانية تسمى العصفر وكثير من الناس يسمون القرطم بالعصفر ويغش بأزهاره الزعفران. يستخرج من أزهاره زيت يعرف بالزيت الحلو وهو يحلل البلغم والسعال وينقي الدماغ والبدن ويزيل آلام المفاصل.

٨٢٢- ماهو القلقاس وما هي استعمالاته؟

- القلقاس هو درنات أو كورمات لنبات ذي أوراق كبيرة جداً تشبه أوراق التبغ يعرف باسم أذن الفيل. تحتوي درنات القلقاس التي تستخدم كبديل للبطاطس على مواد هلامية وبروتين ومعادن. يؤلف القلقاس غذاء رئيساً لملايين البشر ويزرع منه حوالي ألف صنف. يخبز القلقاس أو يسلق أو يقلى. وهو يسمن تسمينا جيدا ويشفي السعال وخشونة الصدر ويهيج القوة الجنسية ويشفي رمادة القروح.

٨٢٣- ما هي أفضل أنواع القمح وهل يمكن تناوله يومياً وكيف؟

- أفضل أنواع القمح هو النوع الذي يزرع على مياه الأمطار دون استخدام أي أسمدة كيميائية (ما يُعرف في نجد بالبعل) وفي بعض الأماكن في جنوب المملكة بـ (العثري) هذا النوع هو الأفضل إذا استطعت الحصول عليه ويستخدم عادة إما على هيئة خبز أو قرصان أو عصيدة أو مرقوق ولكن الأفضل أن يؤخذ علي هيئة مغلي والطريقة أن يغسل القمح عدة مرات بالماء ثم يرطب في ماء لمدة ١٢ساعة ثم بعد ذلك يصفى من الماء ويوضع في قدر ضغط مع حوالي كوب ماء ويضاف له ملح ويطبخ على نار هادئة لمدة ساعة ثم يبرد ويؤكل كما هو وذلك مرة أو مرتين يومياً فهو مفيد جداً، ويعتبر واقياً للكثير من الأمراض.

٨٢٤- ما اسم القنطريون العلمي وأين يوجد؟

- القنطريون هو ما يعرف باسم Centaurea cyanus وشعبياً باسم cornflower ويوجد نوع آخر يعرف بالقنطريون الصغير Erythraea Cen ويوجد لدى العطارين وإذا لم تجده لدى عطاري السعودية فيوجد في سوريا والأردن ومصر وطبعاً أوروبا.

٨٢٥- ما هي أضرار عشبة القيصوم وفوائدها؟

- فوائد القيصوم باستخدام جذوره على هيئة مغلي لتخفيف مرض البول السكري، خصوصاً عند كبار السن ولسوء الهضم الحاد أو المزمن واضطراب الطمث عند النساء ويسكن الصداع ونافع لآلام الصدر، كما يستعمل خارجياً حيث إن رماده يدمل الجروح، كما أنه يعتبر قاتلاً لكثير من الحشرات أما أضراره فيجب عدم استخدامه بجرعات كبيرة وعدم الاستمرار عليه حيث إن الزيوت الطيارة الموجودة فيه قوية وضارة.

٨٢٦- ما هو الكافور؟

- الكافور هو مادة تستخرج من أشجار الكافور Cam*hor والمعروف علمياً باسم Launus cam*hora من الفصيلة الغارية، يستخرج الكافور بتعريض قطع خشب شجرة الكافور للبخار حيث يتجمد الكافور على قطع الخشب مكوناً طبقة زيتية الشكل وتجمع هذه المادة ويستخلص الكافور منها في شكل بلورات شبه شفافة تميل إلى اللون الأبيض، بعد جمع المادة وعصرها وإزالة الماء والزيت منها، تنقى البلورات بالتسامي وهي طريقة يتحول فيها الكافور من الحالة الصلبة رأساً إلى الحالة الغازية تاركاً الشوائب وراءها ثم نحصل على الكافور، وهو عبارة عن صفائح بلورية بيضاء تشبه صفائح الزجاج. يوجد عدة أنواع من الكافور وهي الرباحي والقنصوري والقرنون والكوكثيب واليالوسي، وأفضل أنواع الكافور هو القنصوري.

٨٢٧- ما هي فوائد الكافور؟ وهل صحيح أنه يهبط الجنس؟

- قال عنه داود الانطاكي في تذكرته: إن الكافور يقطع الدم حيث كان وكيفما استعمل حابس للإسهال والعرق وقاطع للعطش والحميات ومزيل للقروح

والالتهاب. وقال عنه ابن سينا في القانون: (يسرع في ظهور الشيب ويمنع الأورام الحارة، ويقطع الباه ويولد حصاة الكلى والمثانة) أما ابن البيطار في جامعه فقال: إنه نافع للمحرورين وأصحاب الصداع الصفراوي، إذا داوم الشخص على شمه قطع شهوة الجماع وإذا شرب كان فعله في ذلك أقوى. أما ما يقوله الطب الحديث فينصح بعدم استخدامه داخلياً ويستعمل خارجياً فقط كدهان لحالات الروماتزم وآلام المفاصل وآلام الظهر كما يستعمل كدهان للصدر في حالات الربو وأي التهابات أخرى في الصدر.

٨٢٨- هل التبخر بالكافور يضر بالرئة حتى ولو استخدم ثلاث مرات وهل هو يعقم الجو؟

- التبخر بالكافور يضر بالرئة حتى ولو كان مرة واحدة فكيف إذا كان أكثر من مرة، كما أنه لا يعقم الجو بتاتاً وأنصحك بعدم استخدامه وأيضاً التقليل من البخورات الأخرى حتى ولو كان العود لما فيها من مضار على الرئة.

٨٢٩- ما هي الكالُمبا وما هي فوائدها؟

- الكالُمبا هي نبات معمر ملتف يصل ارتفاعه إلى ١٥ مترا، له أوراق كبيرة تشبه النخيل وأزهاره خضراء إلى بيضاء والجزء المستخدم منه الجذر وهو يحتوي على قلويدات ومواد مرة وزيت طيار ومواد هلامية أما تأثيراته فهي مقوية، تسكن آلام المعدة، تخفض الحمى وطاردة للديدان وضد فقد الشهية ومضادة لقيء الحمل.

٨٣٠- أين يوجد الكبراخو؟ وكيف يستخدم؟

- الكبراخو يوجد في أمريكا والجزء المستخدم منه اللحاء ويستعمل هناك على نطاق واسع ويمكنك طلبه من أحد محلات الأغذية التكميلية بأمريكا واسمه Quebrqcho ويحتوي على قلويدات الأندول وأهم مركب في هذه القلويدات مركب اليوهمبين يستعمل كمضاد للحمى ومنشط جنسي ويجب عدم استخدامه إلا تحت إشراف طبي.

٨٣١- نسمع بالكبريت فهل هو نوعان معدني ونباتي؟ وهل يوجد شيء باسم الكبريت النباتي؟

- نعم يوجد نبات يعرف باسم الكبريت النباتي وهو عبارة عن عشب معمر زاحف مداد على الأرض وتطلق عليه أسماء مختلفة، مثل: مخلب الذئب ويتكاثر هذا

النبات بواسطة الأبواغ ويبلغ طوله حوالي متر وله جذور تشبه المخالب ويعرف النبات علمياً باسم Lyco*odium clavatum أوراق النبات كثة إبرية الشكل والأزهار بيضاء وبذور الثمار صغيرة جداً، الأبواغ التي توجد على سطحه على شكل مسحوق أصفر قابلة للاشتعال.. والجزء المستخدم البذور وتوجد في السوق على هيئة مسحوق أصفر باهت ناعم جداً يحتوي النبات على حوالي ٥٠٪ زيت ثابت وعلى سكر وقلويد ووفيتو ستيرول.

يستخدم لعلاج التهابات الكبد والكلى والمسالك البولية، حيث يستخدم مغلي مسحوق النبات كمشروب بمعدل كوب أو اثنين يومياً. كما يستخدم الكبريت النباتي كقاتل للجراثيم الجلدية وضد التسلخات والالتهابات الجلدية، حيث يستخدم المسحوق كدهان موضعي على المناطق المصابة أما الكبريت الآخر فهو معدني ومعروف ويوجد منه الكبريت الأصفر والأحمر.

٨٣٢- ما اسم نبات الكثيراء؟

* لا أدري هل ترغب في معرفة اسم النبات الذي يستحصل منه على صمغ الكثيراء أم الكثيراء نفسها، اسم النبات القتاد ولكن الكثيراء هي صمغ نبات القتاد وهو يوجد لدى العطارين.

٨٣٣- كيف يستخدم الكثيراء؟

* طريقته أن يذاب صمغ الكثيراء في الماء ويحك بهذا المحلول فروة الرأس مرة واحدة في اليوم.

٨٣٤- ما نوع الكثيراء التي يمكن شراؤها من العطار؟ حيث إنها تباع على هيئة شرائح ومنها الأبيض والأصفر وبعضها لونه أسود. فأيها أفضل؟

* الأفضل الكثيراء ذات اللون الأبيض الشفاف النقية من الشوائب واللون الأسود، وهي تباع على هيئة شرائح صغيرة أو كبيرة.

٨٣٥- ما هو زيت الكثيراء الذي يباع لدى العطارين؟وهل هناك زيت في الكثيراء؟

* الكثيراء هي مادة صمغية يستحصل عليها من نبات القتاد وهو نبات عشبي صغير لا يزيد ارتفاعة عن ٥٠ سم. والكثيراء وكذلك النبات لا تحتوي على أي نوع من أنواع الزيوت ولا يوجد أي شيء اسمه زيت الكثيراء. ولكن يمكن أن بعض المرتزقة من العطارين تفنن في تحضيره وجعله على هيئة زيت وسماه زيت الكثيراء. احذروا استعمال هذا الزيت؛ لأنه لا يمت للكثيراء بأي صلة.

٨٣٦- أين يوجد الكردهان؟

- الكردهـان غـير موجود لا عند العطارين ولا عند الصيدليات ويمكنك طلبه من الصين تحت اسم Dang Shen أو Codono*sis.

٨٣٧- أشرب الكركديه بكثرة، فهل له فوائد وما هي طريقة عمله؟

- الكركديه يخفض الضغط لدى الناس الذين عندهم ارتفاع في ضغط الدم وذلك إذا أخذ على البارد، أي ينقع لمدة حوالي ٨ سـاعات في ماء ثم يشرب منه كوب في الصباح وآخر في المساء ويرفع الضغط عند المرضى الذين يعانون من انخفاض الضغط إذا شرب على الساخن، أي إذا أضيف له ماء مغلي، ثم يشرب كما يشرب الشاي بمعدل كوب مرة في الصباح ومرة في المساء، والكركديه مفيد لصحة جسم الإنسان حيث يطرد السموم وفيه بعض الفيتامين ولا ضرر منه بإذن الله.

٨٣٨- ما هو الكروميوم وهل هو صناعي أم طبيعي وما هي فوائده؟

- الكروميوم عبارة عن معدن يوجد في الطبيعة ولا يصنع ويوجد بكثرة في التفاح وفي البيض واللحم والدجاج والجبن والطماطم والمولاس والحبوب، ومن فوائده أنه يحث على أيض الجلوكوز، يساعد الأنسولين في عملية تنظيم سكر الدم، يقلل متطلبات الأنسـولين ومحسن محتمل للجلوكوز عند الأشخاص المصابين بمرض السـكر النوع الثاني غير المعتمد على الأنسـولين، كما يساعد على تشييد البروتين، ويوجد منه مستحضر مقنن في الأسواق.

٨٣٩- كيف يكون استعمال كزبرة البر؟ وما فائدتها؟

- كزبرة البر أحد النباتات السرخسـية وتختلف اختلافا كليا عن الكزبرة العادية (Coriander). وتحتوي على فلافونات وأهم مركب فيها هو الروتين والكورستين. تستعمل لعلاج السعال والتهاب القصبة الهوائية ونزلات البرد والتهاب الحلق. يؤخذ ملء ملعقة صغيرة وتوضع في كوب ماء مغلي وتـترك لمدة ١٠ دقائق ثم تصفى وتشرب بمعدل مرتين في اليوم . كما تسـتعمل لعلاج قشرة الرأس ومشكلات الشعر، وذلك بأخذ قبضة اليد من كزبرة البر وتغلى مع لتر ماء لمدة ١٠ دقائق ثم تترك حتى تبرد وتغسل بها فروة الرأس مرة واحدة في اليوم.

٨٤٠- ماهو الكشوثا؟ وما فوائده؟

- الكشوثا هو نبات صغير يتطفل على نبات الكتان ويسمى مجازاً بالشيح الأرضي ويستخدم لفتح سدد الكبد وليس لحرارة المرارة.. مقوٍ للكبد والمعدة ويدر البول.

٨٤١- ما هي أجود أنواع الكمون؟

- لا يوجد نوع أجود من الآخر، حيث إن الكمون هو نوع واحد، ولكن يختلف باختلاف منطقة زراعتـه والمكونات الفعالة في الكمـون واحدة، ولكن الناس يفضلون عادة النوع المحلي وهو القصيمي، أما أنا فأستعمل أي كمون.

٨٤٢- هل صحيح أنه يوجد عشب تحت اسم الكهرباء؟

- نعم يوجد نبات يسمى كهرباء وهو صنفان ودائما يوجد عند جذور نبات الدوم، والكهرباء صمغ كالسندروس، لونه أبيض مصفر وبياضه شفاف وربما يكون أحمر في بعض الأحيان.

٨٤٣- ما هي فوائد عشب الكهرباء ومضاره؟

- يقول داود الإنطاكي فيه: (حابس للدم والفضلات، ولنـزلات البرد، مانع ضعف المعدة والخفقـان واليرقان.. يمنع القيء ويفتت الحصى وضد حرقان البول.. يسـتعمل كجابر للكسور ويحبس العرق ويدمل الجروح).. يمنع التخمة، مقوٍ للقلب.

٨٤٤- ما فائدة لبان المر وهو ما يسمى بالشحري؟

- اللبان المر هو اللبان الذكر والكندر واللبان الشحري والبنفسج والبخور ودخنه اليهود وهو عبارة عن مادة راتنجية صمغية تستخرج من جذوع بعض أشجار اللبان بعد خدشـها. ويستخدم لقطع الرائحة الكريهة وعسر النفس والسعال والربـو. وإذا غلي مع البقدونس حتى يتبخر الماء ويبقى منه قدر كوب غليظ القوام يشرب نصفه في المساء والنصف الآخر في الصباح، فإنه ينفع السعال الشـديد والنزلات الصدرية كذلك ينقع مع الحليب ليلا ويشرب منه الطفل صباحاً فيسكن السعال. ويؤخذ منه ملء ملعقة أكل وتنقع في ماء لمدة ١٢ ساعة ثم يشرب، وذلك لعلاج الكحة وطرد البلغم.

٨٤٥- امرأة تقول: كنا في جلسة وسمعت النساء يتحدثن عن لبنى ويقولون: إن دخانها يشبه دخان اللبان، فسألتهن من هذه التي تدخن فضحكن: كثيراً والحقيقة أنني خجلت كثيراً. فلما رأين ذلك قالوا: إن لبنى اسم نبات (وصفة عشبية) أرجو إفادتي هل هذا صحيح أم أنهن بهذا يزلن عني الحرج؟

• كلام النساء اللاتي كن معك في الجلسة صحيح فيوجد نبات اسمه لبنى وهو صمغ يستخرج من نبات يعرف علمياً باسم Stinay officinalis وهو صمغ يميل إلى الليونة ويستعمل لعلاج البثور الرطبة واليابسة حيث تطلى بها.إذا تبخر بها المزكوم نفع من الزكام. تفيد في علاج السعال المزمن والبلغم ووجع الحلق وتصفي الصوت من البحة. كما أنها مدرة للبول وللطمث.

٨٤٦- كيف شكل بذور لسان الحمل، هل هي سوداء أم صفراء؟ وهل النوع الأسود صغير البذرة هو الخاص بإنقاص الوزن؟ وما طريقة الاستعمال؟

• النوع المطلوب هو البذور المصفرة المائلة إلى اللون البيج وتؤخذ ملء ملعقة متوسطة ثلاث مرات في اليوم قبل الوجبة بربع ساعة (يوضع ملء ملعقة متوسطة من المسحوق في ملء كوب ماء بارد ويحرك ثم يشرب).

٨٤٧- هل الـ syllium* هي بذور لسان الحمل؟

• نعم هما اسمان لمسمى واحد ويستعمل لتخفيف الوزن وذلك بأخذ ملعقة وسط من مسحوق البذور ووضعها في ملء كوب ماء بارد وتحريكه جيداً ثم شربه قبل الأكل بربع ساعة ثلاث مرات في اليوم.

٨٤٨- كيف يستعمل حبوب لقاح النخل؟ وهل يخلط مع شيء؟ وما الوقت المناسب لاستخدامه؟

• لقاح النخل هو النوع الأبيض الناصع ولايمكن الحصول عليه إلا في موسم تلقيح النخل وهو يباع لدى أصحاب مزارع النخيل. أومن نخل المنزل من كافور الذكر للنخيل وهو يستعمل بأخذ ملعقة متوسطة ومزجها مع ملء ملعقة عسل نقي متوسطة وتدخل في المهبل عادة قبل الجماع بربع ساعة والله الشافي.

٨٤٩- ماهو اللك؟ وماهي فوائده؟

- اللك هو إفراز من بعض الحشرات الجالسة غير القادرة على الحركة التي تصيب أنواعاً من النباتات الفطرية وتتجمع عليها، ويجمع كل سنة عند زوال برج الميزان وأجوده الرزين الأحمر الحديث الشبيه بالملح ويستخدم مع العسل لإدرار الطمث وضد الخفقان وللكبد الرطبة وينفع من اليرقان والاستسقاء ويستخدم أيضاً لعلاج الظهر وآلام الصدر. كما يستعمل بخوره لعلاج الأسنان.

٨٥٠- ما هو اللوف وما فوائده؟

- اللوف ثلاثة أنواع: صنف يسمى درا قنطيون أي لوف الحية، والصنف الثاني أرن وهو اللوف الجعد والصنف الثالث أريصارون. والأنواع الثلاثة استخدامها واحد. تستخدم لجلي الكلف والنمش، وخصوصاً إذا خلط مع العسل، وتستخدم جذوره كعلاج للنواصير، والنوع المسمى بالجعد ينشط الباه وينقي الكلى وينفع البواسير، ويقال: إذا دلك الجسم بجذوره فإنه يمنع نهش الأفاعي، واللوف لا يستعمل لتخفيف الوزن.

٨٥١- سمعت في بعض مجالس النساء نباتاً يسمى لوسيماخيوس. فما هو وأين يوجد؟

- لوسيماخيوس عبارة عن نبات له سيقان طولها حوالي ذراع ذات عقد ويحمل زهوراً حمراء ذهبية وينبت دائماً قرب مجاري المياه ويعرف أيضا باسم القصب الذهبي والخويخة وكذلك خوخ الماء وعود الريح. يستخدم لتطويل الشعر إذا خلط مع الحناء. كما يستخدم لعلاج قرح الأمعاء ونفث الدم.

٨٥٢- أسمع عادة بالماش وبالحبة الخضراء فهل الماش هو الحبة الخضراء أم أنهما يختلفان؟

- الماش يختلف عن الحبة الخضراء فالماش عبارة عن بذور لنبات قرني يشبه الفاصوليا إلا أنه أصغر بكثير ولونه أخضر وفي وسط الحبة من الجنب سرة سوداء وهو يعتبر من البقوليات ويستخدم على نطاق واسع، حيث يطبخ دائماً مع الأرز وله فوائد كثيرة من أهمها استخدامه في حالة كسور العظام وهو مغذ حيث يحتوي على كمية من البروتين ويقوي العصب أكلاً ويجلو الكلف ويقطع العرق

وهو مضر للحالة الجنسية وخاصة لدى الرجال، ونبات الماش أساساً من نباتات اليمن حيث يسمى فيها بالأقطن والمجح، أما الحبة الخضراء فهي الحبة السوداء أو ما يعرف بحبة البركة وهي تختلف اختلافاً كلياً عن الماش من حيث النوع أو الجنس أو الشكل أو التأثير ونحن جميعاً نعرف الحبة السوداء.

٨٥٣- سائلة تقول: ما هي الماهودانة؟ وهل هي نبات أم مشتق حيواني وما فوائدها؟

- الماهودانة هو نبات وليس مشتقاً حيوانياً ويسميه الأسبان طارطقة ويسميه بعضهم الشيسبان ويعرف في الشرق بحب الملوك وله ساق يصل ارتفاعه إلى ذراع وهو أجوف وفي سمك الإصبع وأوراقه تشبه أوراق اللوز وله ثمار تشبه ثمار الشفلح بداخل كل ثمرة ثلاث بذور وهو حلو الطعم ويستخدم لإخراج البلغم ومسهل جيد.

٨٥٤- ماهي المخلصة؟ وهل هي نبات أم حيوان أم أي شيء آخر؟

- المخلصة هي نبات وتعرف بعدة أسماء أيضاً، هي حباحب، ومكنسة وجوز أرفانيو، وتعرف علمياً باسم Linaria Vulgaris وهي عشبة لا يزيد ارتفاعها عن ٨٠ سم.

٨٥٥- ما هي المستعجلة؟ وهل هي نبات أم معدن وما فوائدها؟

- المستعجلة هي نبات مشهور بمصر وبالأخص في الإسكندرية. ورقها يشبه ورق الهندباء البرية. تستعمل النساء عروقها للسمنة ولتحسين اللون.

٨٥٦- هل المستكى هو الكندر؟ وإذا كانت مختلفة فكيف نفرق بينهما؟

- تختلف المستكى عن الكندر، بالرغم من كونهما إفرازات نباتية. فالمستكى تفرزه أشجار كبيرة غير شوكية، بينما الكندر والذي يعرف أيضا باللبان المر تفرزه شجيرات صغيرة لا يزيد ارتفاعها عن مترين. ويستخدم المستكى على نطاق واسع حيث يضاف لبعض المأكولات مثل السليق الطائفي وبعض المأكولات الأخرى. أما الكندر فهو يستخدم طبيا كعلاج للسعال وطرد البلغم كما يستخدم كبخور في بعض المناطق.

٨٥٧- سائلة تقول: هل المشطة تستخدم في علاج أمراض الكبد وكذلك لمرضى السكر؟

- نعم المشطة تستخدم لعلاج أمراض الكبد. وقد قام أحد الطلاب لدينا في الكلية بدراسته ضمن برنامج درجة الدكتوراه التي حصل عليها قريبا. كما أنه يستخدم أيضا لتخفيض السكر لدى المصابين بالنوع الثاني من مرض سكر الدم غير المعتمد على الأنسولين. كما يستخدم ضد الحساسية.

٨٥٨- هناك شجرة تنمو في المنطقة الشرقية، أوراقها تشبه إلى حد ما أوراق التين وثمرتها مثل ثمرة التين الصغير إلا أنها مخاطية ولها بذرة واحدة، فما هي هذه الشجرة واستعمالاتها الطبية خاصة الثمرة، حيث إنها تؤكل وطعمها لذيذ؟

• هذه الشجرة تعرف بشجرة المخيط وتعرف علمياً باسم Cordia Myxa وينمو هذا النبات عن طريق التزريع في جنوبي الحجاز والمناطق الشرقية والمنطقة الوسطى ويستعمل كمقو خفيف وطارد للبلغم ومنعش ومنبه وتستعمل الأوراق مع أدوية عديدة مركَّبة لأمراض القلب والمخ والجهاز التنفسي.

٨٥٩- مريض يسأل عن نبات المدرة ويرغب إعطاءه نبذة عنه، وما هي استعمالاته، وهل يعرف باسم آخر؟

• المدرة هي عشبة مزهرة يبلغ ارتفاعها حوالي متر، ساقها أجوف أغصانها ثنائية التفرع ولها أوراق لوزية الشكل ولها أزهار فراشية الشكل بنفسجية اللون حوافها بيضاء اللون، للنبات ثمار على هيئة قرون تحمل بذورا تشبه الفاصوليا الصغيرة تسمى بالمدرة المخزنية وقد اشتق اسم النبات من اليونانية بمعنى اللبن إشارة إلى أنها تزيد اللبن.

يحتوي نبات المدرة على شبه قلوي يعرف باسم كاليكين ومادة صابونية، الجزء المستعمل من النبات الأجزاء العلوية من النبات التي تحمل الأزهار وكذلك البذور وتستخدم لعلاج البول السكري ولإدرار الحليب وتقوي غدة الثدي وتزيد حجمها.

وتستعمل الأزهار والبذور معا بأحجام متساوية وتغلى ويشرب منها فنجان واحد قبل الأكل ثلاث مرات في اليوم.. ويمكن استعمال البذور وحدها بدلا من المغلي، وذلك بإضافة قليل من مسحوق الشمر إلى مقدار ملعقة صغيرة من البذور لتحسين مذاقها وبلعها مع جرعة ماء ويمكن الحصول على نبات المدرة من سوريا ولبنان، حيث إن النبات يجمع في الصيف.

٨٦٠- ماهي المدرة المخزنية، فوائدها وأضرارها وأين تجدها؟

• المدرة المخزنية نبات شجري معمر يصل ارتفاعها إلى حوالي متر وأوراقها مركبة وأزهارها قرنفلية، مواطن هذا النبات آسيا وأوربا وتنمو في المناطق الرطبة والمنخفضة. الأجزاء المستعملة منها كل النبات عدا الجذور. وتعرف

علمياً باسم Galega officinalis، تحتوي العشبة على قلويدات ومواد صابونية وفلافونيدات وحمض العفص، تستخدم المدرة المخزنية في الوقت الحاضر كمادة خافضة للسكر، حيث لها القدرة على خفض مستوى السكر في الدم ولا تعتبر بديلاً للعلاجات التقليدية، ولكن تكون فائدتها في المراحل المبكرة من الإصابة بالسكر، تستخدم هذه العشبة كمادة جيدة لإدرار الحليب وكذلك مدرة جيدة للبول، يجب عدم استخدامها لعلاج السكر إلا بإشراف مختص، والمدرة المخزنية لا توجد إلا في أوروبا.

٨٦١- ما هي المرة؟

- المرة عبارة عن خليط متجانس من ثلاث مواد، هي: الزيت الطيار والصمغ وراتنج، وهي توجد في سيقان نبات البيلسان التي تسمى علمياً باسم Commefora Molmol. والمر عادة يستحصل عليه من جذوع أشجار المر وذلك بخدش أو بجرح الجذوع بفئسان فتخرج مادة المر وتجمع من جذع الشجرة بعد أن يتجمد عليه، وهذا هو النوع النقي.

٨٦٢- ما هي فوائد المرة ومضارها؟

- فوائد المر أنه مطهر قوي وقاتل لكثير من أنواع البكتريا ومقو معدي ويستخدم في علاج الجروح المتعفنة ويؤخذ داخلياً ولكن بحذر ويجب عدم الإكثار منه؛ لأنه يسبب بعض المشكلات في القولون.

٨٦٣- هل يوجد في المرة معدن الرصاص بكثرة؟

- المر النقي لا يحتوي على معدن الرصاص، وهو النوع الجيد الذي يبدو شكله شفافا نظيفا ذا لون بني فاتح. لكن أحياناً يسيل المر حتى يصل الأرض والأرض أحياناً تكون غنية بمعدن الرصاص، فإذا حصل أن الرمل أو الأرض التي ينمو فيها شجر المر فيها رصاص فإن المر إذا سال إلى الأرض فإنه يتلوث بمادة الرصاص وهو النوع الرديء الذي يدخل فيه ألوان بنية أو سوداء ويبدو كأن فيه رمالاً، وعليه يجب عدم جمع المر الذي يوجد فوق الرمل تحت شجرة المر ويجمع فقط النوع الذي على جذع الشجرة.

٨٦٤- ما هو اسم المرة العلمي والتجاري المتداول لدى غيرنا من البلدان؟

- اسمها العلمي والتجاري والمتعارف عليه في غير بلادنا هو الـ Myrrh والعلمي Commefora molmol.

٨٦٥- ما هو مزمار الراعي وما هي فوائده وأضراره؟

- مزمار الراعي عشب معمر يصل ارتفاعه إلى حوالي متر وساقه غير متفرع والأوراق تخرج من قاعدة النبات، أزهاره أرجوانية اللون، ومزمار الراعي ينمو في المستنقعات المائية وفي الترب زائدة الرطوبة، يحتوي النبات على نشا فقط ويستعمل على هيئة مغلي (ملء ملعقة صغيرة مع ملء كوب مغلي) ويشرب مرة واحدة في الصباح ضد حالات الصداع.

٨٦٦- بعض الناس يجمعون قصاصات المساويك من الباعة، فماذا يعملون بها؟

- القصاصات التي تؤخذ من باعة المساويك ربما تنفع ويستفاد منها كغرغرة أو مضمضة حيث إن فيها مواد نافعة جداً لالتهابات اللثة.

٨٦٧- ما هو المغات؟ وما هي فوائده وأضراره؟

- المغات نبات عشبي تستعمل منه جذوره وتختلف أحجام الجذور وأشكالها وينمو على نطاق واسع في شمال العراق وإيران، حيث يسمى في إيران «عرب قوزي» أي جوز العرب، الجزء المستعمل من المغات هو جذوره التي تجمع ثم تقشر وتنظف وتقطع على هيئة قطع صغيرة طولها من ١٠ - ٥سم وتجفف في مكان نظيف معرض للشمس والهواء مع التقليب من حين لآخر، يستعمل المغات كمشروب مقو منشط لأجهزة الجسم وللدفء، كما يعطى للسيدات بعد الولادة لتسريع الشفاء، وأحياناً يطبخ المغات مع الحليب للضعفاء والمصابين بالأمراض الصدرية المزمنة، أما أضراره فهو يضر المثانة؛ لأنه يحتوي على إكزلات كالسيوم ويكون الحصوات عند ضعاف الكلى.

٨٦٨- هل المغات يقوي ويزيد الوزن؟

- يحتوي المغات على نشا ومواد هلامية ومواد بكتينية وسيليلوزية ومواد معدنية ومواد دهنية وسكاكر. يستعمل المغات في مصر كمشروب مقو، ويعطى عادة للسيدات بعد الولادة لمدة سبعة أيام ويشربه عامة الناس للتقوية والتغذية والدفء في أيام الشتاء.. وهو يزيد الوزن نوعا ما وطريقة تحضيره أن يسحق حتى يكون ناعماً ويستعمل بمفرده، حيث يحمر في السمن ثم يغلى في الماء مضافا إلى سكر ويشرب.

٨٦٩- ماهو المقل؟وهل تنفع في مرض القولون العصبي وكذلك للنفساء؟ وما هي فوائدها ومضارها؟

- المقل هو صمغ لنبات يشبه النخيل ويصنع من المقل شراب ينقي الصدر ويفيد في علاج أمراض القصبة الهوائية والربو والسعال وضعف الكبد والكلى وعرق النسا والنقرس والبواسير وهو مدر للفضلات ولكن لا يوجد في المراجع العلمية ما يفيد أنه يستعمل في علاج القولون العصبي، أما عن أضراره فليس له أضرار.

٨٧٠- ماهو موز الجنة وهل يعالج القروح ويشفي من اضطرابات الهضم. وأود أن أسال عن مكان وجود موز الجنة والأماكن التي يباع فيها وعن كيفية استخدامه؟

- موز الجنة يباع في الأسواق الكبيرة وهو يشبه الموز إلا أنه أكبر ويميل إلى التخشب وهو لا يؤكل مثل الموز وإنما يطبخ.

٨٧١- هل الناردين الطبي موجود لدى العطارين؟ وهل يميزونه عن غيره من الأعشاب؟ أم يوجد لدى محلات الأغذية التكميلية؟ وما شكل الجذمور المستعمل علاجاً لاضطرابات النوم، وما صلة هذا العلاج بالمستحضر العشبي فاليريان وهل هو مستخرج من الناردين؟ حيث إن للفاليريان نتيجة فعالة، فما هي طريقة استخدامه وهل استخدامه مدة طويلة يسبب التعود عليه؟

- الناردين هو الفاليريان ويمكن استخدامه مدة ٨ أسابيع ثم توقفه مدة ١٥ يوماً ثم تعاود استعماله مدة ٨ أسابيع وهذا لا يسبب التعود، وهو موجود في محلات الأغذية التكميلية.

٨٧٢- هل يمكن الجمع بين الدميانة والناردين؟

- لا يمكن الجمع بين الدميانة والناردين ويستعمل أحدهما فقط.

٨٧٣- ما هو النارنج وهل هو الخشخاش الموجود بالسعودية؟ وكيف استعماله؟

- النارنج ليس هو الخشخاش وأعتقد أنك تقصد بالخشخاش نوعاً من البرتقال يسمونه في منطقة جازان بالخشخاش. ونبات الخشخاش لا يوجد ولا يزرع في السعودية. والنارنج هو نوع من أنواع البرتقال قشرته أشد صفرة من البرتقال، وهو حامض أكثر من البرتقال.

٨٧٤- ماهي النانخة؟ وما فوائدها وأضرارها؟ وأين توجد؟

- النانخة عبارة عن ثمار صغيرة وتشبه في حجمها بذور الخلة وهي من فصيلة اليانسون والسنوت والخلة. لنبات النانخة أغصان رقاق كأغصان الكزبرة. زهر النبات أبيض يتحول إلى ثمار حريفة الطعم ذات طعم عطري. تحتوي البذور على زيت طيار وهي تسخن المعدة وتجفف الرطوبات وتمتص الرياح أو الغازات ولا يعادلها شيء في نفع المعدة الباردة.

وإذا شربت مع العسل أدرت الطمث ونفعت من عسر البول العارض. تقتل الدود وحب القرع وتعتبر من أفضل الوصفات لإزالة المغص وكمنقية للمعدة والكبد. تعرف النانخة علمياً باسم Carum co*ticum من الفصيلة الخيمية.

٨٧٥- ماهي النوغا؟

- النوغا نوع من الحلوى الغربية تصنع من السكر أو العسل واللوز والبيض والفستق والشوكولاتة ويقال: إن لفظ النوغا جاء من أصل لا تيني هو Nucatum وقد دخل لفظ نوغا اللغات الشرقية الغربية اسما لهذا النوع من الحلوى اللطيفة في شكلها والمغذية المفيدة في تركيبها وأكلها.

٨٧٦- ماهي شجرة النيم الهندية؟ وهل تستخدم لعلاج السكر؟

- أوراق شجرة النيم تستعمل لتخفيض سكر الدم وليست لعلاجه وتستعمل الأوراق أكلا طازجة أو على هيئة مغلي بعض الأغصان لمدة عشر دقائق ثم تبرد ويشرب المغلي قبل الوجبات.

٨٧٧- أين تباع عشبة الهندباء؟

- عشبة الهندباء تباع على هيئة أدوية مقننة في محلات الأغذية التكميلية أو في الصيدليات وتسمى Dandilion وبإمكانك جمع النبات في أماكن نموه في فصل الصيف، حيث ينمو بكثرة في المناطق الباردة مثل الطائف وأبها وهو مميز.

٨٧٨- كيف تستعمل الهندباء وما هي فوائدها؟

- أوراق الهندباء مدرة قوية للبول، أما الجذر فله مفعول تنظيمي مهم للكبد وينبه إنتاج الصفراء، كما أنه ملين لطيف، كما تفيد الأوراق في علاج ارتفاع الضغط عن طريق خفض السوائل في الجسم، كما أنه من أكثر الأعشاب إزالة للسمية،

كما أنه ينبه الكلى لإزالة السموم من البول، أما كيفية الاستعمال فإذا كان طازجاً فيؤكل مع السلطات، ولكنها متوافرة الآن على هيئة مستحضر صيدلاني مقنن يباع في محلات الأغذية التكميلية.

٨٧٩- هل الهندباء البرية ذات الأزهار الزرقاء لها نفس تأثير الهندباء المزروعة ذات الأزهار الصفراء والتي توضع في السلطة؟

- الهندباء البرية المعروفة باسم Chicory تختلف في التأثير عن الهندباء المزروعة التي تعرف باسم Dandelion.

٨٨٠- هل الهندي شعير هو الشعير المعروف لدينا أم أنه نوع آخر؟

- الهندي شعير ليس شعيرنا الذي نعرفه وهو نوع آخر يختلف اختلافا كليا عن الشعير العادي، وهو عبارة عن شجرة صغيرة معمرة له ثمر تشبه ثمار الزيتون الصغيرة ولها نواة ذات شكل بيضاوي لها ثلاث قشور تغلفه. وثمرة الهندي شعير الجافة يكون لونها أسود مائلاً إلى الصفرة وسطحها مكرمش أو مجعد، يكثر هذا النبات في الهند والملايو والفلبين وقد عرفه الناس قديماً بأنه دواء نافع لحالات الإسهال يعرف علمياً باسم Myrobolanus indicus والجزء المستخدم هو الثمار الناضجة الجافة.

٨٨١- ما هي فوائد الهندي شعير؟

- تستخدم ثمار الهندي شعير في علاج حالات اضطرابات الأمعاء والإسهال، وتتميز ثمار الهندي شعير بأنها قابضة للإسهال في جرعات صغيرة ومسهلة بجرعات كبيرة وهو من النباتات التي لها خاصية مزدوجة، ومبدأ استخدامه كمضاد لحالات الإسهال لاغبار عليه في حالة التقيد بالجرعات القليلة جداً، كما أن الثمار تستعمل خارجيا لعلاج التهابات البواسير حيث يستخدم مغلي مسحوق الثمار على هيئة غسول ثلاث مرات في اليوم.

٨٨٢- هل صحيح أن الهيل مضر بالصحة وأنه يكمش المعدة ويسبب مشكلات لا حصر لها؟

- هذه المقولة غير صحيحة، فشيابنا يشربون الهيل منذ نعومة أظفارهم وهاهم يتمتعون بصحة أفضل من صحتنا. والهيل من المواد المحسنة للهضم والطاردة للأرياح وملطف ولكن الإكثار منه كثيراً ربما يسبب حرقاناً بسيطاً في المعدة ويزول بعد قليل. وشرب القهوة بالهيل لا يسبب أي ضرر.

٨٨٣- هل أكل حبات الهيل له أضرار جانبية؟ وهل يؤثر عند إجراء عملية جراحية حيث لا يتخدر الشخص عند إعطائه حقنة التخدير التي تتم قبل العملية الجراحية؟

- ليس هناك ضرر من أكل حب الهيل ولا يؤثر في التخدير، ولكن يجب عدم المغالاة في استخدامه بشكل كبير حيث إن الشيء إذا زاد عن حده كان له أضراره.

٨٨٤- من أين يمكن الحصول على ورق الغار؟ وكيف يستخدم؟

- يوجد ورق الغار لدى العطارين، وهو عبارة عن أوراق متطاولة تشبه إلى حد ما أوراق الكافور وطريقة الاستخدام ملء ملعقة من مجروش الأوراق تضاف إلى ملء كوب ماء سبق غليه وتترك لمدة عشر دقائق ثم تصفى وتشرب مرة في الصباح وأخرى عند النوم.

٨٨٥- ما هي مادة تسمى اليذرة وما هي فوائدها؟

- اليذرة هي من نباتات اللبلاب والجزء المستخدم منها البذور التي تشبه الفلفل الأسود. وهو مدر للطمث نافع من وجع الأذن ومن ظلمة البصر وإذا غسل الحرق بطبيخ البذور منع الحرق من التنفط وأبرأها.

٨٨٦- هل استخدام اليانسون كشراب ساخن يومياً له مضار؟

- شراب اليانسون ساخناً لا ضرر فيه ولكن ليس يومياً ويمكن أن يستبدل به السنوت واستعماله بالطريقة نفسها وشربه يومياً.

٨٨٧- يوجد في منطقة حائل نبات عطري يسمى الشيخر ويستخدم مشروباً مع الشاي كبديل للنعناع ويقول: إنه سمع من العامة مؤخراً أنه مضر بالكلى. فما مدى صحة ذلك؟

- لم أسمع بهذا الاسم من قبل فهل هناك اسم آخر لهذا النبات؟ وإذا كان بالإمكان إرسال عينة منه، فأرجو إرسالها دون سحق غصن صغير يكفي، وسوف أعطي معلومات كاملة عنه.

٨٨٨- ما عشبة المدينة وما مضارها؟

- عشبة المدينة هي ذيل الحصان أو ذنب الخيل، وقد تحدثنا عنها مسبقا في هذا الكتاب، فارجع لها.

السرطان

٨٨٩- ما هي الأعشاب والأطعمة المقاومة لمرض السرطان؟

- الأعشاب والأطعمة المقاومة للسرطان هي الشاي الأخضر، المرمية، الزنجبيل، أما الأغذية فأهم شيء تناول الخضراوات والفواكه وبالأخص البروكلي والطماطم والثوم والحبة السوداء والعسل.

٨٩٠- ماهي الأغذية والأعشاب الطبية المفيدة لمرضى السرطان، وكذلك لتقوية جهاز المناعة؟

- الأغذية والأعشاب الطبية المفيدة لمرضى السرطان هي القمح، حيث يؤكل يومياً على هيئة مغلي والطريقة أن ينقع في الماء لمدة ثلاث ساعات، ثم يزاح الماء وينظف جيداً ثم يغلى مع الماء حتى يكون طرياً جداً مع قليل من الملح ثم يصفى من الماء ويحفظ في البرادة ويؤكل يومياً ما مقداره ٢٥٠جراماً (ربع كيلو جرام) ويمضغ جيداً، والإكثار من أكل القرنبيط والبروكلي والملفوف والعدس والابتعاد تماماً عن اللحوم بأنواعها ومنتجات الألبان جميعها والابتعاد عن الخبز الأبيض والمكرونة والأرز ويمكن استعمال الأرز غير المقشور (الأرز البني) ويشرب الشاي الأخضر بدلاً من الأسود وبالأخص النوع الصيني (أولو) واستعمل دائماً الخبز البني بنخالته ويمكن استعمال الذرة أو الدخن أما الأغذية أو الأعشاب التي تقوي جهاز المناعة فهي حبة البركة بمعدل ٧حبات مع ملعقة عسل نقي يومياً على الريق، وكذلك أكل الخضار، وبالأخص الجزر والبروكلي.

٨٩١- مريض يقول: إنه اكتشف أنه مصاب بمرض سرطان الدم ولكن لازال في بدايته، ويقول الطبيب المختص: إنه لا يحتاج علاجاً في الوقت الحاضر، فهل من أدوية عشبية يمكن استخدامها للحد من ذلك؟

- يمكنك استخدام الشاي الأخضر نوع «أولو» بمعدل ثلاثة أكواب في اليوم بعد الوجبات مباشرة، فهو جيد للحد من سرطان الدم، كما يمكنك الإكثار من أكل الثوم والبصل والكمون مع الأكل، حيث إنها مفيدة بالإضافة إلى أزهار أذريون الحدائق (Calendula) حيث إنه من مزيلات السموم ويستخدم بمقدار ملء ملعقة مع ملء كوب ماء مغلي ويشرب مرة في الصباح وأخرى في المساء بإذن الله تعالى.

٨٩٢- ماهو مرض اللمفوما؟

- اللمفوما نوع من أنواع السرطان ولكنه من أخفها ويمكن علاجه.

٨٩٣- هل بدائل السكر أو السكر الصناعي تضر بالجسم وتساعد على فقدان الذاكرة أو الإصابة بالسرطان؟

- كل مادة مصنعة ربما يكون لها أضرار صحية وبالنسبة لبدائل السكر والسكر الصناعي لاشك أن التمادي في استعمالها له مضار على الجسم، ولكن ليس بالشكل الذي يجعل الشخص يخاف من استعمالها. أما فيما يتعلق بأنها تسبب هذا المرض وفيما يتعلق بالإصابة بالسرطان فقد ظهرت عدة آراء تقول إن الاستعمال لبدائل السكر على المدى الطويل ربما يسبب السرطان، وهناك دراسات على هذا الموضوع.

٨٩٤- هل عشبة الكثيراء من المواد المسرطنة؟

- الكثيراء ليست عشبة بل هي صمغ يستخرج من نبات عشبي محلي اسمه القتاد، ولا يوجد في المراجع العلمية أي شيء يفيد بأنها تسبب السرطان وهي مأمونة الاستعمال.

٨٩٥- إحدى المجلات المتخصصة في التغذية ذكرت أن البطاطس المقلية تسبب أحد أنواع السرطانات فما مدى صحة ذلك؟

- البطاطس نفسها لا تسبب أي نوع من أنواع السرطان إذا كانت مسلوقة أو مشوية، ولكن البطاطس وغيرها من الأغذية التي تقلى في زيت القلي، وخاصة إذا استعمل هذا الزيت للقلي عدة مرات فإن هذا الزيت يسبب السرطنة، وبالتالي أي مواد تقلى فيه تسبب السرطنة.

٨٩٦- هل صلصلة الصويا تسبب السرطان أم لا؟

- صلصلة الصويا لا تسبب السرطان ودائماً نسمع تقارير عن بعض المأكولات يقال: إنها تسبب السرطان ثم بعد مدة نسمع أن هذه المواد التي كانت تسبب السرطان نسمع أنها مضادة للسرطان، و لكن أقول: إن صلصة الصويا لا تسبب السرطان.

٨٩٧- لدي شقيق أصيب بالمرض الخبيث في الغدد اللمفاوية خلف الأذن وفي قاع الحلق من الداخل،فهل هناك أعشاب مفيدة تقوي جهاز المناعة، علماً بأنه قد أخذ العلاج الكيماوي والإشعاعي ولكن جسمه نحيف واسمر ما تحت أذنيه؟

- يمكن استخدام خليط يحضر طازجاً مكوناً من ٧ - ٠ حبات من الحبة السوداء وتوضع على ملء ملعقة عسل أصلي ثم تؤكل ويجب تفتيت الحبة السوداء بالأسنان ثم تبلع ويبلع بعدها مباشرة فصان من فصوص الثوم بعد لوكها بالفم ويشرب بعدها قليل من الماء، و ذلك على الريق يومياً فهذه الوصفة ترفع الجهاز المناعي بشكل كبير.

٨٩٨- سائل يقول: إن هناك وصفة لعلاج السرطان مكونة من ٢٥ نقطة بروبليس على الريق، بحيث توضع تحت اللسان وتبلع وبعد ذلك ثلاث ملاعق عسل كبيرة مع شرب ماء زمزم قبل الإفطار بساعة إلى نصف الساعة.ثم تؤخذ قبل النوم ملعقتان كبيرتان من العسل وفي الصباح تكرر نقط البروبليس مع العسل وتؤخذ ٥ ملاعق من الحبة السوداء خمس مرات، كل مرة ملعقة صغيرة تكسر وتبلع، كما أن قشر المسواك يغلى كما يغلى الشاي ويؤخذ منه فنجان شاي صباحاً ومساءً ويرغب السائل في الإفادة.

• السرطان يحتاج إلى فحوصات، فلا أدري هل كان هناك تحليل لمريض السرطان قبل استعمال هذه الوصفة لثبوت أن لديه سرطانا ثم قام باستعمال هذه الوصفة وشفي تماماً وكان هناك تحليل من مستشفى متخصص في أمور السرطان أم أن هذا مجرد دعاية لبعض الدجالين من المعالجين بالأعشاب أو من قبل بعض العطارين الذين عادة ما يروجون لعطارتهم ويضخمون الأشياء مثل ما لاحظناه في بعض الصحف وبعض المجلات وكذلك ما يحكى في بعض القنوات الفضائية، هذه الوصفة ليس لها تأثير على مرض السرطان والأفضل للشخص المصاب بالسرطان أن يذهب إلى المستشفيات المتخصصة ويحمي نفسه من بعض الوصفات العشبية التي قد تعجل بوفاته.

٨٩٩- استعملت حبوب الجنسنج لمدة شهر تقريباً من أجل التسمين ولكن قرأت أنها تسبب السرطان وأمراضاً أخرى،فما العمل؟

• العلاج الذي أخذته من حبوب الجنسنج في المدة الزمنية التي استعملتها لا خوف منها ولا تقلق ولا يجب عليك عمل أي شيء. ومقولة: إنها تسبب السرطان وأمراضاً أخرى فذلك عندما يتمادى الشخص في استعمالها ولمدة طويلة وبصفة مستمرة، ولاسيما إذا كانت من النوع المغشوش ببعض المواد الكيميائية المشيدة الضارة ولكن إذا كانت من نوع حبوب الجنسنج المعروف المقنن والمسجل لدى وزارة الصحة فلا خوف منه حتى لو استمر الشخص على تناوله.

٩٠٠- بعض الرقاة يقولون: إن السنا والسنوت يشفيان من السرطان ويصفون هاتين المادتين بعد رقية مريض السرطان، فما مدى صحة ذلك؟

- لا أساس لذلك من الصحة ومع الأسف الشديد لقد خرج بعض الرقاة عن حدود رقيتهم فبدؤوا يصفون وصفات ويخلطون خلطات عشبية خطيرة، ومن الأمثلة هاتان الوصفتان وإن الاستمرار على السنا لمدة متصلة لمدة شهر تسبب سرطان القولون، وأود أن أكرر أن الكثيرين لا يفقهون في الأدوية العشبية وتداخلاتها وأضرارها الجانبية أي شيء، وإنما هو فقط استنزاف لمال المريض وهدر لصحته.

وصفات عشبية

٩٠١- شاهدت بعض محلات العطارة تبيع باسمك وصفات، فهل هذه الوصفات صحيح من تحضيرك أم ماذا برجاء الإفادة حيث إن الناس يتهافتون عليها؟

- هذه الوصفات لا تمت لي بأي صلة ولا أعلم عنها وسأقوم برفع دعوى قضائية ضد محلات العطارة التي تستخدم اسمي في أي وصفة عشبية، وأنا بهذه المناسبة أبرئ نفسي من أي وصفة عشبية محضرة في صورة مستحضر يباع في محلات العطارة أو في أي مكان آخر وإنني غير مسؤول عن هذه الخلطات وعن أي أضرار تسببها لمشتريها ومستعمليها.

٩٠٢- هل يمكن استخدام وصفة مكونة من إكليل الجبل والمرمية والبابونج؟ وهل لإكليل الجبل آثار جانبية إذا كان الوزن منخفضاً؟

- إكليل الجبل غير ضار ويمكنك استعماله ولكن ليس بصفة مستمرة ويجب ألا تزيد مدة استعمال أي دواء عشبي عن ٨ أسابيع، ثم تكون هناك مدة راحة لمدة ٣ أسابيع ثم يكرر الاستعمال.

٩٠٣- هل للمكونات: عسل وزنجبيل وخولنجان ونسبل، اسم لدى العطارين أو لها الاسم نفسه، وما فائدة كل منها؟

- ليس لهذه المكونات إذا كانت مخلوطة اسم لدى العطارين ولكن إذا كانت منفردة فالخولنجان يسمى خولنجان لدى العطارين والزنجبيل زنجبيل والنسبل هو ثلاثة أصناف هندي ورومي وجبلي. والسنبل الرومي يسمى «ناردين» وتجده عند العطارين بأحد الاسمين. أما فوائد كل منها فالزنجبيل والخولنجان تأثيراتهما متشابهة، حيث إنهما من فصيلة واحدة وهما طاردان للغازات أو الأرياح وملطفان ومنبهان وأما النسبل فهو يفيد الكبد وفم المعدة الملتهب ويدر البول ويجفف الرطوبات ويقطع النزيف ويسكن الغثيان.

٩٠٤- ما هي أفضل الطرق لاستخدام العسل والحبة السوداء؟ وهل الاستمرار عليها لمدة طويلة مضر بجسم الإنسان؟

- الطريقة الصحيحة لاستخدام الحبة السوداء هي إضافة ٧حبات من الحبة السوداء على ملء ملعقة عسل طبيعي بني اللون ثم تلاك في الفم حتى تتفتت الحبة السوداء مع العسل وتبلع، وذلك مرة واحدة على الريق يومياً.

٩٠٥- لدي عسل طبيعي من مزرعتي الخاصة وأخلط ملعقة عسل مع كأس من الحليب مع قليل من الحبة السوداء دون طحن فهل هذه الطريقة صحيحة؟

- لا يوجد مضار لهذه الطريقة.

٩٠٦- هل وصفة الخل والعسل والثوم صحيحة أم لا؟

- وصفة العسل والخل والثوم صحيحة ولكن يجب عدم الاستمرار عليها أكثر من ٨ أسابيع.

٩٠٧- بعض العطارين يقومون بخلط أعشاب مع عسل وبعضهم الآخر مع زيت ويبيعون هذه الوصفات بطريقتين، الطريقة الأولى: بدون قراءة والطريقة الثانية: مقروء عليها ومتفول عليها باللعاب والأخيرة بضعف القيمة يعني إذا كانت الأولى بـ ٥٠ ريالاً فالثانية المتفول عليها بـ١٠٠ ريال فما رأيكم وأيهما أفضل؟

- أساساً هذه الوصفات خطأ في خطأ؛ لأن خلط الأعشاب لا تتم إلا عن طريق خبير بالمجاميع الكيميائية للمواد العشبية المراد استخدامها، بالإضافة إلى معرفة نسبها وتداخلاتها بعد خلطها، وعليه فإن مثل هذه الوصفات خطيرة جداً على المستهلك وكم من مريض تلفت كبده نتيجة لاستخدام مثل هذه الوصفات. إذن من حيث المبدأ تعتبر الوصفات مجهولة الهوية.

نأتي إلى الوصفة المقروء عليها فنحن نعلم أن قراءة القرآن على الشيء شيء محبب ولكن من هو الشخص الذي يقرأ؟ ليس كل من يقرأ تعتبر قراءته ذات فائدة وقد يكون القارئ وخاصة إذا لم يكن من القراء المعتمدين والذين حددهم المسؤولون عن الرقية للقراء، قراءته مشكوك فيها لا سيما وأنه يقرأ من أجل جمع المال ثم إن هذا الشخص الذي يقرأ وينفث على العلاج قد يكون مصاباً بأحد أنواع الفيروسات أو الجراثيم والتي يمكن نقلها إلى المريض فيكون المرض مرضين. نصيحتي عدم استخدام مثل هذه الوصفة وإذا كان لا بد من استخدامها بالرغم من تحذيراتنا فاستخدموا الوصفة غير المقروء عليها. على الأقل توفرون مالاً وتتحاشون جرثوماً أو فيروساً.

٩٠٨- ذهبت إلى طبيب شعبي مشهور، وفي الحقيقة أنني لا أعاني من أي مرض ولكن ذهبت بدافع الفضول ولأتأكد من تشخيص هذا الطبيب للمرض وطريقة صرف العلاج. وقد ذهبت إليه في عيادته وكان عدد المراجعين كبيرا جداً وانتظرت حتى جاء دوري وسألني عن علتي فقلت له: إنني أعاني من رقبتي ويمتد الألم حتى أسفل الظهر ولا أنام الليل من هذا الألم فقام بفحصي حيث كان يضغط على الرقبة وعلى الظهر ويقول وهو يضغط: الله يعينك يا ولدي على الآلام التي تتحملها يوجد عندك أعصاب ملتوية وتحتاج إلى علاج يفكها، فقلت له: لا مانع لديّ من دفع أي مبلغ مقابل العلاج الناجح، فكتب لي اسم علاج في ورقة صفراء فقلت: كيف أشتري هذا العلاج؟ فقال: إنه عندي جاهز، اذهب إلى الغرفة المجاورة وهناك خبير الدواء، وذهبت إلى الغرفة المجاورة فوجدت شابا جالسا بين عدد كبير من الجوالين الملونة، وعندما أعطيته ورقة العلاج ناولني جالونا أصفر بلون الورقة وقال: اشرب مقدار فنجان قهوة ثلاث مرات في اليوم بعد الأكل وسألته: كم قيمة العلاج فقال: خمس مئة ريال وعندها رفضت شراءه؛ لأنني لا أعاني من أي ألم. وهذا يؤكد جهل كثير من الأطباء الشعبيين الذين يصفون أدوية خطيرة لأمراض لا يعرفون ما هي، وتصوروا لو أنني أخذت هذا العلاج ماذا سيسبب لي، بالإضافة إلى قيمة الدواء الخيالية التي يأخذها هذا الطبيب مقابل ماء ملون، وقد يكون به عشب مجهول ربما يكون ساما.

- إن اللوم لا يقع على مثل هؤلاء المعالجين، فهم يلجؤون إلى أقصر الطرق للثراء غير مكترثين بصحة الإنسان ولا يوجد ضمير يردعهم. ولكن اللوم على من سمح لهم بفتح عيادات دون حصولهم على أدنى شهادة تؤهلهم لمزاولة هذا العمل الذي يضر بصحة الإنسان، وثق أن مشكلة مزاولي هذه المهن لن تُحل.

٩٠٩- هل استعمال خليط الكرنب والليمون مفيد للسمع الضعيف؟ وكم كمية عصير الكرنب وعصير الليمون؟ وهل يكون دافئاً أم باردا، وهل يعصر الكرنب نيئاً أم مطبوخاً ومتى يستعمل؟

- يعصر الكرنب نيئاً ثم يؤخذ من عصيره حوالي ملعقة صغيرة ويضاف لها أربع نقاط من الليمون، ثم يقطر في أذن المريض أو الأذنين إن كانتا مريضتين وعدد النقاط في كل أذن نقطتان فقط عند النوم ويمكن الاستمرار على هذا الاستعمال حتى يتحسن السمع بإذن الله.

٩١٠- لقد كثرت في الآونة الأخيرة الوصفات العشبية القادمة من دولة الإمارات العربية مثل وصفات تخفيض السكر والسرطان والعقم وخلاف ذلك ويرافق تلك الوصفات دعاية لها ويذكرون أنها من مراكز معترف بها في الإمارات، فما صحة تلك الوصفات وتلك المراكز؟

• كثير من الأشخاص من غير الإماراتيين يعملون في الإمارات وامتهنوا هذه المهنة وأنشؤوا مراكز للتداوي بالأعشاب والحجامة وخلاف ذلك ولا يوجد رقيب عليهم حيث سمح بإنشاء مثل هذه المراكز دون تدقيق في تخصصات مثل هؤلاء الأشخاص وقد اطلعت على مثل هذه الدعايات وهذه المراكز وهي في الحقيقة غير مقننة في رأيي وليس لها ما يدعمها علمياً واطلعت على الأدوية الصادرة من تلك المراكز ووجدت أنها خلطات ليس هناك ما يفيد بأضرارها الجانبية وكذلك عدم وضوح محتوياتها ويبدو أن هذه الفئة هي فئة مسترزقة أكبر همها جمع المال وعدم الاكتراث بصحة المستعمل ويجب على وزارة الصحة السعودية اتخاذ قرار جاد بمثل هذه المستحضرات وعدم السماح بتداولها؛ لأنها تضر بصحة المستهلك.

٩١١- هل جنين القمح والجنسنج وحبوب اللقاح التي توضع مع معاجين العسل المنتشرة في الصيدليات توضع بطريقة علمية؟ وهل هناك خطورة من استعمال مثل هذه المعاجين؟ وهل هذه المعاجين تعتبر مقننة وإذا كانت غير مقننه فكيف تباع في الصيدليات التي كان من المفروض ألا تبيع إلا أدوية مصرحة من وزارة الصحة؟

• الذي أعرفه أن جميع معاجين العسل التي تخلط معها المواد السابقة والتي تباع لدى العطارين ولدى بعض الصيدليات ليست من صنع شركات دوائية متخصصة، وإن المواد التي توضع مع العسل لا يراعى فيها المواد الكيميائية الموجودة بها ومدى تفاعلها مع المجاميع الكيميائية في المواد الأخرى وتفاعلها مع الإنزيمات الموجودة في العسل. وهل العسل أساساً طبيعي أم من أنواع العسل المنتشرة في المملكة المشكوك جداً في نقاوتها كل هذه الأمور لابد أن يكون الشخص الذي يعمل في تحضير هذه المعاجين ملماً بها وأن يكون لدى الشخص الذي يعمل في تحضير هذه المعاجين دراية واسعة بمجال الكيمياء والتداخلات الدوائية وإذا أردت نصيحتي فإني أقول: إنني لا أثق بفعالية تلك المعاجين ولا أشتريها ولا أنصح أي شخص من معارفي أو من يسألني باستخدامها؛ لأنها غير مقننة وإذا كان أي من تلك المعاجين مسجلاً لدى وزارة

الصحة فإنه في هذه الحالة صالح للاستعمال؛ لأن الوزارة لا تسجل أي مستحضر إلا بعد التأكد من أنه صالح للاستخدام الآدمي وإنه لا يوجد من أدوية كثيرة تباع في بعض الصيدليات دون تصريح من وزارة الصحة، علماً بأني أعرف مدى اهتمام الوزارة وحرصها على ألا يباع أي مستحضر له ادعاءات طبية إلا بعد أن يسجل ولكن بالرغم من ذلك فقد أصبحت الصيدليات بمثابة بقالة تبيع ما هب ودب والمواد والأدوية غير المصرحة التي تباع تحت أدراج الصيدليات تمثل نسبة كبيرة وهي التي يستفيد منها أصحاب الصيدليات حتى ولو كانت غير صالحة للاستخدام الآدمي. وعليه فإني أنصح الناس بعدم شراء أي مستحضر ما لم يحمل رقم ترخيص وزارة الصحة وليس رقم السجل التجاري أو رقم فسح المصنع.

٩١٢- هل أكل العسل مع الثوم مع الحليب كل صباح له فائدة؟

* لم تحدد كميات المواد التي ذكرت وبالأخص العسل والثوم: إذا كانت الكمية ملء ملعقة كبيرة عسل مع فص أو فصين على الأكثر من الثوم مع كوب حليب فهي مفيدة جداً، حيث إن العسل فيه إنزيمات وفيتامينات وأحماض أمينية ومواد قاتلة للبكتريا والثوم يحتوي على مواد مضادة للبكتيريا والفيروسات وخافض للضغط وخافض للكولسترول ولذا فهي مفيدة جداً.

٩١٣- قمت بشراء كبسولات تعرف بالعربية باسم الردبكية البنفسجية وبالإنجليزي Echinacea واشتريتها من شخص قدم من الولايات المتحدة الأمريكية وهي من صنع شركة أمريكية وعندما فتحت إحدى الكبسولات وجدت بها حبوباً بيضاء قاسية قليلا مما أثار عندي الشك لاسيما أني أعرف أن الردبكية البنفسجية عبارة عن عشب نقي وليس معه أي دخيل؟ فهل هذه الشركة معروفة في المملكة؟ وهل يوجد بالرياض مراكز لعمل التحاليل والفحوصات على مثل هذه الأدوية؟

* مستحضرات عشب الردبكية البنفسجية هي عبارة عن مسحوق أو خلاصة العشب نفسه والمفروض ألا توجد أي حبوب بيضاء مثل التي ذكرت ويمكن التأكد من ذلك بالذهاب إلى أحد محلات الأغذية التكميلية والتي يوجد لديها المستحضر نفسه والتأكد من وجود مثل هذه الحبوب البيضاء. أما ما يخص الشركة المنتجة

لهذا المستحضر فليست معروفة لدينا وهناك حوالي خمسمائة شركة مختلفة في أمريكا.

أما عن تحليل أي مستحضر عشبي فكلية الصيدلة «قسم العقاقير» هي الجهة الوحيدة في المملكة التي تحلل الأعشاب الطبية.

٩١٤- بعض الوصفات تباع حالياً عن طريق الجوال وهي على خمسة أشكال، ثلاثة منها في قوارير ماء صحة وبداخلها مساحيق لونها أخضر وهي موجودة في زيت والنوع الرابع يوجد على هيئة مسحوق أخضر والنوع الخامس على هيئة مرهم أحمر اللون. والأنواع الأولى تستعمل ضد التهاب الكبد والرابع ضد السكر والخامس ضد الأعصاب وهذه الأدوية الخمسة تروج عن طريق الجوال، وقيمة المواد الخمس عشرون ألف ريال، فهل هذه المواد صحيحة مع العلم أنه لا يوجد عليها جميعها أي تعليمات عدا الجرعة فقط؟

هذه الأنواع التي ذكرت هي الخطر بعينه؛ لأنه لا يوجد عليها أي تعليمات ولا ندري كيف حضّرت وأين عملت والمفروض أن أي شخص يعرف أناساً يبيعون هذه الوصفات ويروجون لها بالجوال أن يشعروا المسؤولين عن الأمن في أي منطقة من مناطق المملكة للقبض على مثل هؤلاء الذين يسحبون أو يسلبون الناس نقودهم ويهلكون صحتهم بسمومهم التي يروجون لها، وأنصح المواطن الكريم بأن يكون واعيا وحريصا وأن يفكر في وطنه وأبناء وطنه وأن يشعر السلطات الأمنية بذلك.

٩١٥- أستعمل أقراص الجنكة وكذلك جذور الجنسنج حيث أقوم بطحنها وخلطها مع العسل وتناولها صباحاً مع الحليب قليل الدسم، وأرغب الإفادة عن هذه المواد؟

بالنسبة لأقراص الجنكة فلا بأس من استعمالها إذا كنت تعاني من الدوخة أو الذاكرة وأما الجنسنج فلم تذكر كم الجرعة حيث إنك تقوم بسحقه وخلطه مع العسل، ونظرا لأن الجرعة الزائدة من الجنسنج (أكثر من ٢ جم في اليوم) لها أضرار جانبية والمفروض ألا تستمر في استعماله أكثر من ٣ أشهر ثم توقفه، ويمكن معاودة الاستعمال بعد ٢٠ يوما.

٩١٦- سائلة تسأل عن فوائد حبة البركة وكذلك الرشاد،حيث إنها تخلطهما وتتناولهما يومياً مع الزبادي؟

- يجب أن لا تزيد حبة البركة عن سبع حبات فقط وهي عادة تستعمل مع ملء ملعقة عسل طبيعي وتمضغ حتى تتفتت الحبة ثم تبلع ويمكن شرب قليل جداً من الماء بعدها، وحبة البركة تزيد وتقوي جهاز المناعة عند الإنسان وضد الربو، لها فوائد جمة لا تحصى لكن كما قلت: لا تزيدي عن ٧ حبات وتؤخذ يومياً على الريق. أما الرشاد أو الثفاء فهو جيد للمشوع وللاستسقاء ومقو للمعدة ويمكنك استخدامه بمعدل ملعقة صغيرة مرة واحدة في اليوم مع الزبادي.

٩١٧- هناك خلطة شعبية مكونة من فنجان سميراء (حبة سوداء) فنجان صمغ عربي، فنجان كمون، فنجان رشاد، ملعقة مرة، ثلاثة فناجين ماش وتؤخذ من هذا الخليط ملعقة كبيرة عند النوم، هل في استعمال ذلك ضرر؟

- إذا كان استعمال هذه الخلطة بصفة مؤقتة وليست مستمرة، وإذا كانت تؤخذ وحدها دون استعمال أي أدوية أخرى كيميائية أو غير كيميائية، وإذا كان الشخص لا يستعمل مرققات الدم فلا ضرر من استعمالها، شريطة عدم الاستمرار.

٩١٨- لدي حاجة ملحة لاستخدام نبات الحرمل بعد غسله ودقه واستخلاص قطرات منه تضاف إلى نصف كأس ماء يؤخذ صباحاً كعلاج، هل لهذه الوصفة أضرار أو سمية شديدة على الكبد أو الكلى أو غيرها من أجهزة الجسم، علماً بأن لدي كلية واحدة فقط؟

- نبات الحرمل يعتبر من النباتات السامة نوعاً ما ولذلك ترى المواشي لاترعاه وهو دائماً النبات الأخضر بين النباتات المحيطة به، حيث لاتمسه الحيوانات وحيث إنه لا يوجد لديك إلا كلية واحدة فقط وأنت بالتأكيد تستعمل أدوية فإن استعمالك لأوراق الحرمل ربما يتداخل مع الأدوية التي تستخدمها لاسيما أن الحرمل سام نوعاً ما وأخشى أن يسبب لك مشكلة إما على الكلى أو الكبد حيث النباتات السامة جميعها تؤثر تماماً على الكبد.

٩١٩- هل يمكن أخذ وريقات من أوراق الفرسك وتفور وتضاف إلى نصف كأس ماء للشرب، هل لذلك مضار أو سميات شديدة على الكبد أو غيرها؟

- أوراق الفرسك هي غير سامة والسام الوحيد من نبات الفرسك هو بذور النبات ولكن المشكلة أنني أخشى أن يؤثر على الكلى، أما الكبد فليس له عليها تأثير ويفضل تحاشيه.

٩٢٠- إذا خلط العسل مع بذر الفجل وأخذ منه ملعقة صغيرة على الريق وأخرى عند النوم فهل يؤثر على القلب كما يؤثر الفياجرا والسيالس؟

- بذور الفجل مع العسل ليس لهما تأثير على القلب ولكن لا نعرف مدى تأثيرهما وهل تقوم مقام الفياجرا والسيالس.

٩٢١- أحد المعالجين نصحني باستخدام ماء مرارة الثور عن طريق خلطها بمسحوق الحلبة لعلاج مرض السكر، هل هذه الوصفة صحيحة وهل لها أعراض جانبية؟

- السر في هذه الوصفة يعود إلى الحلبة فقط، وليس لماء مرارة الثور أي دور في هذه الوصفة بل بالعكس قد يكون ماء المرارة ملوثاً بالبكتيريا وقد يكون في الثور مرض أيضا وينتقل إليك من خلال هذه الوصفة، ويمكنك استخدام مسحوق الحلبة وحده فهو يخفض السكر جيداً وذلك بأخذ ملء ملعقة متوسطة ومزجها مع نصف كوب ماء شرب وشربها قبل الوجبات بخمس دقائق.

٩٢٢- تروج وصفة مائية لعلاج الفشل الكلوي والسرطان وضد السكر ويذكرون أن هذه العشبة جاءت من تركيا فما مكوناتها وهل هي صالحة لعلاج الفشل الكلوي والسرطان والسكر؟

- هذه الوصفة أحضرها شخص من المدينة وسماها باسمه (عشبة الحربي) أو عشبة الفرج وقد أحضرها من تركيا نشرت قصته معها في جريدة الندوة وبدأ الناس يتبادلونها ويزرعونها في وسط مائي سضاف له سكر وشاي حيث تنمو وتنشطر إلى جزأين متساويين ويمكن أن ينقل أحدهما إلى مزرعة مائية جديدة.. تأخذ مدة الانشطار حوالي ١٢يوما ثم يؤخذ الماء الناتج بعد التصفية ويشرب فنجان صباحاً وآخر مساء.. لقد قمنا بتحليل هذه العشبة ووجدنا أنها عبارة عن نوعين من الفطور، أما المكونات الموجودة في الماء الذي يستعمل للعلاج فيوجد به حمض الخل وأسيتالدهيد وبعض المواد الضارة.. أما فيما يخص صلاحيتها للاستعمال، فقد استعملها أناس معروفون لديهم فشل كلوي ولم يحصل أي تحسن، مع العلم أنها تدر البول لكن الصوديوم والبوتاسيوم لا يخرج مع البول وبالتالي قد تكون هناك خطورة من بقائهما.. ومجمل القول: إنه يجب عدم استعمال هذه العشبة؛ لأنه لا يوجد أي دراسات إكلينيكية عليها وربما تكون لها أضرار جانبية، كما أن كثيراً من مرضى السرطان استخدموها ولم تكن هناك أي نتائج إيجابية.

٩٢٣- هناك من يبيع وصفة على هيئة عشب مسحوق، ويقول: إنه يعالج الحساسية وإن النتائج ١٠٠٪ وقد اشتريت من هذه العشبة بمبلغ ٣٠٠٠ريال واستعملتها وأنهيتها ولم ألاحظ أي تغيير عما كنت عليه، ولكن ظهر في سيقاني تورمات مثل الأوديما بعد استعمال هذه الوصفة، فهل تعتقد أنها منها؟

- طبعاً هناك فئة من الوافدين مرتزقة همهم جمع المادة بأي وسيلة. وقد وجدوا في هذا الطريق ضالتهم وعلى أي حال أنت قد اشتريت واستعملت والآن لا بد من مراجعة المستشفى للتأكد من أن الكلى لم يحدث لها شيء، وإذا كنت تعرف أي شيء عن هذا النصاب فاتصل بأقرب مكان للشرطة من أجل القبض عليه ومعاقبته وترحيله.

٩٢٤- أعاني من الربو ومن القلب ولدي سكر ودهون ثلاثية ونصحني أحد الأصدقاء باستخدام خلطة أحضرها بعض المروجين من خارج السعودية ونصحني بأن أوقف استعمال الأدوية التي أستخدمها للأمراض المذكورة وأستخدم هذا المستحضر العشبي الذي هو عبارة عن خلطة مسحوق لا تتوافر عليه أي معلومات ومكتوب عليه عبارة (العلاج الشافي لكل الأمراض) واشتريته بثمانية آلاف ريال ولكن خشيت من استعماله لاسيما وأنه طلب مني إيقاف جميع الأدوية الأخرى، هل أستخدم هذا العلاج مع الأدوية التي أستخدمها أم أستجيب للمعالجة وأترك الأدوية التي أستخدمها وأستخدم هذا العلاج؟

- لقد اشتريت هذا المستحضر من شخص مجهول ومن الشارع ولا ندري ما هي محتويات هذا المستحضر، فقد يحتوي على مخدرات وقد يحتوي على مواد سامة؛ لأنه مجهول كما ذكرت، وتركك للأدوية التي تستخدمها من المستشفى ربما يؤدي ذلك إلى موتك، فانتبه إلى نفسك وتابع علاجك مع المستشفى وارم بالخلطة المجهولة في الزبالة والتضحية بثمانية آلاف ريال أهون بكثير من التضحية بنفسك.

٩٢٥- يوجد في الأسواق مادة سائلة وتفيد المعلومات أنه يعالج كثيراً من الأمراض، بالإضافة إلى إنزال الوزن، علماً بأنه بثت دعاية له من خلال برنامج القناة السعودية الأولى. نرجو الإفادة عن مدى الاستفادة من هذا المنتج.

- هذا العصير المذكور غير مقنن وغير مرخص من الجهات الصحية في المملكة، وهو محضر بطريقة غير علمية والمعلومات المعلنة عنه في الدعاية مضللة ولا تمت

للأمراض أو تقليص الوزن بأي صلة. وقد حلل هذا المستحضر في كلية الصيدلة وكان هنـــاك تحفظ عليه، والمفروض ألا تقوم القناة الســعودية الأولى ببث أي دعاية لهذا العصير حتى تتأكد من مصداقيته وسؤالـــ الجهات المختصة عن ذلك، إما وزارة الصحة أو كلية الصيدلة؛ لأن في ذلك تضليلاً وخداعاً للمستهلك المسكين، وأنا أنصح المستهلك بعدم استخدامه.

٩٢٦- هناك معالجة مقيمة تعالج ولديها شقة تستقبل المراجعات فيها وتصرف أدوية غريبة، فقد ذهبت إليها لإصابتي بالروماتزم ووصفت لي سبعة أدوية زيوت وخلطة عشبية مكونة من عشرة أعشاب وكبسولات لونها أبيض وكبسولات لونها فيروزي ومعجون وتبيع هذه الوصفات بسعر غال، ولكن إذا طلبت المريضة أن يخصم لها تخصم أكثر من نصف القيمة.أود أن أعرف كيف قدمت هذه التي تمارس المعالجة بالطب الشعبي إلى السعودية؟ وكيف سمح لها وهي أساساً لا تتكلم العربية؟ وهل لديها تصريح؟ وهل أستعمل هذه الأدوية؟

- تعتبر المملكة ســوقاً خصباً للمعالجين الشــعبيين، فمنهم من يأتي إلى السعودية عن طريق تأشــيرة زيارة ويستأجر شقة بالاتفاق مع بعض ضعفاء النفوس من السعوديين ويجلس شهراً إلى شهرين يلعبـــ في المرضى بوصفات الدجل، ثم يعطي الســعودي نسبته ويرحل إلى بلده بعد أن ملأ جعبته من فلوس المرضى وسقاهم بعلاجاته أمراضاً جديدة مثل تلفـــ الكبد والفشل الكلوي وخلاف ذلــك، وهذه المرأة أحد هؤلاء وكما ذكرت أنه لا توجد رقابة إطلاقاً على مثل هؤلاء المعالجين، والوصفات الشــعبية التي صرفتها لك هذه المرأة احذري من استعمالها، فقد تسبب لك ما لا يحمد عقباه.

٩٢٧- ما فائدة الزنجبيل مع الحليب؟ مع توضيح الطريقة المثلى لتحضيره.

- الزنجبيـــلـ لـــه فوائد عديدة فهو مهضم وطارد للغازات وتحضيره هو كما في تحضير الشاي أي يؤخذ ملء ملعقة وسط لملء قدر كوبين من الحليب ويوضع الماء في براد، ثم قرب الغليان يضاف الزنجبيل ويترك يغلي، ثم يزاح من فوق النار ويحلى ويشرب بالعافية.

٩٢٨- زوجتي تعاني من ألم في الرأس (مؤخرة الرقبة) والأطباء شخصوا ذلك على أنه صداع نصفي وقد أعطوها علاجاً للصداع النصفي ولكن بدون أي نتيجة، وقد نصحتها بعض النساء بأخذ عدة أعشاب مخلوطة وتوضع كلبخة على الرأس وهذه الأعشاب هي: حنا، رشاد، حبة سوداء، كمون، زنجبيل وتستخدم لمدة أسبوع إلى شهر، فهل تلك الخلطة فعالة؟ أو هل هناك علاج بديل؟

• أنا أشك في أن الحالة التي عند زوجتك هي صداع نصفي، ولا أدري في أي مستشفى شخص لها المرض وعلى أي حال أنصح بعدم استخدام الخلطة التي نصحتها بها بعض النساء، ويمكن استخدام مستحضر عشبي مقنن مخصص للصداع النصفي (الشقيقة) واسمه Feverview وهو يباع في محلات الأغذية التكميلية الصحية، وتوجد عليه تعليمات الاستعمال وهذا المستحضر مسجل بوزارة الصحة السعودية.

٩٢٩- هناك وصفة تباع من أحد المعالجين الشعبيين بمبلغ عشرين ألف ريال لعلاج جميع الأمراض، فما سر هذه الوصفة؟

• لا أعرف عن هذه الوصفة شيئاً ولكن صدقوني أن هذا ابتزاز وهناك اعتقاد من كثير من المعالجين الشعبيين بأنه إذا رفع قيمة العلاج فإن الناس سيعتقدون أن هذا العلاج ناجح وهو في الحقيقة سيئ، وأنا أنصح الناس بعدم شراء أي دواء ما لم يكن يحمل كل المعلومات عن هذا الدواء، مكوناته والمواد الفعالة ونسبها والتحذيرات وتاريخ الإنتاج والصلاحية وهل يستعمل للحوامل والمرضعات والأطفال أم لا وأن يكون عليه رقم تسجيل وزارة الصحة السعودية.

٩٣٠- حصلت على علاج من أحد المشايخ (قارئ أو طبيب شعبي) وصفة عبارة عن عسل مع أعشاب، يؤكل على الريق، أخذت ملعقة منه فسبب ألماً شديداً في المعدة، وبعد ذلك إسهال شديد؟ أريد الإفادة.

• أي راقٍ يستعمل خلطات عشبية فهو ليس براقٍ بل مرتزق؛ لأن الراقي الجيد لا يستعمل غير الرقية الشرعية. والخلطات العشبية مع العسل التي يحضرها بعض الرقاة وبعض العطارين والمعالجين الشعبيين وجدنا عند تحليلها أنها جميعها، ملوثة بالبكتريا والفطريات وعليه فإني أنصحك وأنصح الناس بعدم استخدام أي وصفة عشبية تصرف من قبل راقٍ؛ لأن الرقاة الذين يصفون الأعشاب لا يعرفون عنها شيئاً والهدف لديهم مادي بحت.

٩٣١- هل شراب العناب نافع للسخونة والحساسية بأخذ نصف فنجال، مع فنجالين ماء ويخلط ويشرب في الصباح على الريق جيداً؟

- نعم يمكن استخدامها بأمان.

٩٣٢- سائلة تقول: إنها ذهبت إلى معالج شعبي، حيث كانت تشتكي من آلام في الظهر فقرأ عليها وأعطاها خلطة عشبية تستعمل منها ثلاث ملاعق أكل ثلاث مرات يوميا. وتقول: إنه بعد استعمالها بيومين شعرت بآلام في المعدة وقيء وإسهال، فأوقفت العلاج إلا أن الأعراض لا تزال قائمة فهل الخلطة هي السبب؟ أرجو الإفادة.

- هذا المعالج جاهل في أمور الأعشاب وفي أمور خلط الأعشاب وأكيد أن هذه الخلطة ملوثة ببكتيريا أو فطريات، وهي التي سببت الإسهال والقيء فأنصح بمراجعة الطبيب وعمل فحوصات دقيقة وعدم العودة إلى مثل هؤلاء المشعوذين.

٩٣٣- سائل يقول: إنه يعاني من فقد الذاكرة مع العلم أن عمره لم يتجاوز الأربعين ويشك في علاج صرفه له أحد المعالجين الشعبيين في الأردن، حيث لم يكن يعاني من قبل من أي ضعف في الذاكرة ويرجو الإفادة.

- يجب على الشخص أخذ الحيطة وعدم مراجعة معالجين غير مؤهلين وهمهم في الحقيقة هو الكسب المادي غير المشروع ولا يهمهم صحة المريض وأرجو مراجعة المستشفى وأخذ المشورة من الاستشاريين كما أنصحك باستخدام كبسولة صباحا وأخرى مساء من المستحضر العشبي المعروف باسم Echinacea الموجود لدى محلات الأغذية الصحية.

٩٣٤- هناك بعض المراهم تباع في بعض الصيدليات ومحلات العطارة تسمى ديانا وروزا، فهل هذه المراهم آمنة الاستخدام؟ حيث إني سمعت أنها تحتوي على نسبة عالية من الزئبق. أرجو الإفادة.

- هذان المستحضران تم سحبهما من الأسواق؛ نظرا لاحتوائهما على نسبة عالية من الزئبق، فأرجو عدم استخدامها.

٩٣٥- سائل يقول: إنني قلت في التلفزيون السعودي (القناة الإخبارية): إن القرفة (الدارسين) والزنجبيل يخلطان ويؤخذ من مسحوقهما ملعقة صغيرة على ماء حار ويترك لمدة ١٥ دقيقة ثم يصفى ويشرب على الريق وعند النوم ولا يستعمل إلا لمدة ٤ أسابيع. وسؤاله يقول: نحن نطبخ الزنجبيل والدارسين ونحليه ونشربه مثل الشاي ويسأل هل فيه فائدة أم لا؟

- فيما يتعلق بالقرفة والزنجبيل فهما من النباتات الجيدة جداً لتطبل البطن وضد الغازات ومهضمة ولهما فوائد عديدة أخرى سـواء أخذتها كما ذكرت عنهما في القناة الإخبارية أو كما تسـتعمل مطبوخة، وأنا لا أنصح بطبخها؛ لأن كثيراً من زيتهما الطيار يتبخر مع الطبخ وهو الذي فيه الفائدة.

معلومات عامة

٩٣٦- ما هو اسم كتابكم العربي (المعجم الطب والعطارة أم لا)؟

- اسم كتابي العربي الذي ظهر في موسوعة الثقافة والتراث هو «الطب والعطارة».

٩٣٧- ما الأطعمة المقوية للمناعة في جسم الإنسان؟

- الأعشاب والأطعمة المقوية للمناعة هي الحبة السوداء من أفضل المواد لتقوية جهاز المناعة. كما أن الثوم والبصل في المرحلة الثانية، ويعتبر العسل النقي من أفضل المواد، وكذلك الخضار والفواكه.

٩٣٨- أرجو تزويدي ببعض المراجع والكتب المفيدة في طب الأعشاب، وخاصة الكتب الحديثة الواضحة الأسماء.

- يوجد عدد من المراجع التي تتحدث عن الأعشاب مثل « طب الأعشاب» تأليف الدكتور محسن الحاج (دار صبح) وكتاب «الطب والعطارة» تأليف الدكتور جابر القحطاني وهو موجود ضمن موسوعة التراث والثقافة. وموسوعة جابر (العبيكان) و«قاموس الغذاء والتداوي بالنباتات» تأليف أحمد قدامة (دار النفائس).

٩٣٩- سائل يقول: لديه قصر نظر وهل ننصح بإجراء عملية زراعة العدسات.. وفي حالة زراعتها هل يمكن نزعها إذا أحس بمضايقة؟

- أنصحك باستشارة استشاري عيون متخصص وهو الشخص الذي يمكنه الإجابة على سؤالك وهو المختص.

٩٤٠- هل هناك كتب عن الطب البديل وطب الأعشاب البديل؟

- الطب البديل لا يوجد فيه مراجع كثيرة باللغة العربية ويوجد كتاب واحد بعنوان «موسوعة الطب البديل» لكل من الدكتور أبو العلا أحمد ومحمد صبحي وهو من نشر مركز الكتاب للنشر، ولكن توجد كتب جيدة جداً وأفضل من هذا الكتاب، ولكنها باللغة الإنجليزية ومن أهمها (Alternative Medicine) الطبعة الثانية ويقع في ١٢٣٢ صفحة.

٩٤١- ماهي ساعات النوم المطلوبة يومياً؟ وهل نوم ٤ ساعات فقط يوميا يكفي؟ وما هي الآثار الجانبية؟

- ساعات النوم المطلوبة في الغالب ٨ ساعات ولكن الناس يختلفون، فبعضهم يكفيه ٤ ساعات وبعضهم الآخر لا يكفيه حتى الثماني ساعات وإذا كنت لا تشعر بأي متاعب فثق أن الأربع ساعات كافية لكثير من الناس، وليس هناك أضرار ما دمت تشعر بالراحة.

٩٤٢- ينتشر بين العامة أن رائحة العطور والبخور تؤثر على التئام الجروح، فما مدى صحة ذلك؟

- هذا الاعتقاد غير صحيح؛ لأنه أحياناً يتلوث الجرح في وقت شم العطر أو البخور فيعتقد الناس أن سبب ذلك هو العطر أو البخور. ومن المعروف علمياً أن العطور والبخور تحتوي على زيوت طيارة، والزيوت الطيارة عادة مطهرة، وفي القرى اعتادت الأمهات عندما يجرح طفلها أن تدق البخور الجاوي وتحشي به الجرح فيشفى وكذلك القهوة المسحونة تحتوي على زيوت طيارة ومادة قابضة، والنساء في القرى يستخدمنها أيضاً لعلاج الجروح.

وتعتقد بعض الأمهات أن المرة تزيل التسمم، أي أن المرأة النفساء تخشى أن تتلوث جروحها بعد الولادة عندما تدخل امرأة متعطرة حيث يوجد لديهن هذا الاعتقاد فتعقد المرأة النفساء صرة من المر، وفي اعتقادي أن هذا يعود لاعتقاد نفسي سائد بين الأجيال وتوارثوه أبا عن جد. لكن من الناحية العلمية هذا الاعتقاد غير صحيح.

٩٤٣- ما هي النصيحة التي يمكن تقديمها في رمضان بالنسبة لنوعية الشوربة، وكذلك العصائر والمأكولات الأخرى؟

- أفضل الشوربة في رمضان هي شوربة الشوفان فهي مغذية ودوائية في الوقت نفسه، ويفضل أن يكون الشوفان المستخدم في تجهيز الشوربة هو من النوع غير المقشور؛ لأن قشرة بذرة الشوفان فيها فوائد عظيمة. أما العصائر فأفضل عصير قمر الدين؛ لأنه يزيل العطش وبارد على المعدة، أما المأكولات الأخرى فيجب التخفيف من اللحوم بقدر ما تستطيع وكذلك النشويات (الأرز والمكرونة) ويجب الإكثار من الخضر ويفضل أن تبدأ بثلاث تمرات مع فنجان قهوة وكوب عصير ثم تذهب للصلاة وتعود فتكمل الإفطار الذي يعتبر وجبة العشاء.ويفضل أكل الفاكهة بعد الوجبة بساعتين على الأقل.

٩٤٤- ما رأيك في زيت الزيتون في القلي والطبخ وفائدته في ذلك عن الزيوت الأخرى؟

- بالنسبة لاستعمال زيت الزيتون في القلي والطبخ فلا ضرر منه، لكن فيما يتعلق بالقلي يجب ألا يقلى فيه أكثر من مرة واحدة فقط؛ لما له من آثار غير محببة وبالنسبة للطبخ فلا ضرر منه لكن تفضل الزيوت الأخرى الخاصة بالطبخ، حيث إن زيت الزيتون مع الطبخ تظهر له رائحة غير مرغوب فيها لبعض الناس، والاستعمال الأفضل لزيت الزيتون استعماله مع الفول أو مع السلطات أو حتى الشرب منه بجرعات محددة.

٩٤٥- هناك طبيبات شعبيات امتهنّ هذه المهنة وليس لديهن أدنى معلومة عن الأدوية العشبية وهن يعبثن بخلق الله دون رقابة، فمن المسؤول عنهن وعلى أي أساس يمارسن هذه المهنة مع أن أغلبهن أميات لا يقرأن ولا يكتبن؟

- يمكن سؤال وزارة الصحة وهيئة التحقيق والادعاء العام.

٩٤٦- سائل يقول: إنه ركب دعامة في أحد الشرايين من مدة ثلاث سنوات ولا يعاني أي مشكلات ويمشي يوميا لمدة ساعة ويرغب معرفة الكتب التي ألفتها في طب الأعشاب وبماذا تنصحه بأخذه من الأعشاب؟

- بالنسبة للكتب المؤلفة في طب الأعشاب فقد ألفت ثلاثة، اثنان منها باللغة الإنجليزية وهما: -Medicinal *lants of Saudi Arabia-

vol.1

(1987)

-Medicinal *lants of Saudi Arabia

vol.11

(2000)

أما الثالث فهو الطب والعطارة وهو مجلد ضمن موسوعة متكاملة هي موسوعة الثقافة التقليدية في المملكة العربية السعودية. أما نصيحتي لك بما تأخذه من الأعشاب فيمكنك أخذ كبسولات الثوم، حبة واحدة في اليوم ويمكن شرب شاي

معمول من الزنجبيل ويمكن استخدام نباتات أخرى إلا أنك فيما أعتقد تستخدم أدوية مثل الأسبرين والأيزوماك ويمكن بعض أدوية الضغط أو الذبحة، ولذا أنصحك بالاستمرار على أدويتك.

٩٤٧- كيف تنظف الفواكه والخضار بشكل جيد، وخاصة الأوراق الخضراء وما مدى خطورة أكل بعض الفواكه بقشرها، مع أنها ترش بكثير من المبيدات الحشرية؟

- يمكن غسل الخضار والفواكه بأخذ بلورات من برمنجات البوتاسيوم التي تباع في الصيدليات ويجهز في إناء يسع الخضراوات أو الفواكه التي تريد غسلها ويملأ بالماء ثم يوضع به بعض البللورات من البرمنجات حتى يصبح اللون ورديا، ثم تغمر الخضراوات والفواكه في هذا الإناء وتترك لمدة ربع ساعة، ثم بعد ذلك يسكب الماء ثم تغسل الخضراوات والفواكه بالماء مرتين وتكون جاهزة للأكل. وفيما يتعلق بقشر الفواكه فمن الأفضل عدم أكل قشرها إذا كنت متأكداً أنها رشت بمبيدات حديثا، أما إذا كان قد مضى على رشها مدة فلا خوف من أكلها بقشورها، وبالأخص التفاح والكمثرى والخوخ والمشمش والبرقوق وخلاف ذلك.

٩٤٨- ما رأيك في الدواء الطبي Zenical ؟

- لا أنصح بالدواء الطبي Zenical.

٩٤٩- هل المستحضرات في محلات الأغذية التكميلية مفيدة أم ضارة؟

- أي مستحضر مسجل في وزارة الصحة السعودية وعليه رقم التسجيل فهو مأمون، أما خلاف ذلك فلا يعتبر مأموناً.

٩٥٠- هل الحجامة تفيد لعلاج ضغط الدم المرتفع والتهابات الكلى المزمنة؟

- الحجامة تفيد في حالات الضغط إلا أنني أشك في أنها تفيد في التهابات الكلى المزمن.

٩٥١- أين يوجد العسل الطبيعي الجيد؟

- العسل الطبيعي الجيد يوجد في الأسواق الكبيرة وهو موضوع في علب من الصفيح ولونه أسود.

٩٥٢- هل هناك اختراع مذهل يعرف باسم (Cell - id) ويعالج كل الأمراض المستعصية، نريد معرفة كل شيء عن هذا المستحضر؟

- مستحضر (Cell - id) بعد الاطلاع على محتوياته اتضح لي أنه لا يعالج أي مرض من الأمراض المذكورة وهذا المستحضر غير مسجل ويباع بطريقة غير مشروعة. ولم يستطع الشخص الذي يدعي أنه اخترعه تسويقه في الأردن فأحضره إلى هنا، حيث إنه يعرف أن كل شيء يباع لدينا وكان يبيعه عن طريق الجوال ويجب أن يفكر الناس قليلاً في كيفية استخدام هذا المرهم هل يعقل أنك عن طريق مسحة منه على الجلد يشفى السكر وعن طريق مسحة أخرى يشفي السرطان وعن طريق مسحة ثالثة على الجلد يشفي جميع الأمراض، يجب أن تفكروا وتستخدموا عقولكم كيف يكون هذا ثم إنه يقول: إن الفائدة لن تكون إلا بعد سنة كاملة أو ستة أشهر لدى بعض الناس، فكم سوف يستنزف صاحب هذه الوصفة من النقود إذا علمنا أن سعر العبوة حوالي ٤٠٠ ريال.

٩٥٣- هل يغني سكر النبات مرضى السكر عن السكر العادي والسكرين؟

- سكر النبات هو من السكر، ولذا يجب عدم استخدامه من قبل مرضى السكر.

٩٥٤- مارأيك في مركز الصفاء للأعشاب الطبيعية في دولة الإمارت؟

- مركز الصفاء لا أعرفه ولكن إذا كانت الأعشاب التي تباع فيه مفردة وليست مسحوقة وليست على هيئة معاجين وإنما كما هي أوراق أو جذور أو قشور أو بذور ومكتوب عليها أسماؤها فلا شيء في ذلك.

٩٥٥- ماهو الطب البديل وبالأخص العلاج بالأعشاب الصينية؟ وكيفية الحصول على ترخيص لفتح عيادة أو مكان لذلك وما هي الشروط اللازمة؟

- الطب البديل يتكون من عدة فروع أحدها العلاج بالأدوية العشبية ولا يشترط أن تكون صينية فأغلب الأعشاب الصينية تنمو وتتواجد في أغلب الأماكن من العالم وبعضها ينمو في السعودية، أما كيفية الحصول على ترخيص لفتح عيادة فيجب أن تكون مختصاً في طب الأعشاب ويكون عندك مؤهل في هذا التخصص والرخصة تمنح عن طريق وزارة الصحة (الشؤون الصحية) أما عن الشروط فأهم شرط هو حصولك على مؤهل في هذا التخصص ويجب أن تكون ملما إلماماً بمعرفة

المجاميع الكيميائية والأعشاب وتداخلاتها الدوائية أي بمعنى لابد أن يكون لديك على الأقل درجة البكالوريوس في طب الأعشاب وتوجد كلية في بريطانيا تمنح هذه الدرجة ومدة الدراسة فيها أربع سنوات بعد الثانوية العامة.

٩٥٦- ما هي أهمية إفطار الصباح وماذا يجب أن تكون مكوناته بالتفصيل؟

- إفطار الصباح مهم جداً ويعتبر الإفطار عند الأوربيين أهم من أي وجبة؛ لأن الشخص سيبدأ عمله اليومي ولكي يبدأ عمله اليومي لا بد أن تكون لديه طاقة ولكي تكون لديه طاقة لا بد أن يفطر جيداً، والإفطار الجيد عبارة عن بيضة واحدة ونصف رغيف عيش وفول أو سيريل مع أربع حبات تمر وبعض من العسل أو المربى والجبنة وكوب من الحليب مع فنجان شاي أو قهوة.

٩٥٧- ما هو رأيك في عشبة ناتشرال هرب؟

- يجب الامتناع عن استعمال هذه العشبة لخطورتها.

٩٥٨- ما فوائد شرب الماء على الريق؟

- شرب الماء على الريق جيد، حيث ينظف الأمعاء وينعش الجسم بعد النوم.

٩٥٩- ما فوائد أكل تمرات صباحاً على الريق سواء كان تمر المدينة أو غيره؟

- أكل تمرات على الريق فيه منافع كثيرة فقد ورد في الصحيح عن الرسول [: **«من تصبح بسبع تمرات - وفي لفظ من تمر العالية - لم يضره ذلك اليوم سم ولا سحر»** وثبت عنه [قال: **«بيت لا تمر فيه جياع أهله»**. وثبت عنه أكل التمر بالزبد وأكل التمر بالخبز وأكله مفرداً والتمر واحد، ولكن التمور تختلف في أنواعها وفي طعمها وفي جودتها، ولكن يعتبر تمر المدينة، وخاصة العجوة هو الأفضل ولكن الأنواع الأخرى تغني عن العجوة إذا لم يتمكن الشخص من العثور عليها.

٩٦٠- هل لأنواع معينة من الزبادي التأثيرات التي نراها في الدعايات أم أنها مثل أي من الزبادي الأخرى؟

- هناك أنواع من الزبادي تقول بعض الدعايات عنه: إنه ينظم عملية التبرز وإنه جيد للأشخاص الذين يعانون من الإمساك وإنه ينظم الجهاز الهضمي، وأفيد أن الدراسات الحديثة تقول: إنه لا يوجد ما يدعم هذه الادعاءات التي تقول:

إنه يمنع حدوث الإمساك، فإن الزبادي بأنواعه لا يختلف. ويجب إشعار المرضى الذين يتعاطون هذا النوع من اليوغرت (الزبادي) أنه لا توجد معلومة موثوق بها حول تأثير أي نوع أو أنه يختلف عن أنواع الزبادي الأخرى.

٩٦١- هل حشوات الأسنان تحتوي على زئبق؟ وهل هناك خطر من الحشوات التي تحتوي على زئبق على صحة الإنسان؟

* حشوات الأسنان تسمى الحشوات الفضية (الأملقم) وهي فعلاً تحتوي على زئبق حيث تتكون هذه الحشوة من حوالي ٥٠٪ زئبق ٢٥٪ فضة و٢٥٪ نحاس وقصدير ونيكل، والزئبق الموجود في هذه الحشوة يطلق ما يقارب ١٧٪ ميكروجرام من الزئبق كل يوم ويتحد بخار الزئبق المتصاعد من هذه الحشوة مع المواد الكيميائية الموجودة في الفم فتتكون كمية ضئيلة من ميثيل الزئبق السام الذي يتم امتصاصه عن طريق أنسجة الفم والممرات الهوائية ويصل إلى الدم ثم إلى المخ وباقي أنسجة الجسم، ويستمر كثير من الناس في المعاناة من المشكلات الصحية عدة أعوام، وقد قام الدكتور هوجينز الذي يحمل الدكتوراه في طب الأسنان بإجراء أبحاث شاملة عن التأثير السام للزئبق الموجود في الأسنان وتوصل إلى وجود علاقة بين التسمم بالزئبق وكثير من الأمراض مثل مرض الزهايمر والتصلب المتعدد ومرض بارنكسون (الشلل الرعاشي) والتهاب المفاصل، والذئبة الحمراء، وفي استجابة لمخاطر استعمال (الأملقم) حشوات للأسنان وهي المحتوية على الزئبق قامت الحكومة السويدية بتحريم استخدامه.

٩٦٢- سائل يقول: إنه قرأ في إحدى الصحف مقالاً عن الحجامة، وقد ذكر أن الحجامة تعالج الإيدز والسرطان والشلل والقلب والهميوفيليا والتهاب الكبد الوبائي، فهل هذا صحيح؟

* الحجامة أوصى بها الرسول [وهناك أمراض تعالج بالحجامة مثل الصداع والضغط والروماتيزم وغيرها لكن السرطان والإيدز والقلب والتهابات الكبد الفيروسية والشلل والهميوفيليا فهذا غير حقيقي وأرجو ألا تصدق ما قيل في تلك المقالة، حيث إن كثيراً من المعالجين يضخمون الأشياء لجذب المرضى إليهم.

٩٦٣- سائل يقول: إنه سبق وأن تحدثت عن مستحضر يباع في الصيدليات يسمى Green Leaves ويقول: إنه في أثناء تصفحه للإنترنت وجد دعاية لهذا المستحضر وشهادة من مركز الأبحاث في مستشفى الملك فيصل التخصصي تقول: إنه يصلح للاستخدام الآدمي ويرغب في معرفة مدى صحة ذلك.

• مستحضر Green Leaves صدر قرار من وزارة الصحة بسحبه من الأسواق؛ نظراً للمشكلات التي ظهرت على مستعمليه، وهذا المستحضر لا يوجد حالياً في الصيدليات بعد قرار السحب الصادر من وزارة الصحة السعودية، أما فيما يتعلق بشهادة صادرة من مستشفى الملك فيصل التخصصي بصلاحيته للاستخدام الآدمي فمستشفى الملك فيصل التخصصي ليس الجهة المسؤولة عن إصدار شهادات بصلاحية أي مستحضر والجهة المسؤولة هي الإدارة العامة للرخص الطبية والصيدلية بوزارة الصحة، ويمكنك التأكد من وزارة الصحة.

٩٦٤- لي صديق يتعالج بأدوية معالج شعبي خارج المملكة فهل علاجاته مقننة ويمكن استخدامها بأمان؟

• أنصحك بعدم استخدام أي دواء عشبي مجهول الهوية وغير مقنن فهذه الأدوية جميعها غير مقننة وغير مصرحة من أي جهة صحية مسؤولة.

٩٦٥- هل الحبوب التي تحتوي على الثوم والحلبة الأمريكية الصنع لها تأثير على مستخدمها لمدة طويلة؟ وبماذا تنصح فيما يخص استخدامها هل تؤخذ يومياً أو أقل وهل يدخل في صنعها التركيبات الكيميائية. وهل لها أضرار مستقبلية على الكَبد؟

• لم أسمع عن هذا النوع من الحبوب، لكن إذا كان تركيبها مكوناً من الثوم والحلبة فلا يوجد أي مشكلات من استخدامها وليس لها أضرار على الكبد والكلى حتى مع الاستعمال الطويل؛ لأن هاتين المادتين من العقاقير المأمونة الجانب، فعادة لا تضاف مواد كيمائية في أغلب المستحضرات العشبية إلا إذا كان بهدف الغش، وخاصة بالنسبة للعقاقير التي تخفض الوزن وفيما عدا ذلك لا يوجد.

أما فيما يتعلق بالجرعات فلم تذكر كم مللجراماً موجوداً في الحبة، فالاستعمال يعتمد على قوة الجرعة، فإذا كانت ٥٠٠ملجم فتؤخذ ثلاث حبات في اليوم، أرجو لك الشفاء.

٩٦٦- سيدة تشتكي من ألم شديد في الرأس أحياناً يكون نصفياً وأحياناً كل الرأس وتقول: إنها تستخدم حبوب منع الحمل، فهل هي سبب الصداع؟

• هل كنت تعانين من الصداع قبل استعمالك حبوب منع الحمل فإذا كان الصداع حدث بعد استعمال حبوب منع الحمل فهذا هو السبب وبعض السيدات يعانين من الصداع نتيجة استعمال حبوب منع الحمل، وعلى أي حال يوجد علاج في محلات الأغذية التكميلية تحت اسم Feverfew يمكنك شراؤه واستخدامه وهو آمن.

٩٦٧- كثرت هذه الأيام عيادات الرقية وأصبحت تجارة ونحن نعلم أن الرقية هي شرعية ولكن الذي لا نعلمه أن معظم هؤلاء الرقاة برعوا في تحضير خلطات الأعشاب ومعرفة أنواع الزيوت التي تستخدم بجانب الرقية للشفاء من المرض. وسؤالي: هل هؤلاء الرقاة درسوا علم الأعشاب وطرق التعامل معه ومعرفة تداخلاته والأمراض التي تعالجها تلك الأعشاب والزيوت؟

• الرقاة الذين يستعملون خلطات الأعشاب والزيوت في معالجة المرض هم جهال تماماً في الأدوية العشبية وقد بدؤوا في الأساس بالرقية فقط ثم وجدوا أن الرقية لا تغني كثيراً من الناحية المادية فاتجهوا إلى المعالجة بالأعشاب والزيوت والماء المتفول عليه وتطورت حالتهم من سكان البيوت الشعبية إلى القصور الفاخرة ومع الأسف كثير من هؤلاء الرقاة لا يعرف كيف ينطق بعض الآيات بل ويلحن كثيراً. وكثير منهم لجأ إلى هذه المهنة بعد أن يئس من الحصول على أي وظيفة وأنتم تعرفون كثيراً عن مثل هؤلاء الرقاة. وأود القول: إن الرقية الشرعية يجب أن تكون من شخص مشهود له بالورع والزهد والعلم وألا يتدخل في شيء غير قراءة القرآن وما ورد عن النبي [. ونصيحتي لكل مريض أن يقرأ هو على نفسه فهو المريض الذي سيكون قلبه مع الله عندما يقرأ القرآن وأنصح المرضى بعدم استخدام أي علاج من علاجات بعض الرقاة الذين لا يعرفون أي شيء عن علم الأعشاب ولكنهم يعرفون جيداً كيف يمتصون أموال المرضى دون أدنى فائدة.

٩٦٨- هل لاستهلاك ماء الزهر الذي يضاف إلى الماء والمشروبات وربما الحلويات لإكسابها نكهة خاصة ويباع في زجاجات في البقالات بدون وضع التركيب على العبوة أي آثار جانبية سواء من الناحية الصحية أو الجسدية أو من ناحية التركيز والناحية العصبية وهل به تأثير سلبي على قوة الذاكرة بالذات، مع إمكانية إيضاح تركيبه الكيميائي؟

- يوجد عادة ما يسمى بماء الورد وماء الزهر، فماء الورد عادة يباع لدى المصانع التي تستخلص عطر الورد، حيث إنه عندما يقطر زيت الورد يمرر بماء بارد ويتقطر مع الماء فينفصل زيت الورد عن الماء ويجمع الزيت النقي ويباع كعطر، أما الماء فيكون مشبعاً برائحة زيت الورد، أي أنه يحتوي على كميات ضئيلة جداً من زيت الورد ولذلك فهم يستفيدون من هذا الماء بدلا من أن يرمى ويستعمل منكهاً ومعطراً للمياه أو للمشروبات وخلافه وتركيبه الكيميائي هو ذرات قليلة جداً من زيت عطر الورد، وهناك أزهار أخرى مثل الياسمين والفل وخلاف ذلك يستعملون فيها طريقة زيت الورد نفسها وهي كلها غير ضارة وهي منكهة وقد تكون معقمة للماء ولا ضرر منها على الإطلاق وليس لها أعراض جانبية.

٩٦٩- ما هو ل - كارنتين حيث سمعت طبيباً يصفه لمريض وما هي الأمراض التي يعالجها؟

- ل - كارنتين هو حمض أميني إلا أنه في حقيقة الأمر عنصر غذائي شبيه بالفيتامين، ويعود من حيث التركيب إلى فيتامين ب، ويعتبر ل - ارنتين الصورة البيولوجية النشطة من الكارنتين الذي يمكن تكوينه داخل الجسم الإنساني في الكبد والكليتين، كما يمكن الحصول عليه كامل التصنيع من الأغذية الحيوانية ويستخدم في إنتاج الطاقة وأمراض الجهاز الدوري والجهاز العصبي وإزالة التسمم.

٩٧٠- هناك معالجة شعبية مواعيدها عادة بعد عدة أشهر؛ نظراً لكثرة المراجعين ومراجعوها من المرضى أكثر من مراجعي أشهر مستشفى وقد ذهبت إليها فوجدتها امرأة عادية تقول للناس: إن لديها ترخيصاً من الهيئة السعودية للتخصصات الصحية، وإنها تحمل درجة البكالوريوس في الصيدلة فهل هذا صحيح، علماً بأن وصفاتها خلطات عشبية مجهولة؟

- هذه المعالجة ليست خريجة كلية الصيدلة، وكلية الصيدلة برئية من هذه المعالجة وحتى لو كان لديها بكالوريوس في الصيدلة فليس من حق أي صيدلي مزاولة مهنة المعالجة، وأما قولها: إن لديها تصريحاً من الهيئة السعودية للتخصصات الصحية فهذا غير صحيح؛ لأن الهيئة لا تسمح للصيدلي أو الصيدلانية بمزاولة مهنة المعالجة وفتح عيادة، والترخيص بفتح عيادة هو من صلاحية وزارة

الصحة، وحيث إن هذه المعالجة تدعي أن لديها ترخيصاً من الهيئة السعودية للتخصصات الصحية فيجب على الهيئة التحقق من ذلك؛ لأن في هذا تضليلاً للمرضى وعلى وزارة الصحة زيارة موقع عيادة هذه المعالجة والتأكد من حصولها على أي ترخيص بالرغم من تأكدي بأنها لا تملك أي ترخيص وأن علاجاتها جميعها عشوائية ويغلب عليها الطابع الشعوذي.

٩٧١- سائل يقول: إنه زار معالجاً في دولة خليجية وله عيادة ويدعي أنه يعالج بطب الأعشاب وأن لديه خبرة في هذا المجال ويصف وصفات يدعي أنها تعالج السرطان وفيروسات الكبد من نوع B ، C فهل لديك خلفية عن هذا المعالج لاسيما وأن وصفاته غالية الثمن؟

- أفيدك بأن المعالجين يزاولون ما يشاؤون دون رقابة، وهذا المعالج قد سمعت عنه وهو لا يملك أي مؤهل للمعالجة ووصفاته خيالية.

٩٧٢- ذهبت إلى عطار شمال الرياض لشراء جذور نبات الخطمي، فقال سعر الكيلو جرام ٨٠٠ ريال فهل جذور الخطمي غال إلى هذه الدرجة؟ وما هو سر غلاء هذا العشب؟

- جذور نبات الخطمي في أوروبا وفي سوريا ولبنان والأردن وتركيا رخيص جداً، فالكيلو لا تزيد قيمته على ٦٠ ريالاً وأعتقد أن السعر الذي ذكرته مبالغ فيه إلى درجة لا تصدق ولكن الأسعار بالنسبة للعطارين لا رقابة عليها ولا أحد يعرف ما يبيعون من مواد علاجية ولا أسعارها ولو كان هناك رقابة لما كان جذر الخطمي بالمبلغ الذي ذكرته. وعلى أي حال توجد جذر الخطمي بشكل مقنن ومسجل في وزارة الصحة وتباع تحت اسم Marsh Malow تؤخذ كبسولتان بعد كل وجبة.

٩٧٣- ماهو عنوان المستشفى الذي في بريطانيا والذي يقوم بزرع خلايا بيتا في البنكرياس للمصابين بالسكر من النوع الأول؟

- المستشفى الذي في لندن اسمه مستشفى Hummer Smilth وهو مستشفى كبير يقع في حي Hummer Smith ويوجد طبيب إنجليزي هو الذي توصل إلى هذه الزراعة وبإمكانك الذهاب إلى السفارة البريطانية في الرياض وأخذ معلومات كاملة، ويمكن الدخول على الإنترنت وتدخل اسم هذا المستشفى وسوف تجد معلومات وافرة عن المستشفى وتلفوناته، وأرجو لك حظاً سعيداً.

٩٧٤- هل صحيح أن علاج الإنسان بالأعشاب يأتي من أعشاب بيئته التي يعيش فيها؟

- هذا صحيح ويقال: إن النباتات التي تنمو في البيئة الذي يعيش فيها الشخص هي أفضل شيء له ويقال: لو أن الإنسان اعتمد في غذائه وعلاجه على النباتات والمحاصيل الموجودة في بيئته لم يصبه مرض.

٩٧٥- هناك معالج غير سعودي يدور على البيوت ويدعي أنه يعالج الأمراض ويصرف علاجات يحملها معه في حقيبته التي يحملها معه في كل مكان وقد شبهته بالدلالة التي كانت تزور المنازل فيما سبق ومعها أقمشة وأدوات تجميل للبيع، وسؤالي: هل لدى مثل هذا الشخص تصريح من وزارة الصحة وهل تعتقدون أن في مثل هذا المعالج خطراً على الأسر التي يزورها، علماً بأن لا أحد يعرف عن هويته شيئاً وكل أسرة يذهب إليها تنتقل أخباره وعلاجاته إلى الأسرة الأخرى عن طريق الهاتف؟

- في السنوات الأخيرة أصبحت المملكة سوقاً خصباً للمعالجين القادمين من الدول المجاورة ولا ندري هل هم معالجون أم لا. ولا أدري كيف يسمح لمثل هؤلاء بالتردد على المملكة على هيئة زيارات، فأنا أعرف كثيرين منهم في الرياض، هؤلاء المتجولون لا يعرفون عن المعالجة شيئاً وإنما يعرفون كيف يخدعون المرضى بكلامهم المنمق وحججهم في معالجة المرض، وقد عرفت أيضاً أنهم يتفقون مع بعض ضعفاء النفوس من المواطنين في مقابل نسبة معينة من المال؛ ليسهل له هذا المواطن تجوله وترحاله وإعطاء دعاية عنه في طرق المعالجة، وعليه فإني أحذر من مثل هؤلاء الزائرين الذين قد يسببون خطأ فاحشاً في تدهور صحة المواطنين الذين يزورونهم في منازلهم لاسيما وأنه لا يوجد لديه عنوان ولا يستطيع أحد أن يمسك به لوحصل شيء لا سمح الله، كما أرجو من الجوازات مراقبة من يتردد بصفة مستمرة إلى المملكة عن سبب تردده، وحسم مثل هذا الموضوع لن يأتي إلا عن طريق قطع تأشيرات الدخول لمثل هؤلاء الأشخاص، الذين يشكلون خطراً كبيراً على الأسر.

٩٧٦- يوجد حكيم في مكة له عيادة تسمى معراج ويدعي أن وزارة الصحة السعودية منحته ترخيصاً علماً بأن علاجاته كلها خلطات عشبية مجهولة ولا يحمل مؤهلات، فهل يمكن للوزارة منحه ترخيصاً؟

- على علمي لا يمكن للوزارة منح ترخيص لشخص يعالج بالخلطات العشبية، ولكن يمكنك الاستفسار من الشؤون الصحية بمكة المكرمة وسوف تجدين الإجابة الشافية.

٩٧٧- سائل يقول هناك طبيب في الأردن يقول: إنه حصل على التميز لكأس الأردن وإنه عضو اللجنة المنظمة لكأس الأردن، يدعي أنه يعالج بالقرآن الكريم والأعشاب الطبية جميع الأمراض الموجودة في الكون. فهل سمعت عنه وهل صحيح ما يدعيه؟

- نعم سمعت عنه ورأيت وصفاته المكونة من خلطات عشبية مع العسل وتصل قيمتها إلى خمسة آلاف ريال وهذا المعالج مثله مثل الدجالين والمشعوذين الموجودين في كل مكان وأحذر من وصفاته الملوثة وغير العلمية. وقد قرأت الدعاية التي عملها عن نفسه والتي تنم عن جهل لا يمكن لأي عاقل تصديقه.

٩٧٨- هل هناك علاج مضاد للتسمم بالأسيتامنيوفين (باراسيتامول)؟

- نعم يوجد علاج جيد للتسمم الناتج عن الباراسيتامول وهو الجلوتأثيون، ن - ستيل سيتن (NAC) حيث يعطى عن طريق الفم أو بالحقن الوريدي.

٩٧٩- جاءتني حمى وذهبت إلى عدة مستشفيات وأعطيت عدة أدوية ولكن مازالت الحمى تعاودني بين مدة وأخرى وأتعذب كثيراً فهل يمكن معالجتي بالطب البديل؟

- لم تخبرني ماذا كان تشخيص الحمى التي تشكو منها فلربما كانت ملاريا أو حمى مالطية أو تيفوئيد أو خلاف ذلك ولا بد أن تكون المستشفيات التي راجعتها قد عرفت سببها ولذا فإني أنصحك بمراجعة أي مستشفى حكومي واحرص أن تكون ثابتاً مع ذلك المستشفى فهم كفيلون بمتابعة حالتك حتى الشفاء بإذن الله، وأنصحك بعدم الذهاب من مستشفى لآخر؛ لأن هذا هو الذي سبب لك المتاعب وعدم الشفاء وأرجو الله لك العافية.

٩٨٠- هناك شاي يباع في محل عطارة قيمة الكيلو ألف ريال ولا ندري ما نوع هذا الشاي وهل يعقل أن يصل السعر إلى هذا الحد ونود معرفة نوع هذا الشاي ومميزاته؟

- تجار العطارة ينحون منحنى خطير في أسعارهم فسوف أضرب لك مثلاً لهذا العطار والعطارين الآخرين حول ارتفاع أسعار العطارة لقد ذهبت إلى عطار وسألت عن نوع من الأقراص، فقال القرص الواحد بثلاثين ريال وذهبت إلى عطار آخر فوجدته بريالين ثم ذهبت إلى عطار ثالث فوجدت جذور الخطمي الكيلو بثماني مئة ريال وذهبت إلى عطار آخر فوجدت الجذور نفسها منها يباع الكيلو منها بخمسة وأربعين ريالا، والشاي الذي تذكرين أن قيمة الكيلو بألف ريال تجدينه في بعض محلات العطارة بخمسة وثمانين ريالاً. الرقابة معدومة على هؤلاء العطارين ولا ننسى بعض العطارين الذين ينشرون صورهم بجانب خلطاتهم في لوحات الإعلانات الكبيرة، وفي كثير من الصحف أسعاره خيالية وياليتها خيالية فقط، ولكنها تهلك المريض.

٩٨١- أعاني من الصداع النصفي من مدة طويلة وأخذت أدوية كثيرة ولم أجد فائدة. هل هناك أدوية عشبية لهذا المرض؟

- نعم يوجد علاج عشبي ويوجد على هيئة مستحضر مقنن جاهز يعرف باسم Fevefew يباع في محلات الأغذية الصحية ويوجد علاج عشبي آخر يسمى Mygreaid يباع أيضاً في محلات الأغذية الصحية، وهنالك طريقة أخرى وهي أخذ ملء ملعقة من الحبة السوداء وتحميصها كما تحمص القهوة، ثم توضع في قطعة من الشاش وتصر ثم تشم لمدة ٥ دقائق متواصلة وتكرر العملية أربع مرات في اليوم ولمدة ٣ أيام فقط، كما يمكنك تجربة الإبر الصينية.

٩٨٢- سائل يقول: إنه يعاني من دوخة وخاصة إذا نهض من النوم أو التفت إلى اليمين أو اليسار بسرعة ويود معرفة السبب.

- يجب معرفة ما إذا كان يوجد لديه انخفاض في ضغط الدم أو هل يوجد لديه مشكلات في الأذن. كما لم يذكر إذا كانت لديه أمراض أخرى ولم يذكر عمره. لذا أنصحه بالذهاب إلى مستشفى حكومي وعمل فحوصات كاملة لمعرفة السبب، وأنا لا أستطيع أن أصف له شيئا قد يضره.

٩٨٣- أعاني من جفاف في العين فهل هناك شيء يساعد على علاج لهذا الجفاف؟

- يمكن استعمال قطرة تسمى Liquifilm tears وهي تباع في الصيدليات تستخدم بمعدل قطرة واحدة ثلاث مرات في اليوم.

٩٨٤- إن هناك معالجاً لديه عيادة وهو في الأساس طبيب كما يقول وهو هندي الجنسية ويعالج جميع الأمراض عن طريق استعمال حبوب مكورة صغيرة بيضاء ومنها عدة أحجام وتؤخذ تحت اللسان وبعضها يبلع. وقد ذهبت إلى هذا الطبيب، حيث أعاني من مرض النقرس وأعطاني «كورس» لمدة شهر ولم أستفد على الإطلاق فهل لديك خلفية عن هذا العلاج وعن هذا الطبيب، وهل هو مرخص من الوزارة برجاء الإفادة.

- هذا العلاج نوع من العلاج المثلي هيموباثي وقد سمعت عن هذا المعالج وسمعت أيضاً أن أغلب الذين تعالجوا عنده لم تتحسن حالاتهم بل ازدادت سوءاً، العلاج الذي أعطاك حالياً عليه تحفظات لا سيما وأن أغلب الممارسين الذين يمارسون هذا النوع من العلاج لا يوجد لديهم خبرة وإنما مجرد اجتهادات والكسب المادي غير المشروع. هذا المعالج لا يوجد لديه ترخيص من وزارة الصحة والحبوب التي يصرفها للناس مشكوك في أمرها وأنصحك بعدم الاستمرار في استخدامها. ونأمل أن تقدمي شكوى للشؤون الصحية لمعرفة فيما إذا كان هذا المعالج لديه فعلاً شهادات في الطب البديل من عدمه.

٩٨٥- هل الكي ضروري؟

- الكي ضروري لبعض الأمراض مثل عرق النسا والرعاف والوشرة والتصلب اللويحي وذات الجنب وغيرها.

٩٨٦- هل لحبوب Glutathion أضرار؟

- إذا أخذت تحت إشراف طبي فليس لها أضرار ولكن إذا استخدمت بطريقة عشوائية فلها أضرار.

٩٨٧- ما رأيكم في الحجامة لمن هو في العشرين من العمر؟

- الحجامة جيدة ولكن لا بد أن تكون المحجمة أو المحجم على علم بأمور الحجامة، وأن تكون الحجامة في مستشفى لا في الشقق المستأجرة من قبل بعض المتطفلات أو المتطفلين على الحجامة.

٩٨٨- لقد قلت: إن ضوء النيون خطر ومن أسباب الأكسدة، فهل الخطر القرب منه مباشرة؟ وما هو البديل؟

- يمكن أن يستبدل بالنيون اللمبات العادية ذات اللون الأصفر.

٩٨٩- هل أواني الفخار خطرة؟

- أواني الفخار بعضها يصنع من طين يحتوي على رصاص وأنت لا تضمن من أي طين صنع إناء الفخار قد يكون ملوثاً بالرصاص أو غير ملوث ولطرد الشك باليقين استخدم الأوعية الزجاجية أو الخشبية.

٩٩٠- أوردتم فوائد لبن الإبل ولم تذكروا أضراره وهل يناسب الكل ومرضى السكر والكولسترول والقرحة والحامل والصغير؟

- حليب النوق ليس له أضرار إلا على من يعاني من مرض السكر والكولسترول والقرحة كما يجب عدم استخدامه من قبل المرأة الحامل والطفل الصغير.

٩٩١- هل هناك متخصصون في الإعشاب في مصر والشام ومن هم.

- طبعاً هناك متخصصون في البلدان المذكورة، ولكنني للأسف لا أعرف أيًّا منهم.

٩٩٢- سائل يقول: هل لدى سعادتكم مؤلف عن الطب بالأعشاب والغذاء الطبيعي ما اسمه وأين أجده؟

- توجد موسوعة لي لدى مكتبة العبيكان باسم: (موسوعة جابر لطب الأعشاب).

٩٩٣- ما مرئياتك حيال سكر وايت الذرة صناعة أندونيسية، وهل هو مفيد، وهل له أي أضرار جانبية؟

- أنصح بعدم استخدام أي مستحضر أندونيسي.

٩٩٤- هل حمس وطحن واستخدام حبوب الشوفان الكاملة بديلاً للقهوة ممكناً؟

- نعم ممكن.

٩٩٥- هل إضافة الهيل أو الزنجبيل لقهوة حبوب الشوفان ممكناً؟

- نعم ممكن.

٩٩٦- سيدة تسأل عن منتجات خبير لبناني منتشرة في المملكة، وله مراكز بيع في مدن المملكة الكبرى ويروج لها إعلامياً عن طريق قناة لبنانية، وهو - زين الأتات - هل هي آمنة أم لها مضار؟

- جميع منتجات زين الأتات غير مقننة وغير مرخصة من الإدارة العامة للرخص الطبية والصيدلية ولا أنصح باستخدامها بأي حال من الأحوال.

٩٩٧- يتداول الناس منذ مدة جداول بما تحويه أنواع من التمور من سكروز وغيره من المواد الأخرى. ويتخذها بعض المصابين بمرض السكري لتناول الأنواع المنخفضة نسبة السكروز فيها. وحيث إن هذه القوائم غير معروفة المصدر. آمل باسمي وباسم الكثيرين الذين يتطلعون إلى الحقيقة الإفادة عما يمكن الاستدلال به وفقكم الله.

* هذه الجداول المحتوية على أنواع من التمور لا يوجد مرجع علمي لها فكل أنواع التمور غير صالحة للاستخدام من قبل مرضى السكر، طبعاً تتفاوت قوتها من نوع إلى نوع لكن لا أنصح باستخدامها إلا بالقدر اليسير جداً ما بين تمرة إلى ثلاث تمرات فقط في اليوم الواحد.

٩٩٨- مرض (منيير) يسبب ألماً وطنيناً في الأذن ودوخة شديدة. هل هناك أعشاب تفيد في علاجه بعد الله؟

* لمرض منيير يوجد مستحضر عشبي يسمى Bucher's Broom يباع في محلات الأغذية التكميلية.

٩٩٩- هل زيت السمك المتواجد في الصيدليات محمودة عواقبه، ويعد صالحاً للاستخدام للأطفال والحوامل من حيث خلوه من مادة الزئبق؟

* ليس فيه زئبق وهو مأمون الاستعمال.

١٠٠٠- أعاني من مشكلة نطق حرف الراء منذ الصغر، فهل من علاج لهذه المشكلة؛ لأنها تضايقني جدا جدا، مع العلم أني لست وحدي، فهناك بعض إخوتي عندهم المشكلة نفسها.

* هذا وراثي، ولا حل له مع الأسف.

نبذة مختصرة عن السيرة الذاتية
للدكتور/ جابر بن سالم موسى القحطاني

- أ.د. جابر بن سالم موسى القحطاني.
- ولد بمدينة أبها عام ١٣٦٤هـ.
- حصل على درجة البكالوريوس في الصيدلة والكيمياء الصيدلية من كلية الصيدلة - جامعة الملك سعود عام ١٣٨٦ - ١٣٨٧هـ.
- حصل على درجة الدكتوراه في العقاقير الطبية من بريطانيا عام ١٣٩٦هـ.
- عُيِّن معيداً بقسم العقاقير بكلية الصيدلة جامعة الملك سعود ١٣٨٧ - ١٣٨٨هـ.
- عين على وظيفة مدرّس بقسم العقاقير - كلية الصيدلة بجامعة الملك سعود عام ١٣٩٦م.
- عين على وظيفة أستاذ مساعد بقسم العقاقير بكلية الصيدلة - جامعة الملك سعود عام ١٤٠١هـ.
- رقي إلى درجة أستاذ مشارك بقسم العقاقير - كلية الصيدلة - جامعة الملك سعود عام ١٤٠١هـ.
- رقي إلى درجة أستاذ بقسم العقاقير - كلية الصيدلة - جامعة الملك سعود عام ١٤٠٦هـ.
- وكيلاً لكلية الصيدلة لمدة سنتين اعتباراً من ١٣٩٨هـ.
- رئيساً لقسم العقاقير لمدة سنتين اعتباراً من ١٤٠٠ هـ.
- وكيلاً لكلية الدراسات العليا بالجامعة لمدة سنتين اعتباراً من ١٤٠٢هـ.
- عميداً لكلية الصيدلة لمدة ثلاث سنوات اعتباراً من ١٤٠٣هـ.
- رئيساً لقسم العقاقير من عام ١٤٠٦هـ حتى ١ / ٧ / ١٤٢٨هـ.

- مديراً لمركز أبحاث النباتات الطبية والعطرية والسامة لمدة سنتين اعتباراً من ١٤١٠هـ بجانب عمله رئيساً لقسم العقاقير.
- مديراً لمركز أبحاث النباتات الطبية والعطـرية والسامة من ٢١ / ٤ / ١٤٢٥هـ حتى ١ / ٧ / ١٤٢٨هـ.
- ممثلاً لكلية الصيدلة في المجلس العلمي اعتباراً من ١٤١١هـ حتى ١٤١٨هـ.
- أميناً للمجلس العلمي اعتباراً من ١٤١٢هـ حتى ١٤١٨هـ.
- رئيساً للجنة التعيينات بالمجلس العلمي اعتباراً من ١٤١٢هـ حتى ١٤١٨هـ.
- مستشاراً غير متفرغ بوزارة الصحة لمدة سنتين اعتباراً من ١٤٠٨هـ.
- مستشاراً غير متفرغ بالإدارة العامة لمكافحة المخدرات لمدة سنتين اعتباراً من ١٤١٧هـ.
- رئيساً للجنة العلمية المركزية لطب الأعشاب في المملكة اعتباراً من ١٤٢٠هـ حتى ١٤٢٤هـ.
- نشر ١٣٥ بحثاً باللغة الإنجليزية في مجلات علمية محكمة.
- سجل براءة اختراع برقم ٤٠٧٠٤٥٥٠٢١ سنة ١٩٨٨م بالويالات المتحدة الأمريكية.
- شارك في تأليف ثمانية كتب في المخدرات والنباتات الطبية والطب والعطارة والنباتات السامة، وكان المؤلف الرئيس في خمسة منها.
- له نباتان عالميان مسجلان باسمه.
- حصل على مكافأة تشجيعية (علاوة سنوية) من الجامعة عام ١٣٩٩هـ وحصل على مكافأة تشجيعية (راتب شهرين) من الجامعة عام ١٤٠٠هـ.
- منح جائزة الموهوبين من مؤسسة الملك عبدالعزيز للمؤهوبين عام ١٤٢٢هـ.
- رئيساً لمشروع خاص بالجامعة لمدة سنتين اعتبارا من ١١ / ١٠ / ١٤٢١هـ.
- شارك في ثلاثة مشاريع وطنية مدعمة من مدينة الملك عبدالعزيز للعلوم والتقنية.

- يعد صفحة أسبوعية في جريدة الرياض عن طب الأعشاب اعتباراً مِن ١٤٢٠هـ حتى الآن.
- درّس أضرار المخدرات لطلاب الدراسات العليا بأكاديمية نايف لمدة خمس سنوات.
- يقدم برنامجاً أسبوعياً عن «طب الأعشاب والطب البديل» في قناة الإخبارية الفضائية السعودية من ٢ / ١١ / ١٤٢٤هـ حتى الآن.
- عين رئيساً للجنة تسجيل الأدوية العشبية والمستحضرات الصحية بوزارة الصحة ابتداءً من ١ / ٣ / ١٤٢٧هـ.
- تقلد وسام الملك عبدالعزيز من الدرجة الأولى من خادم الحرمين الشريفين الملك عبدالله بن عبدالعزيز في ١٢ / ٨ / ١٤٢٧هـ.
- عين عضواً في الهيئة الصحية الشرعية الأساسية بالمنطقة الشرقية لمدة ثلاث سنوات كعضو أساسي ابتداء من ١٧ / ١٠ / ١٤٢٧هـ.
- منح ميدالية جامعة الملك سعود للتميز العلمي مع مكافأة مالية استلمها من يد صاحب السمو الملكي الأمير سلمان بن عبدالعزيز،عام ١٤٢٨هـ.
- عين عضواً في الهيئة الاستشارية الدائمة للمركز الوطني للطب البديل والتكاملي بوزارة الصحة ابتداء من ١٠ / ٩ / ١٤٢٨هـ.
- عين عضواً في اللجنة الدائمة لاتفاقية تايتس بالهيئة الوطنية لحماية الحياة الفطرية ابتداء من ٢١ / ٨ / ١٢٤٨هـ.

Printed in the United States
By Bookmasters